正畸与儿童口腔病例精粹

Clinical Problem Solving in Dentistry: Orthodontics and Paediatric Dentistry

原著第 2 版

原　著　［爱尔兰］Declan Millett

　　　　［英］Richard Welbury

主　审　金作林

主　译　武俊杰　吴礼安

译　者　高　磊　李思逸　李景仪　孙亚男

　　　　房瑞贞　闫　磊　李　笑　张　月

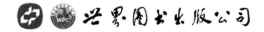

世界图书出版公司

西安 北京 上海 广州

ELSEVIER

Elsevier(Singapore) Pte Ltd.

3 Killiney Road

#08 – 01 Winsland House I

Singapore 239519

Tel: (65) 6349 – 0200

Fax: (65) 6733 – 1817

Notice

This publication has been carefully reviewed and checked to ensure that the content is as accurate and current as possible at time of publication. We would recommend, however, that the reader verify any procedures, treatments, drug dosages or legal content described in this book. Neither the author, the contributors, the copyright holder nor publisher assume any liability for injury and/or damage to persons or property arising from any error in or omission from this publication.

图书在版编目(CIP)数据

正畸与儿童口腔病例精粹/(爱尔兰)米莱特(Declan Millett),(英)威伯里(Richard Welbury)著;武俊杰,吴礼安主译. —西安:世界图书出版西安有限公司,2017.9

书名原文:Clinical Problem Solving in Dentistry:Orthodontics and Paediatric Dentistry

ISBN 978 - 7 - 5192 - 2258 - 1

Ⅰ.①正…　Ⅱ.①米…②威…③武…④吴…　Ⅲ.①儿童—口腔正畸学②儿童—口腔保健　Ⅳ.①R78

中国版本图书馆 CIP 数据核字(2017)第 210526 号

书　　名	正畸与儿童口腔病例精粹	
	Zhengji yu Ertong Kouqiang Bingli Jingcui	
原　　著	[爱尔兰]Declan Millett　　[英]Richard Welbury	
主　　译	武俊杰　　吴礼安	
责任编辑	刘小兰	
装帧设计	新纪元文化传播	
出版发行	**世界图书出版西安有限公司**	
地　　址	西安市北大街 85 号	
邮　　编	710003	
电　　话	029 - 87214941　87233647(市场营销部)	
	029 - 87234767(总编室)	
网　　址	http://www.wpcxa.com	
邮　　箱	xast@ wpcxa.com	
经　　销	新华书店	
印　　刷	陕西金德佳印务有限公司	
成品尺寸	889mm×1194mm　　1/16	
印　　张	14	
字　　数	300 千字	
版　　次	2017 年 9 月第 1 版　2017 年 9 月第 1 次印刷	
版权登记	25 - 2013 - 010	
书　　号	ISBN 978 - 7 - 5192 - 2258 - 1	
定　　价	120.00 元	

原作者名单

Declan Millett

Professor of Orthodontics

Cork University Dental School and Hospital

University College Cork

Ireland

Richard Welbury

Director of Postgraduate Education

Professor of Paediatric Dentistry

Glasgow Dental Hospital and School

University of Glasgow

UK

Caroline Campbell

Consultant in Paediatric Dentistry

Department of Paediatric Dentistry

Glasgow Dental Hospital and School

University of Glasgow

UK

序

　　随着口腔临床医学的不断发展，正畸学和儿童口腔学出现越来越多的交叉和深入联系。

　　在对口腔医学院学生的教学实践中，亟须将这两门专业的综合知识以新颖的形式传授给学生。

　　本书以"病例引导的教学"为模式，即国际流行的"CBL教学"，对数十个不同的典型病例进行深入的分析和讲解，便于口腔医学生、研究生、进修生及正畸科、儿童口腔科的专科医生学习掌握，从而达到举一反三、融会贯通的目的。本书将有助于推动我国正畸学与儿童口腔学中交叉领域的发展，造福广大儿童患者。

第 2 版前言

本书第 1 版出版发行后受到了广大口腔医学生的欢迎，因此出版社邀请我们出版第 2 版，我们对此感到欣慰。实践证明，本书以提问和回答的方式来阐明解决临床问题的方法，以及使用思维导图的方式，都受到了学生们的欢迎和认可。

本版书延续了第 1 版的精髓之处，即通过病例来讲述一个个临床常见问题，对病例的分析符合逻辑，包括详细的病例分析、检查诊断和治疗计划制定。相比第 1 版，所有章节都进行了更新。在本版中，我们新编入了 4 个章节，包括如何处理严重拥挤、尖牙问题、双侧反𬌗和青少年高龋患风险。每章中列出来的推荐阅读，都是目前最佳的学生自学材料。由于一些医学条件影响儿童和青少年患者的牙科和正畸治疗，所以建议读者参考 Scully C 和 Cawson RA 主编的《牙科中的医学问题（第 5 版）》（2005 年，爱丁堡，Churchill Livingstone 出版）。

我们热切地希望本版书能够继续对口腔医学本科生和研究生的专业学习有所帮助。

DTM

RRW

于 Cork 和 Glasgow，2010 年

第1版前言

解决临床问题是口腔医学生必须培养的一项核心能力，专业资格考试和日常临床工作对此要求甚高。由于正畸学和儿童口腔学广泛交叉，所以这两大学科的联合教学和考评对于培养口腔医学生整体解决儿童和青少年患者的牙齿及咬合问题的能力十分重要。

本书针对正畸和儿童口腔临床上共同常见的问题进行了详细地讲解。对于每一种临床问题，本书按照逻辑思维的方式进行阐述，即病史、临床检查和诊断，从而为两个学科治疗计划的制定奠定基础。每一章列出的推荐阅读有助于学生进行进一步的自学提高。

对于每一种临床问题，我们都绘制了思维导图，以方便读者学习和记忆。每一幅思路图都包括了关键词或关键点，可以帮助读者回忆所学到的信息。

本书主要面向口腔医学本科生，但是我们希望它也能够对研究生和准备资格考试的学生们有所帮助。

DTM

RRW

于 Cork 和 Glasgow，2004 年

致 谢

我们非常感谢 K Shepherd 女士和 G Drake 女士在准备本书照片资料中的帮助和支持。我们也特别感谢 G McIntyre 博士、R Bryan 女士、J C Aird 先生、A Shaw 博士、D Fung 小姐，T Ubaya 博士，C Campbell 博士、KO'Rourke 博士、P Murray 博士和 S A Fayle 先生为本书提供了详尽的注释。J Brown 先生帮助绘制了矫治装置，并且和 J Howard 女士共同编辑了照片资料。我们还要感谢 Buzan Centres 上尉对于思维导图的建议。另外，对于 Elsevier 公司的编辑们对于本书出版工作的大力帮助，我们深表谢意。

郑重声明

　　该出版物经过仔细审阅和审核，以确保内容在出版时尽可能准确和最新。然而，我们建议读者使用时应核实本书中所描述的任何程序、治疗方法、药物剂量或法律内容。无论是作者、编辑、版权所有者还是出版商，不就由本出版物所造成的人身或财产损害承担任何责任。

目　　录

第 1 章

中切牙间隙

病例概述

Brian 是一个 8 岁的小男孩。他的上中切牙存在较大的缝隙，下前牙扭转（图 1.1）。原因是什么？你建议如何治疗？

病　史

主　诉

Brian 的母亲发现他的上前牙存在间隙，下前牙不整齐。她对于他如此的外观非常担忧，因此急于寻求治疗。

主诉病史

Brian 的乳前牙无异常，上牙弓中线存在一个小的间隙，下牙弓没有间隙，无外伤史，恒切牙在现有位置上萌出。

系统病史

Brian 全身状况良好。

牙科病史

Brian 每半年到其牙医处检查一次，但是没有接受任何治疗。

家族史

Brian 的父亲曾有上中切牙间隙，接受固定矫治后得以关闭。

检　查

口外检查

Brian 呈现 I 类骨面型，下颌平面角为均角，无面部不对称。唇部肌张力正常，息止颌位时下唇位于上中切牙的切 1/3 处。颞下颌关节无异常。

口内检查

口内软组织健康，牙齿无龋坏。口内照片如图 1.1 和 1.2 所示。

■ **你观察到了什么？**

上唇系带附着过低。

下列牙齿清晰可见：$\dfrac{6\,E\,D\,C\,B\,1\,|\,1\,B\,C\,D}{6\,E\,D\,C\,2\,1\,|\,1\,2\,C\,D\,E\,6}$

下颌中切牙远中唇向扭转，下颌侧切牙远中微小间隙。

上中切牙中缝伴牙冠远中倾斜。

Ⅲ 类切牙关系。

$\dfrac{B\,|\,B}{C\,|\,C}$ 反𬌗

■ **下中切牙扭转的病因是什么？**

切牙旋转通常是牙弓潜在拥挤的表现。患儿母亲诉其下颌乳切牙无间隙就预示着替代的恒牙会出现拥挤。切牙旋转也可由牙胚异位或多生牙导致。

■ **哪些因素可能导致上中切牙中缝？**

原因见表 1.1。

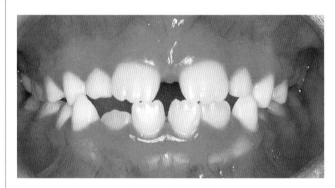

图 1.1 正面咬合

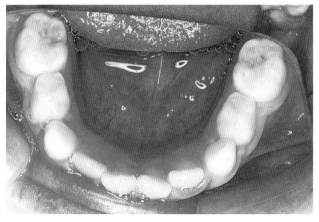

图 1.2 下颌牙列𬌗面观（下颌第一磨牙未显示）

表 1.1　上中切牙间隙的原因

原因	注释
发育因素	由于上颌侧切牙对中切牙牙根产生压力，从而使其牙冠向远中倾斜，即先前所称的"丑小鸭"阶段。待上颌尖牙萌出时，畸形可以得到自行缓解
牙齿牙槽骨不匹配	牙弓宽大而牙齿较小
上颌侧切牙缺失或畸形	
中线区多生牙	
上颌中切牙、中切牙唇倾	可能由吮指习惯造成
上唇系带突出	如果切牙乳头由于牵拉唇系带而发白，并且在 X 线片上能够看到上中切牙之间存在结节，表明上唇系带突出
病理性	囊肿或肿瘤
	青少年牙周炎

■ 患儿的牙齿发育和咬合发育是否正常？

患儿牙齿发育正常。乳恒牙萌出时间见表 1.2。

在下切牙萌出时，常常会出现一定程度的拥挤，通常表现为牙齿轻度舌侧移位和（或）旋转，而轻度远中倾斜和旋转表明存在潜在的拥挤。另外，在

表 1.2　乳恒牙萌出时间

乳牙	月	恒牙	岁
上颌		上颌	
中切牙	6~7	中切牙	7~8
侧切牙	7~8	侧切牙	8~9
尖牙	18~20	尖牙	11~12
第一磨牙	12~15	第一前磨牙	10~11
第二磨牙	24~36	第二前磨牙	10~12
		第一磨牙	6~7
		第二磨牙	12~13
		第三磨牙	17~21
下颌		下颌	
中切牙	6~7	中切牙	6~7
侧切牙	7~8	侧切牙	7~8
尖牙	18~20	尖牙	9~10
第一磨牙	12~15	第一前磨牙	10~12
第二磨牙	24~36	第二前磨牙	11~12
		第一磨牙	5~6
		第二磨牙	12~13
		第三磨牙	17~21

乳尖牙和第一乳磨牙之间没有下颌灵长间隙。

在"丑小鸭"阶段（对于焦虑的父母要避免提到该词语），上颌恒中切牙之间出现间隙是正常的，上颌乳牙之间的间隙包括上颌灵长间隙（即上颌乳侧切牙与乳尖牙之间的间隙）也应当存在。

虽然在 5~6 岁时乳切牙呈切对切的关系，但是恒切牙出现这样的关系就属于异常了。恒切牙正常为 I 类关系。

$$\frac{B|B}{C|C}$$ 不应该出现反𬌗。

第一恒磨牙正常应为远中尖对尖关系，主要是由第二乳磨牙的末端平直平面造成的。

> **关键点**
>
> 在恒牙萌出时：
> · 下颌切牙出现轻度拥挤是常见的
> · 上颌中切牙间隙是正常的

■ 在发育中的牙列，上颌恒切牙的间隙是如何产生的？

间隙产生有 3 个原因：①乳切牙之间应该存在的间隙；②尖牙间宽度的增加；③上颌恒切牙萌出位置更加唇向。

进一步检查

■ 你将进行哪些进一步的检查？请给予解释。

临床检查

轻轻地拉起上唇，观察切牙乳头是否变白。如果乳头发白，则表明唇系带是造成切牙间隙的原因。对于 Brian 来说，其切牙乳头轻微变白。

检查是否因为下颌移位而导致其个别牙反𬌗。如果存在下颌移位，那么就必须开展反𬌗的早期矫治。Brian 并不存在下颌移位的问题，下颌中线亦无偏斜。

影像学检查

左侧咬合片可以用来评估上颌第一磨牙的位置及上颌第一乳磨牙的牙根吸收情况；上颌前部咬合片可以用来观察上颌中线处是否存在多生牙。另外，拍摄全口曲面断层片对于儿童们来说很容易配合，可以在就诊之初拍摄，有助于医生评估所有未萌出牙齿的状况。

如果从全口曲面断层片上能够观察到多生牙或怀疑存在其他病理情况，应该拍摄上颌前部咬合片。

■ 全口曲面断层片见图 1.3。你能观察到什么？

> 牙槽骨水平正常。
>
> 牙列发育正常，与患者年龄相符。
>
> 上颌第二乳磨牙远中牙根吸收。
>
> 左侧上颌第一磨牙阻生。

诊 断

■ 诊断是什么？

早期混合牙列，轻度Ⅲ类错𬌗，Ⅰ类骨面型，下颌平面角均角，下前牙轻度拥挤，上颌中切牙有间隙；

$\dfrac{B \mid B}{C \mid C}$ 反𬌗，无下颌移位；左侧上颌第一磨牙阻生。

■ 正畸治疗需求指数（IOTN DHC）分级是多少（见206 页）？

4 级——由于牙齿部分萌出、左侧上颌第一磨牙阻生。

■ 唇侧问题该如何解决？请解释。

目前没有治疗指征。下前牙的轻度拥挤可以通过下颌侧切牙向远中小间隙移位得以缓解（图 1.4）。在 9 岁左右下颌尖牙间宽度得以增加，也可以进一步减轻前牙拥挤。

随着上颌恒侧切牙和尖牙的萌出，上切牙间隙会减小。这一点应当说服 Brian 的母亲。虽然在乳牙期上唇系带附着于切牙乳头，但是随着恒侧切牙的萌出，上唇系带附着和恒中切牙逐渐靠近（图 1.5）。如果上牙列存在间隙，唇系带附着的迁移量就较少。相反，如果上牙弓存在潜在拥挤，切牙间隙小于4mm，那么唇系带最终会发生退缩、间隙将关闭。然而，对于本病例而言，由于 Brian 的父亲就一直存在切牙间隙，所以 Brian 的间隙也有可能持续存在。

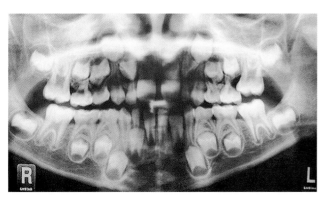

图 1.3　全口曲面断层片

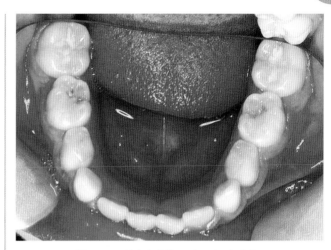

图 1.4　下颌牙列𬌗面观（1 年后随访）

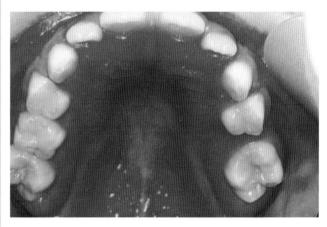

图 1.5　正面咬合（上颌侧切牙萌出后）

■ 上颌第一磨牙埋伏阻生的发生率如何？

有 2%～6% 的儿童会出现萌出异常，据报道有20%～25% 的唇腭裂儿童会萌出异常。

■ 上颌第一磨牙埋伏阻生的原因有哪些？

上颌第一磨牙埋伏阻生预示着存在牙列拥挤，可能是由多因素即局部和遗传因素造成，见表 1.3。

■ 上颌第一磨牙异位萌出的临床特点和分类？

上颌第一磨牙异位萌出表现为其从正常萌出道的近中萌出。上颌第一磨牙的完全萌出受到第二乳磨牙远中面的阻挡，后者发生牙根吸收。

表 1.3　上颌第一磨牙埋伏阻生的病因

因素	病因
局部因素	上颌第一磨牙体积较大，明显的近中倾斜萌出
遗传因素	家族遗传性
	上颌较小

如果嵌塞解除和完全萌出能够同时发生，上颌第一磨牙的异位萌出被认为是可逆性的。在8岁后，这种情况很少发生。如果直到治疗时或上颌第二乳磨牙早失而上颌第一磨牙仍然阻生，其异位萌出被认为是不可逆性的。

治疗

■ 对于上颌第一磨牙不可逆性异位萌出有哪些治疗方法？

不拔除上颌第二乳磨牙

可以用分牙铜丝在上颌第一磨牙和第二乳磨牙之间拧紧，或者可以将第二乳磨牙远中面打平，用分牙簧进行分牙。

如果上颌第一磨牙明显近中倾斜，需要更多的牙齿远中移动，可以通过在连接上颌第一乳磨牙的横腭杆上焊接推簧来实现。推簧作用于上颌第一恒磨牙𬌗面黏结的复合树脂块。

拔除上颌第二乳磨牙

如果上颌第二乳磨牙有明显的吸收或脓肿形成，或者上颌第一磨牙不能用分牙簧分离，或上颌第一磨牙有龋坏、入路困难造成难于修复，那么必须拔除第二乳磨牙。如果上颌第一磨牙近中倾斜萌出，上颌第二乳磨牙缺失后的间隙会迅速丧失。因此，对于单侧上颌第二乳磨牙丧失的患者，应当考虑使用带推簧的上颌活动矫治器推磨牙向后。如果双侧上颌第二乳磨牙丧失，那么可以通过在连接上颌第一乳磨牙的横腭杆上焊接推簧来推磨牙向后，或者用口外弓装置。或者，对于拔除上颌第二乳磨牙后导致间隙丧失的控制可以推迟到恒牙期进行。

关键点
对于上颌第一磨牙阻生，应当考虑： · 分牙铜丝 · 调磨上颌第二乳磨牙远中平面 · 远中移动上颌第一磨牙 · 拔除上颌第二乳磨牙

■ 对于这个病例，正畸医生该如何处理上颌第一磨牙阻生？

对于解除上颌第一磨牙嵌顿的各种方法应当与Brian及其父母协商。

应当告知他们，如果上颌第二乳磨牙出现脓肿，或者解除第一磨牙嵌顿失败，就必须拔除上颌第二乳磨牙。对于所发生的间隙丧失需要在今后进行治疗。

Brian不太愿意接受正畸治疗，考虑到上颌第一磨牙有龋坏的危险，所以建议拔除上颌第二乳磨牙。待到恒牙期，上颌颊侧段拥挤可以得以缓解（图1.6）。

建议对患者取研究模型，记录Ⅲ类错𬌗的发展，直到恒牙列完全建立再制定治疗计划。

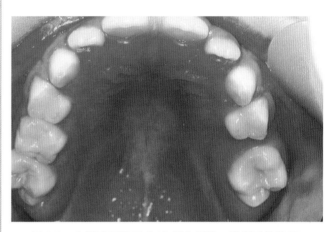

图1.6 上颌牙列𬌗面观（左侧上颌第二乳磨牙拔除后）

推荐阅读

Bjerklin K, Kurol J, Valentin J. Ectopic eruption of maxillary first permanent molars and association with other tooth and developmental disturbances. Eur J Orthod, 1992, 14:369–375.

Foster TD, Grundy MC. Occlusal changes from primary to permanent dentitions. Br J Orthod, 1986, 13:187–193.

Huang WJ, Creath CJ. The midline diastema: a review of its aetiology and treatment. Pediatr Dent, 1995, 17:171–179.

Kurol J, Bjerklin K. Ectopic eruption of maxillary first permanent molars: a review. ASDC J Dent Child, 1986, 53:209–214.

为了便于复习，请参考附录中思维导图1a和1b。

第 **2** 章

上颌中切牙未萌

病例概述

Neil 是一个 9 岁的小男孩，右上中切牙未萌，见图 2.1。原因是什么？你将如何治疗？

病　史

主　诉

由于 Neil 已经 9 岁了，右上中切牙还未萌出，所以他母亲非常担心。同时，右上侧切牙从相应乳牙唇侧萌出，Neil 母亲对此外观不满意。

主诉病史

左上乳中切牙在 6 岁时脱落，左上中切牙于 6.5 岁时正常萌出。不幸的是，在 4 个月前，Neil 在踢足球时摔倒了，左上中切牙发生牙折，牙髓暴露，接受了冠髓切除术并用氢氧化钙充填。

■ 你还希望从病史中获得哪些信息？

还应当询问 Neil 的母亲，患儿乳切牙是否有过创伤，特别是右上颌乳中切牙和乳侧切牙。

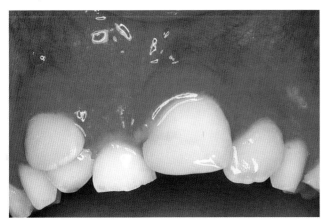

图 2.1　上颌牙列唇侧观

回答是乳牙无创伤史。

医学病史

Neil 全身状况良好。

检　查

口外检查

Neil 呈现轻度 Ⅱ 类骨面型，下颌平面角略有增加，唇部无紧张，无面部不对称，颞下颌关节无异常。

口内检查

■ 口内像见图 2.1 和 2.2。你注意到了什么？

口腔卫生状况一般。在右上第一磨牙颊侧可见牙结石。

在多数牙上有轻度菌斑沉积，伴游离龈红肿。

混合牙列，牙列式 $\dfrac{6\,E\,D\,C\,2\,B\,A\,|\,1\,2\,C\,D\,E\,6}{6\,E\,D\,C\,2\,1\quad|\quad1\,2\,C\,E\,6}$

1| 切缘缺损曾行修复，因此颜色比其他切牙暗。

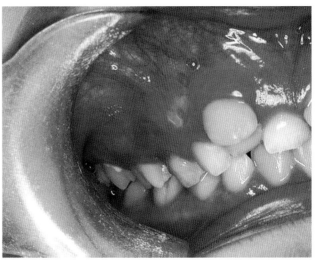

图 2.2(A)　右侧咬合关系

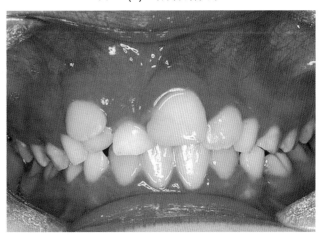

图 2.2(B)　前部咬合关系

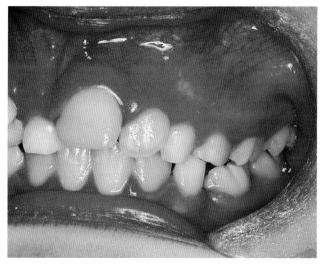

图 2.2(C) 左侧咬合关系

Ⅰ类错𬌗，上颌牙列唇侧中度拥挤，下颌牙列唇侧轻度拥挤。

上中线右偏，下中线左偏。

左下牙潜在拥挤。

双侧后牙Ⅰ类关系。

■ 为什么中线会偏移？

上前牙牙体大小不平衡（滞留的 A| 比 1| 小），造成上中线右偏，潜在的上颌拥挤加重了偏斜。

下颌中线偏斜主要是由于左下第一乳磨牙早失造成的。

■ 下中线偏斜能否得到预防？

左下第一乳磨牙缺失后，应当及时复诊以监控下中线。如果发现下中线开始偏斜，应当拔除右下第一乳磨牙予以平衡。

■ 1| 未萌出的原因可能有哪些？

原因见框表 2.1。

框表 2.1 上颌恒中切牙未萌或缺失的原因

缺失
· 先天缺失
· 撕脱
· 拔除

未萌
· 牙胚异位
· 外伤移位
· 瘢痕组织
· 多生牙
· 拥挤
· 病理性，如囊肿、牙源性肿瘤

■ 针对该病例，对于上述各因素进行逐项评估。

1| 先天缺失不可能，因为仅仅 1| 缺失而不伴随其他牙齿缺失，非常罕见。

1| 撕脱也可以排除，因为没有外伤史。

1| 拔除也可以被排除。

牙胚异位是可能的，但是很可能是继发于其他病理或由于多生牙造成。

外伤性移位也可以被排除。

瘢痕组织可以被排除。

多生牙的可能性非常大（框表 2.2）。多生牙在前颌骨有 1%~3% 的发生率，与上颌恒中切牙的迟萌或阻萌有关联。

框表 2.2 多生牙的分类（根据形态）

· 锥形或钉状：通常位于 1|1 之间，可能没有副作用，或不会造成中切牙中缝、切牙扭转或未萌
· 结节状或桶状：通常与中切牙未萌有关
· 多生牙：与邻牙形态相似、位置邻近
· 牙瘤：可能是复合体性的

牙列拥挤也不太可能。虽然该患者的上颌牙唇侧拥挤，但是只有非常严重的拥挤才能导致 1| 在正常萌出年龄后两年还未萌出。

病理性因素也不太可能。没有证据表明患儿前上颌牙槽骨出现扩大，即没有由囊肿、多生牙或牙瘤造成的表现。其他病损也可以排除。

关键点

多生牙是上颌中切牙未萌的最常见的原因

进一步检查

■ 需要哪些进一步检查？请给予解释。

临床检查

在 1| 区域的唇侧、腭侧进行触诊，初步确定 1| 是否存在。

进行牙髓敏感度试验测试 1| 牙髓状态。1| 对各种刺激都有反应，但是由于 1| 未萌出，所以不能进行比较。与上颌侧切牙的比较表明 1| 的牙髓电刺激反应减弱。

影像学检查

需要拍摄下列 X 线片以确定 1| 是否存在、多生牙是否存在。

全口曲面断层片可以显示发育中的牙列的总体情况，可以明确未萌出牙齿是否存在。

上颌前部咬合片或根尖周片可以显示上颌前部的详细情况，尤其对以下内容可以进行评估：1|的牙冠牙根形态；多生牙和（或）其他病理因素的存在与否，以及它们与切牙牙根的关系；受过创伤的1|的牙根和根尖周状态。在全口曲面断层片中，这些结构很难分辨清楚，主要是由于其他解剖结构的重叠或位于全景片的焦点之外。根尖周片可显示到邻牙的牙根，以判断它们是否在上次外伤中受到损坏。

将全口曲面断层片和上颌前部咬合片或根尖周片相结合进行观察，并利用垂直视差原则，可以对未萌牙和（或）多生牙进行定位。

> **关键点**
>
> - 可以用两种 X 线片对上颌前部的未萌牙进行定位
> - 如果在全口曲面断层片或咬合片上能够观察到牙齿撕脱，那么可能需要拍摄侧位片来辅助定位

■ 怎样利用垂直视差来对上颌前部的未萌牙进行定位?

如果随着球管移位，牙齿在 X 线片上向同一方向移动，那么牙齿位于牙弓的腭侧；如果牙齿向相反方向移动，那么牙齿位于牙弓颊侧。如果牙齿没有明显的移位，表明其位于牙弓之中。

■ X 线片见图 2.3，这些 X 线片显示了什么内容?

全口曲面断层片显示所有恒牙（包括第三磨牙）都存在。牙齿发育与患儿年龄相一致。有 1 颗多生牙覆盖 1|。残留的第一乳磨牙牙根吸收明显，下列乳牙龋坏明显 $\dfrac{D}{ED|E}$ ，𬌗翼片能够更加准确地评

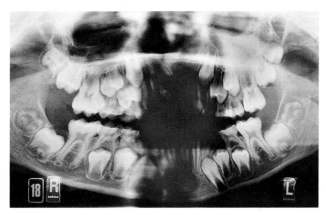

图 2.3(A)　全口曲面断层片

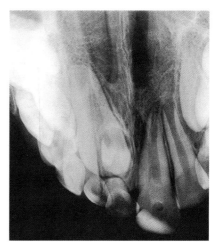

图 2.3(B)　上颌前部咬合片

估乳磨牙的龋坏程度。

上颌前部咬合片显示 B A| 牙根吸收明显。1| 牙冠牙根形态正常，根管较宽并有根尖钙化桥。一颗结节状多生牙重叠于 1| 牙冠部。1| 切缘修复清晰可见，牙根形成不完整，根尖狭窄。通过垂直视差法发现 1| 和多生牙位于腭侧。

诊　断

■ 诊断是什么?

Ⅰ类错𬌗，轻度骨性Ⅱ类，下颌平面角轻度增加。广泛的轻度边缘牙龈炎。

乳牙龋坏 $\dfrac{D}{ED|E}$

1| 外伤，已损伤牙髓。

上下牙弓拥挤。

B A| 滞留；2| 唇向萌出；1| 未萌伴结节状多生牙。

上中线右偏，下中线左偏。

双侧后牙Ⅰ类关系。

■ IOTN DHC 分级是多少（见 206 页)?

5i——由于多生牙存在导致 1| 未萌。

检　查

■ 治疗目的有哪些?

重建牙龈和牙齿健康。

解除拥挤。

纠正中线。

排齐 1|，确定性修复 1|。

■ 治疗计划是什么？

针对未萌牙的处理、多生牙的处理、1 的预后和磨牙龋坏这些问题，为了制订最佳的治疗方案，应当将 Neil 推荐到正畸医生、口腔外科医生和儿童牙科医生处进行联合会诊。

1. 口腔卫生宣教。

2. 饮食建议，并通过饮食日记来辅助落实。

3. 制作并佩戴口腔护垫，以防踢球时受伤，并根据后续治疗方案进行调磨。

4. 判断 1 预后。预计根尖封闭结果较好，每 3 个月拍摄牙片进行观察。

5. 通过殆翼片判断第二乳磨牙的预后。上颌第二乳磨牙预计能够被正常替换，但下颌第二乳磨牙需要接受牙髓切断术、冠修复或拔除。下颌第二乳磨牙牙根吸收未超过一半，考虑到下牙弓已经存在的间隙丧失，建议除非要纠正中线，否则尽可能不拔牙。

6. 制作上颌活动矫治器，开辟 1 间隙并纠正上中线。

7. 考虑到右侧上下第一乳磨牙的不良预后，并为了在此阶段缓解上牙弓拥挤，开辟间隙以纠正中线并容纳 1，下列乳牙需要被拔除 $\dfrac{D\ C\ B\ A\ |\ C\ D}{D}$。

拔除 D 为的是平衡 D 的拔牙间隙，以纠正下中线偏斜。

8. 手术拔除多生牙，通过翻瓣术将金属链黏结于 1（闭合法）。不能用开放法将 1 手术暴露。

9. 对于该病例，在把 2 和 12 远中移动为 1 开辟间隙之前，有必要在拔除 B A 后等待 2 的进一步萌出。

■ 怎样设计上颌活动矫治器来获得希望的牙齿移动？

应当按照 ARAB，即加力（activation）、固位（retention）、支抗（anchorage）、基底（baseplate）的原则来设计制作活动矫治器。

加力：腭侧指簧将 2|12 推向远中，用 0.5mm 不锈钢丝弯制。

固位：用 0.7mm 不锈钢丝弯制 Adams 卡环，固位于 6|6。用 0.7mm 不锈钢丝弯制双曲唇弓，从 e 近中通过。

支抗：来自基底板。

基底板：全腭部塑料覆盖（图 2.4）。

当 1 的间隙确定后，可以在唇弓上焊接一个拉钩用来悬挂金属链导萌 1，或者在唇弓上弯制一个颊侧臂，也可起到同样的作用。

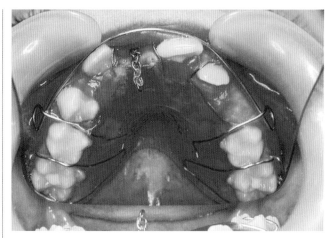

图 2.4 上颌活动矫治器为 1 开辟间隙

关键点

设计上颌活动矫治器的顺序：ARAB

· Activation：加力

· Retention：固位

· Anchorage：支抗

· Baseplate：基板

■ 上颌活动矫治器能够实现所有治疗目标吗？

针对本病例，在现阶段利用上颌活动矫治器可以实现简单的牙齿移动（倾斜和伸长）。后期可以考虑通过拔除 4 颗前磨牙、使用固定矫治装置来进一步治疗，1 的位置可以在此时得到确定（图 2.5）。

■ 在牙齿移动过程中，1 用什么根管充填材料最为合适？

如果 1 的根尖孔闭合，那么由于其是活髓牙而不需要进行根管治疗。

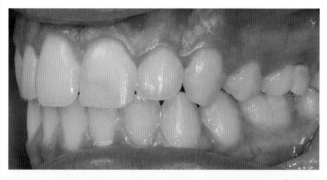

图 2.5 拔除 4 颗第一前磨牙，使用固定矫治器治疗后，1 牙冠修复完成

■ 正畸牙齿移动对于 $\overline{1}$ 是否存在风险?

正畸牙齿移动有牙根吸收的风险。在签署知情同意书时应当告知 Neil 和其母亲。$\overline{1}$ 可能变成死髓牙，需要接受牙髓治疗。

■ 为了降低牙根吸收的风险，应当采取哪些预防措施?

对于所有的正畸牙齿移动，必须避免过大的力量。应当在开始治疗前、术中6个月进行牙髓活力试验和拍摄根尖周片。在签署知情同意书时应当将风险告知 Neil 和其母亲。Neil 在运动时应当佩戴口腔护垫以避免外伤。

$\overline{1}$ 在邻近 $1\!\mid$ 排齐完成时变成死髓牙，需要进行牙髓治疗、牙胶充填。这一过程平静地发生、完成。

■ 如何确保 $\overline{1}$ 排齐的长期稳定性?

使用腭侧固定保持器来保持。

后期可以进行唇侧牙龈切除术使 $1\!\mid\!1$ 牙龈缘保持协调一致。

关键点

上颌中切牙的处理顺序如下：

$\underline{1}$ 口腔外科、正畸、儿童牙科联合会诊；如果预测 $\overline{1}$ 能够很顺利齐，就进行下述处理：

- 为 $\overline{1}$ 开辟间隙，可能包括乳牙拔除
- 去除多生牙
- 在 $\overline{1}$ 上粘贴附件
- 无须手术暴露 $\overline{1}$
- 用合适的矫治器将 $\overline{1}$ 排齐
- 用黏结式固定矫治器保持
- 重新评估错𬌗畸形，决定是否需要进一步治疗

推荐阅读

Becker A, Brin I, Ben-Bassat Y, et al. Closed-eruption surgical technique for impacted maxillary incisors: a postorthodontic periodontal evaluation. Am J Orthod Dentofacial Orthop, 2002, 122: 9-14.

Yaqoob O, O'Neill J, Gregg T, et al. Management of unerupted maxillary incisors. Faculty of Dental Surgery of the Royal College of Surgeons of England. Available at: http://www.rcseng.ac.uk/fds/publications-clinical-guidelines/clinical_guidelines/index.html

Kindelan SA, Day PF, Kindelan JD, et al. Dental trauma: an overview of its influence on the management of orthodontic treatment. Part 1. J Orthod, 2008, 35:68-78.

Mason C, Azam N, Holt RD, et al. A retrospective study of unerupted maxilary incisors associated with supernumerary teeth. Br J Oral Maxillofac Surg, 2000, 38:62-65.

为了便于复习，请参考附录中思维导图2。

第 3 章

上颌侧切牙缺失

病例概述

Sarah，12 岁，双侧上颌侧切牙缺失，见图 3.1。可能的原因是什么？该如何治疗？

病 史

主 诉

患者所有乳牙都曾存在，且正常替换。当上颌前牙萌出后，牙齿之间出现明显的间隙，直到现在情况还未改变。恒牙在正常年龄萌出，没有被拔除或脱落。

系统病史

Sarah 全身状况良好。

牙科病史

Sarah 定期去牙医处就诊，除了第一前磨牙进行了窝沟封闭之外，没有采取其他干预措施。

家族史

Sarah 母亲的 2| 缺失，因此上前牙有微小间隙。

社会史

Sarah 经常吹奏黑管，不太愿意佩戴固定矫治器。

■ **她演奏乐器对于正畸治疗有什么影响？**

佩戴正畸矫治器会暂时影响她的器乐演奏，但是经过一定锻炼，绝大多数管弦乐手都能够适应。对于 Sarah 而言，她将在数周内很快适应。但是，应尽量避免在邻近音乐考试、演出之际佩戴固定矫治器。所有正畸矫治器特别是固定矫治装置，会摩擦唇颊的内侧，但是保护蜡能够预防这一情况发生。由于 Sarah 不太愿意使用固定矫治器，所以可以考虑使用活动矫治器来治疗，在其演出时能够卸掉。在

正畸治疗开始之前，正畸医生应当询问 Sarah 每天演奏多长时间，以防过长时间不佩戴而影响疗效。

检 查

口外检查

Sarah 为 I 类骨面型，下颌平面角呈均角；面部对称。唇部无紧张，下唇覆盖上切牙的切 1/3。颞下颌关节无症状。

■ **你还检查到什么？**

毛发稀少

手掌缺乏汗腺

这些是无汗性外胚发育不良的表现，还包括明显的牙齿发育不全（第 36 章）。Sarah 没有这些表现。

口内检查

■ **口内观见图 3.1 和图 3.2. 你能看到什么？**

患者软组织健康，虽然下切牙唇侧有少量菌斑沉积，但是总体口腔卫生较好。所有牙齿健康无龋坏。

牙列式为：
$$\frac{7\ 6\ 5\ 4\ 3\ 1 \quad | \quad 1\ 3\ C\ 5\ 6\ 7}{7\ 6\ 5\ 4\ 3\ 2\ 1 \quad | \quad 1\ 2\ 3\ 4\ 5\ 6\ 7}$$

右下第二乳磨牙部分牙体滞留。

下切牙轻度不齐；上牙弓存在间隙。

切牙关系 I 类，覆𬌗完全。

下中线轻度左偏。

双侧颊侧段呈远中尖对尖关系。

■ **你还将采取哪些临床检查？**

应当在上颌侧切牙的唇腭侧黏膜处进行触诊，判断是否有未萌牙齿或其他病理情况。

■ **可能导致上牙弓唇侧段间隙的原因有哪些？**

原因见表 3.1。

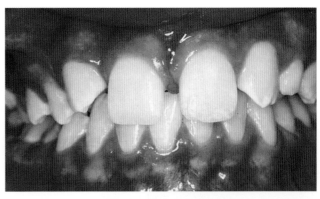

图 3.1 前牙咬合关系

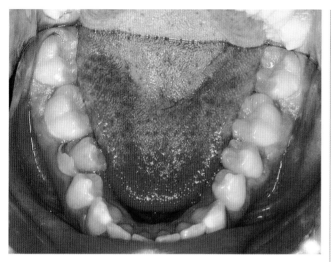

图 3.2(A) 下颌牙列牴面观

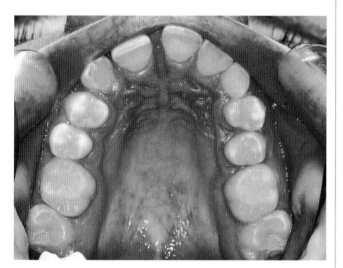

图 3.2(B) 上颌牙列牴面观

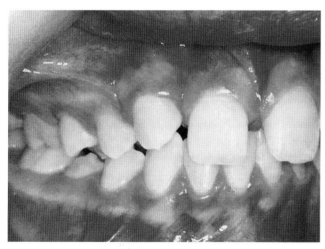

图 3.2(C) 右侧咬合关系

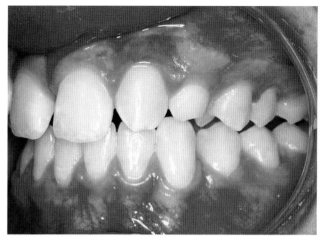

图 3.2(D) 左侧咬合关系

表 3.1 可能导致上牙弓唇侧段间隙的原因

原因	详细病因
2 的缺失	牙齿发育不全及缺失(白种人发病率为 2%)——与唇腭裂、Down 综合征和外胚发育不全有关 牙齿撕脱 牙齿拔除
2 萌出失败或延迟	拥挤 异位 多生牙 瘢痕组织 牙根弯曲 囊肿或肿瘤

■ 最有可能的病因是什么?

2|2 先天缺失最有可能。女性比男性更常见。鉴于 Sarah 的母亲缺失 2|,因此具有遗传可能性。

关键点

2 先天缺失更常见于女性

■ 你还将进行哪些检查?

临床检查

需要检查滞留上颌乳尖牙的动度。检查结果为 1 度。

影像学检查

需要拍摄全口曲面断层片以确定上颌侧切牙是否缺失,第三磨牙是否存在,是否有多生牙或其他病理情况。

Sarah 的全口曲面断层片显示：

牙槽骨高度正常。

$\underline{2|2}$ 缺失，第三磨牙缺失，$\underline{C}$ 牙根较短。

没有其他病理性情况。

咬合检查

取研究模型以进行日后评估。

■ 你的诊断是什么？

Ⅰ类错𬌗，Ⅰ类骨面型，下颌平面角均角。口腔卫生良好。下切牙轻度不齐，下牙弓无拥挤；$\underline{2|2}$ 缺失，上牙弓间隙，$\underline{c|}$ 滞留。双侧后牙尖对尖关系。

■ IOTN DHC 分级是多少（见 206 页）？

4——主要由于 $\underline{2|2}$ 缺失。

■ 治疗选择？

1. 接受这样的间隙。该选择并不实际，因为 Sarah 对此很担心。

2. 用树脂修复或贴面修复来加宽上颌中切牙和上颌尖牙近远中宽度，以缩小间隙，但不完全关闭。由于中切牙间隙过大，所以修复 $\underline{1|1}$ 很难达到美观。另外还需要对上颌尖牙牙尖进行塑形，以改善最终外观。

3. 正畸关闭间隙。该方法需要较多的牙齿移动，同时要拔除 $\underline{c|}$、佩戴固定矫治器和头帽或其他支抗装置。

4. 正畸开辟间隙。该方法需要拔除 $\underline{c|}$，先用树脂桥保持上颌侧切牙的间隙，待十六七岁后进行固定修复或种植修复。用下颌前磨牙自体移植来代替上颌侧切牙并不是一个可行的方法：①下牙弓不需要拔除前磨牙；②已经错过移植最佳时期，即牙根形成 2/3~3/4。

由于方法 2 只是部分解决了 Sarah 的诉求，所以可以排除。因此，应当在两种正畸方法中做出选择。

关键点

对于上颌侧切牙缺失的处理：

· 维持或关闭侧切牙间隙

· 开辟间隙进行后期修复

■ 选择关闭间隙还是开辟间隙，需要考虑哪些因素？

应当请牙体修复医生一起对 Sarah 进行会诊。建议取两副研究模，进行排牙试验，将结果展示给患者，以便确定最佳治疗方案。

应当考虑以下因素：

患者对于正畸治疗的态度。如果患者不太愿意佩戴固定矫治器，那么就需要调整治疗方案。

前后和垂直向骨骼关系。对于Ⅱ类患者，关闭间隙有助于减小覆盖，而对Ⅲ类患者却会使切牙关系恶化。开辟间隙可以帮助纠正Ⅲ类患者的反𬌗。当下颌角减小时，开辟间隙优于关闭间隙，反之，关闭优于开辟。

尖牙和切牙的颜色、形态、体积和角度。如果上颌尖牙比切牙颜色暗得多，或者尖牙形态典型，那么不建议关闭间隙，因为需要对尖牙外形进行大量修整。如果尖牙和切牙倾斜度较大，需要牙齿倾斜移动使之达到理想的位置，那么可以考虑用活动矫治装置。

牙弓是否有间隙或拥挤？后牙咬合如何？对于牙弓不拥挤或轻度拥挤，后牙段咬合为Ⅰ类关系或远中尖对尖关系，建议开辟间隙。如果牙弓存在拥挤，后牙完全远中关系，那么建议关闭间隙。

对于该病例而言，决定采取开辟间隙的方法。起始阶段要将上颌颊侧牙齿向远中移动以获得Ⅰ类磨牙关系，拔除 $\underline{C|}$，随后将上颌尖牙向远中牵拉以便和下尖牙建立Ⅰ类关系。另外很重要的是，在这些牙齿移动的同时要减小覆𬌗。

固定矫治器能够很理想地实现这些目标，但是 Sarah 不太愿意佩戴，因此使用了上颌活动矫治器，所以效果虽然可以接受但不是最佳的。

关键点

处理上颌侧切牙缺失应当考虑：

· 患者对于正畸治疗的态度

· 骨骼关系

· 上尖牙和上中切牙的颜色、大小、形态和角度

· 拥挤或稀疏

· 后牙咬合关系

■ 如何利用上颌活动矫治器来远移上颌颊侧牙齿以获得Ⅰ类关系？

可以在上颌活动矫治器安装螺簧用来推 $\underline{654|}$ 和 $\underline{|456}$ 向远中移动，并采用头帽装置来加强支抗。该活动矫治器还应当包含：

Adams 卡环（0.7mm 钢丝弯制），固位于上颌第一磨牙和第一前磨牙，第一磨牙处焊接口外弓管。

$\underline{3}$ 到 $\underline{3}$ 弯制短唇弓（0.7mm 钢丝弯制）。

前牙平导板，高度为上中切牙牙冠高度的一半，向后长度为在最大覆盖基础上延伸 3mm。

头帽应当施加向后上方的力量，以避免影响矫治器固位。

■ 戴用头帽的时间长短和力量大小有什么要求？

要求每侧力量 200~250g，每天佩戴 10~12h。

■ 使用头帽时应注意什么？

佩戴头帽时应当确保两项安全装置能够使用，即头罩上的弹力释放装置和口外弓的固定装置。口头和书面的安全说明必须告知患者其父母。每次复诊时必须检查头帽装置。

确认患者能够认真佩戴头帽后，嘱其每周旋转矫治器上的螺簧。为了使 $\underline{3}$ 向远中漂移，需要拔除 $\underline{c}$，以利于 I 类关系的建立。在下一期治疗中，要达到尖牙 I 类关系，上中切牙靠拢并减少覆𬌗，这样会发生轻度的支抗丧失，建议可以"矫枉过正"。

■ 怎样设计上颌活动矫治器才能实现这些牙齿移动？

在 $31|13$ 处设计腭侧指簧（0.5mm 不锈钢丝弯制）。

$6|6$ 处设计 Adams 卡环（0.7mm 不锈钢丝弯制），卡环臂上焊接口外弓颊管。

从 $\underline{4}$ 到 $\underline{4}$ 弯制双曲长唇弓（0.7mm 不锈钢丝弯制）。

设计前牙平导板，高度为上中切牙牙冠高度的一半，向后长度为在最大覆盖基础上延伸 3mm。这是该矫治器上很重要的结构，用以确保减小覆𬌗、为树脂桥修复创造足够的颌间间隙。

■ 当 $2|2$ 的间隙得到开辟时，哪些处理应当完成？

应当请牙体修复医师再次会诊，判断牙齿移动是否符合后续修复的要求。应当佩戴活动保持器，用金属丝和树脂牙来保持所开辟出来的间隙（图 3.3）。

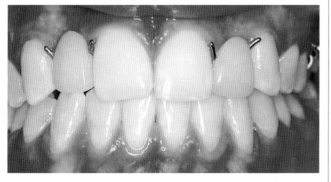

图 3.3 上颌活动保持器带树脂牙修复

关键点

一定要用金属丝顶住邻牙来保持所开辟出来的间隙

■ 怎样设计树脂桥来保持？

中切牙间隙关闭后需要永久性保持。建议在 $1|1$ 腭侧粘接固定保持器，并与树脂桥间隙保持器分开。

后期，由于邻牙牙根向间隙倾斜，所以没有进行 $2|2$ 种植修复。最终粘接式固定桥修复结果见图 3.4。

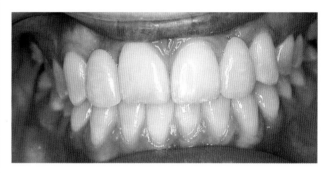

图 3.4 最终修复效果

推荐阅读

British Orthodontic Society: Advice for Musicians 3007. Available at:www.bos.org.uk/orthodonticsandyou/orthodonticsforschools/adviceformusicians.htm.

Garter NE, Gillgrass TJ, Hobson RS et al. The interdisciplinary management of hypodontia: orthodontics. Br Dent J, 2003, 194: 361–366.

Harrison JE, Bowden DE. The orthodontic/restorative interface. Restorative procedures to aid orthodontic treatment. Br J Orthod, 1992, 19:143–152.

Mossey PA. The heritability of malocclusion:part 2.The influence of genetics in malocclusion. Br J Orthod 1999, 26:195–203.

Robertsson S, Mohlin B. The congenitally missing upper lateral incisor. A retrospective study of orthodontic space closure versus restorative treatment. Eur J Orthod, 2000, 22:697–710.

为了便于复习，请参考思维导图 3。

第 4 章

上颌尖牙颊向萌出

病例概述

　　Gemma，女，11 岁，来诊所进行半年的牙科检查，发现上颌尖牙颊侧萌出（图 4.1）。病因是什么？该如何治疗？

病 史

主 诉

　　Gemma 不喜欢自己牙齿的外观，特别是上颌尖牙，认为其看起来像犬牙一样。

主诉病史

　　Gemma 的牙齿不齐在过去的 1 年中逐渐加重。随着近几个月来上颌尖牙的萌出，Gemma 对于上颌牙齿的外观感到越来越担心。她现在在学校里被同学们嘲笑，叫她"犬牙"，这令她非常烦恼。

　　Gemma 的母亲诉其乳牙也有轻度拥挤。Gemma 和她母亲都很希望尽快得到治疗。

系统病史

　　Gemma 从 5 岁开始患有哮喘，并一直使用沙丁胺醇喷雾剂（舒喘灵），其他全身状况良好。

牙科病史

　　Gemma 从 3 岁开始就定期到牙医处检查，但至今没有采取任何积极治疗措施。

检 查

口外检查

　　Gemma 呈现 I 类骨面型，下颌平面角均角，面部轻度不对称，下颌颏部轻度右偏，唇部肌肉不紧张，颞下颌关节无症状。

　　Gemma 和其母亲没有意识到她的面部不对称，也没有注意到近年来面部外观的变化。

■ **你需要对她的轻度面部不对称担忧吗？**

　　轻度面部不对称是正常的，由于 Gemma 和其母亲都认为其面部外观近几年没有显著变化，所以对此不需要担忧。

口内检查

■ **Gemma 的口内像见图 4.1 和 4.2。你都观察到了什么？**

　　广泛的牙龈红肿。

　　个别牙表面菌斑沉积，上颌尖牙比较明显。

　　口内无充填物，没有明显龋坏。

　　Gemma 为混合牙列晚期，牙列式 $\dfrac{6\,5\,4\,C\,3\,2\,1\,|\,1\,2\,3\,4\,5\,6}{7\,6\,5\,4\,3\,2\,1\,|\,1\,2\,3\,4\,E\,6\,7}$，$\overline{5|}$ 和 $\overline{7|7}$ 部分萌出。

　　下牙弓唇段轻度拥挤，下颌侧切牙舌向倾斜，下颌中切牙轻度近中唇向扭转。

　　右下尖牙远中倾斜；左下尖牙近中倾斜。

　　右下牙弓颊侧段拥挤，没有足够的间隙容纳右下第一前磨牙。左下牙弓颊侧段无拥挤，左下第二乳磨牙未被替换。

　　上牙弓唇侧段中度拥挤，$\underline{1|1}$ 轻度近中唇向扭转，$\underline{3|3}$ 颊向萌出；$\underline{|c}$ 仍存在；$\underline{3|}$ 直立，$\underline{|3}$ 轻度远中倾斜，上牙弓颊侧段整齐。

　　切牙 I 类关系。

　　覆𬌗基本正常。

　　下中线轻度右偏。

　　右侧磨牙 III 类关系，左侧磨牙 I 类关系。

■ **上颌尖牙颊向萌出的原因有哪些？**

　　拥挤：上颌尖牙的颊向移位通常是上牙弓拥挤

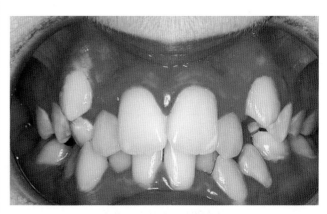

图 4.1 正面咬合关系

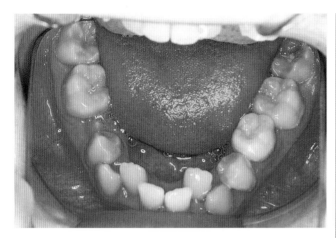

图 4.2(A)　下颌牙弓𬌗面观

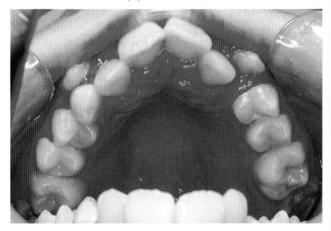

图 4.2(B)　上颌牙弓𬌗面观

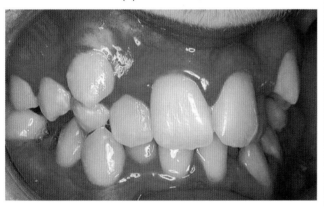

图 4.2(C)　右侧咬合关系

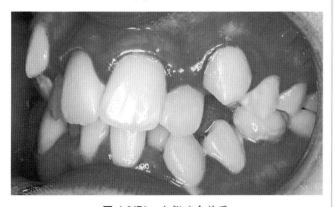

图 4.2(D)　左侧咬合关系

的表现，其原因是上颌尖牙是在第一恒磨牙前段最后萌出的牙齿。

乳尖牙滞留：通常会造成恒尖牙轻度颊向移位。

进一步检查

■ 你还将进行哪些检查？为什么？

需要拍摄全口曲面断层片来观察发育中牙弓的整体状况，明确未萌牙齿的存在与位置。

■ Gemma 的全口曲面断层片见图 4.3. 你都观察到了什么？

牙槽骨水平正常。

全部恒牙都存在，包括第三磨牙。

所有牙齿无龋坏。

■ 你的诊断是什么？

Ⅰ类错𬌗，Ⅰ类骨面型，下颌角均角，颏点轻度右偏，广泛牙龈炎。

上下牙列中度拥挤，下中线轻度右偏。

右侧磨牙Ⅲ类关系；左侧磨牙Ⅰ类关系。

■ IOTN DHC 分级是多少（见 206 页）？

4——主要由于严重牙齿移位，超过 4mm。

治　疗

■ 该病例需要如何治疗？请解释。

需要拔牙来解除中度拥挤。由于患者尖牙远中

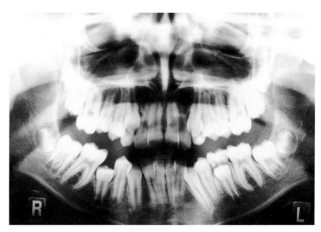

图 4.3　全口曲面断层片

15

倾斜、中切牙旋转、下颌侧切牙整体舌向倾斜及中线偏斜，建议使用固定矫治装置。

■ 你现在需要做什么?

将治疗计划告知患者。

安排几次口腔健康宣教，确保口腔卫生得到良好的改善。

取上下颌研究模。

建议转诊到正畸医生处，并将研究模和全口曲面断层片一起转交。

给正畸医生写转诊推荐信（图4.4）

■ 你认为正畸医生会制订哪些治疗目标?

解除拥挤。

上下牙弓排齐整平。

纠正下中线。

纠正右侧磨牙关系。

关闭所有残留间隙。

■ 阐述你将如何实现治疗计划?

首先考虑下颌牙弓，对下颌牙弓唇侧段制订方

诊所地址
日期

尊敬的 XX 医师:

Gemma 是我的一名患者（姓名、地址、生日）。

如果您能够给予 Gemma 正畸治疗评估并进行治疗，我将不胜感激。

Gemma 对其拥挤的牙齿感到很担忧。她除了因哮喘使用沙丁胺醇喷雾剂（舒喘灵）外，其他全身状况良好。

经过几次口腔健康宣教后，Gemma 的口腔卫生得到了明显的改善。她没有龋坏牙齿。她非常热切地希望能够得到治疗，并准备佩戴固定矫治器。

Gemma 呈现 I 类骨面型，下颌平面角均角。面部轻度不对称，下颌颏部轻度右偏。上下牙弓中度拥挤，下中线轻度右偏。右侧磨牙III类关系；左侧磨牙 I 类关系。

我将目前研究模型和全口曲面断层片一起转交给您。

真诚地感谢您!

图 4.4 转诊推荐信样本

案。此段位于唇肌和舌肌内外平衡的狭窄区域。应当评估此段的拥挤度，决定拔牙还是非拔牙。

由于 Gemma 下颌牙弓唇侧段中度拥挤，因此排齐需要空间。

■ 开辟间隙有哪些方法?

拔牙。

扩弓（侧方/前后向）。

磨牙远中移动。

邻面去釉。

上述方法的组合。

由于下牙弓唇侧段的向前移动，下颌尖牙间宽度的扩大并不稳定。如果不拔除下颌第二恒磨牙，下颌第一恒磨牙的远中移动非常困难，也很少采取。对于成年人要想获得 1~2mm 的间隙，可以采取邻面去釉。基于这些考虑，拔牙是该病例的唯一选择。

关键点

在制订矫治计划时应当首先考虑下牙弓。

■ 决定拔牙的因素有哪些?

牙齿的预后。

拥挤的位置。

拥挤度。

个别牙位置，即牙齿异位。

对于此病例，下颌牙不存在不良预后，考虑到拥挤部位和程度，应当拔除下颌第一前磨牙。

■ 为什么通常选择拔除第一前磨牙?

第一前磨牙位于牙弓的中段，可以为唇侧段和颊侧段拥挤提供间隙。

尖牙和第二前磨牙之间的接触点与尖牙与第一前磨牙之间的接触点没有差异。如果尖牙近中倾斜，那么尖牙向远中直立入拔牙间隙就可能使唇侧段牙齿自动排齐。为了达到最佳的自动排齐效果，在尖牙萌出时拔除第一前磨牙是最好的选择。残留间隙不在口腔前部，随着颊侧段牙齿的近中移动可以逐渐关闭。

预测下颌尖牙移动后的位置。左下颌尖牙近中倾斜，在拔除左下第一前磨牙后将会自动直立，因此为唇侧段提供间隙；右下尖牙向远中倾斜，因此需要用固定矫治器使其整体后退。

根据下颌尖牙纠正后的位置，推测上颌尖牙的位置已建立起 I 类关系。对于 Gemma 来说，需要更

多的间隙。拔除双侧上颌第一前磨牙可以为内收上颌尖牙提供足够间隙。由于右上尖牙直立，左上尖牙远中倾斜，所以需要使用固定矫治器来实现牙齿的整体移动。

对上牙弓唇段进行设计。上切牙轻度拥挤并轻度扭转，所以需要使用固定矫治器来实现理想的排齐。

决定最终的磨牙关系。由于建议拔除上下颌第一前磨牙，所以最终磨牙关系应该为Ⅰ类。应使用固定矫治器来关闭拔牙后颊侧段的残余间隙。

评估支抗需求。由于几乎全部上颌第一前磨牙拔牙间隙将用于上牙弓拥挤的解除，并需要内收直立或远中倾斜的尖牙，所以要求使用强支抗，例如横腭杆或暂时支抗装置（TADs）。

计划如何保持。患者预后良好。考虑到下颌侧切牙整体舌侧移位，建议下颌使用黏结式固定保持器。上颌佩戴活动保持器至少1年（前半年全天佩戴，后半年夜间佩戴）。

关键点

· 在制订矫治计划时一定要对支抗做出设计。
· 牙齿移动的距离和方式影响支抗设计。
· 一定要考虑到保持的问题。

■ **最终的矫治计划是怎么样的？**

在Gemma没有保持高质量口腔卫生之前，不要开始任何正畸治疗。正畸矫治计划如下：

安装横腭杆或TADs。

拔除4颗第一前磨牙（确保患者能够很好地配合佩戴横腭杆）。可以考虑在拔除上颌牙齿时安置TADs（第5章）。

上下颌固定矫治。

上颌活动保持器，下颌黏结式固定保持器。

■ **使用固定矫治器有哪些风险应当告知患者？**

应当告知患者以下风险：
牙齿脱钙。
牙根吸收。
牙齿失活。
复发。

■ **Gemma的最终咬合见图4.5。出现了哪些不希望出现的治疗结果？**

一些牙齿出现白斑或脱矿，表明发生早期龋坏。

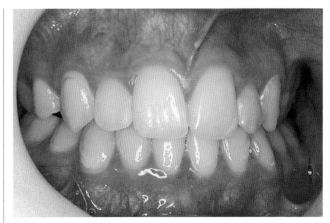

图4.5(A)　术后右侧咬合关系

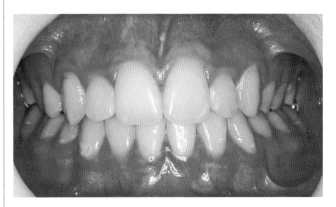

图4.5(B)　术后正面咬合关系

■ **使用固定矫治器时发生这种情况的概率有多大？哪些牙齿最容易受到影响？**

报道的发病率是2%~96%。上颌侧切牙和下尖牙最容易发生脱钙。

■ **如何预防这样的问题发生？**

仔细选择病例。确保高标准的术前口腔卫生维护。

建议患者在主餐之间不要喝碳酸饮料，不要吃高糖食物。

每顿饭后都应当用含氟牙膏来刷牙。

常规监控口腔卫生，在治疗全过程开展口腔健康宣教。

有证据表明治疗过程中在托槽周围使用氟化剂是有效的。

建议在治疗过程中每日使用含氟漱口液（0.05%氟化钙）。

■ **怎样处理牙齿白斑？**

通常情况下，去除矫治器后，通过维护良好的口腔卫生，白斑能够缓慢好转。

此时，应用高浓度的氟化液会导致白斑的过矿化，这将使其更加明显，不易褪去。

如果白斑范围很广，严重影响美观，可以使用酸浮石配合 0.2% 的氢氟酸抛光牙面。对于特别严重患者，可以考虑贴面或树脂修复。

关键点

使用固定矫治器发生牙齿脱矿：

· 非常常见，发生率 2%~96%。

· 上颌侧切牙、下颌尖牙最容易累及。

· 可以通过严格的病例选择、饮食控制和使用氟化液来预防。

推荐阅读

Benson PE, Shah AA, Millett DT et al. Fluorides, orthodontics and demineralization: a systematic review . J Orthod, 2005, 32:102–114.

Little RM, Wallen TR, Reidel RA. Stability and relapse of mandibular anterior alignment–first premolar extraction cases treated by traditional edgewise orthodontics. Am J Orthod, 1981, 80:349–365.

Mitchell L. Decalcification during orthodontic treatment with fixed appliances–an overview. Br J Orthod 1992, 19:199–205.

Stecksen–Blicks C, Renfors G, Oscarson ND, et al. Caries–preventive effectiveness of a fluoride varnish: a randomized controlled trial in adolescents with fixed orthodontic appliances. Caries Res, 2007, 41:455–459.

Stephens CD. The use of natural spontaneous tooth movement in the treatment of malocclusion. Dent Update, 1989, 16:337–338, 340–342.

为了便于复习，请参考思维导图 4。

第 **5** 章

严重拥挤

病例概述

Amy，女，11 岁，双侧上颌尖牙未萌，且萌出间隙明显缺失（图 5.1）。病因是什么？该如何治疗？

病　史

主　诉

Amy 不喜欢她上前牙旁边的牙齿外观，她认为看起来像两排牙。她还不喜欢其拥挤的下前牙。

主诉病史

Amy 从去年开始意识到其逐渐恶化的牙齿外观。那时，她的部分乳牙已经脱落，新牙萌出较为拥挤。

Amy 的母亲诉其女儿的乳牙正常，仅仅下前牙有轻度不齐。Amy 和其母亲都热切希望得到治疗。

系统病史

Amy 母亲诉 Amy 在婴儿时曾出现心脏杂音，曾在当地医院看过心脏专科医生。Amy 在 4 个月前从山地自行车上跌落造成右手腕骨折，去除石膏后在当地医院接受了物理治疗，右手的活动性基本恢复到正常，只是一些个别动作（例如刷牙）完成起来有些困难。除此之外，Amy 全身状况良好。

■ 系统病史对于正畸治疗有什么意义？

应当咨询 Amy 的心脏专科医生，以确定Amy 的心脏状态，以及是否需要使用抗生素来预防可能出现的菌血症以降低出现感染性心内膜炎的风险。英国国家健康与临床研究所纲要（2008 年）建议，对于任何心脏缺陷患者无需抗生素预防治疗，而美国心脏协会则建议对高风险患者要使用抗生素。

Amy 的心脏专科医生确定其心脏杂音已经得到解决，无须在牙科治疗或正畸操作（分牙、安置/去除带环）之前使用抗生素预防。

由于良好的口腔卫生对于正畸治疗非常关键，所以要考虑她手腕活动受限对于保持口腔卫生的影响。在患者手腕活动度完全恢复之前，有必要让其家长来协助其刷牙。同时，与手动牙刷相比，建议 Amy 使用电动牙刷来更好地去除菌斑、预防牙龈炎。

Amy 的母亲已经开始帮助 Amy 用电动牙刷刷牙了。

牙科病史

Amy 定期去诊所检查牙齿。几年前，她的几颗乳后牙被拔除，第一恒磨牙接受了窝沟封闭。她每天刷两次牙，但是其母亲说她刷牙需要提醒。目前，她母亲帮助她进行刷牙。

检　查

口外检查

Amy 呈现 I 类骨面型，下颌平面角均角，下面高为平均高度，面部无不对称，唇部肌肉不紧张，颞下颌关节无症状。

口内检查

■ Amy 的口内像见图 5.1 和 5.2。你都观察到什么了？

口腔卫生较差，多颗牙齿有菌斑沉积，广泛的牙龈红肿。

右下第一磨牙咬合面沟隙色泽加深，左下第一磨牙近中呈棕色，双侧下颌第一磨牙颊面龈缘处脱钙。窝沟封闭剂明显可见。右上第二前磨牙腭尖轻度发育不全，但无龋坏。

下颌恒牙除第三磨牙外都已萌出（第二前磨牙部分萌出）。上颌恒牙除尖牙和第三磨牙外都已萌出。

下颌牙弓唇侧段轻度拥挤，左下中切牙近中唇向扭转；右下尖牙轻度近中倾斜，左下尖牙直立。下颌

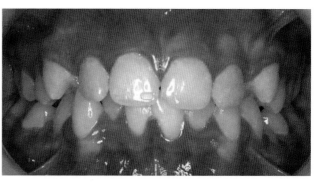

图 5.1　前部咬合关系

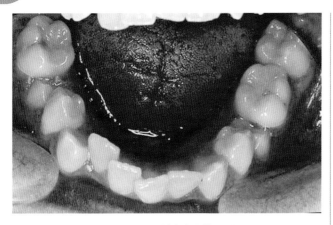

图 5.2(A)　下颌牙弓殆面观

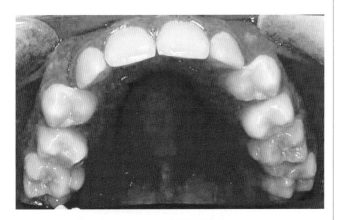

图 5.2(B)　上颌牙弓殆面观

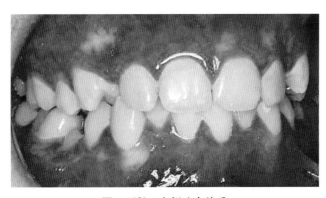

图 5.2(C)　右侧咬合关系

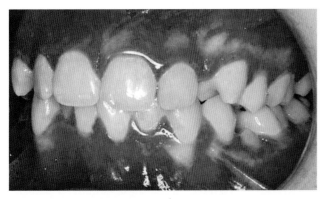

图 5.2(D)　左侧咬合关系

双侧颊侧段轻度拥挤。

综合考虑，将唇侧和颊侧段拥挤相加，下牙弓为中至重度拥挤。

上牙弓唇侧段严重拥挤；双侧侧切牙轻度近中唇向扭转；双侧尖牙从牙弓颊侧萌出；右侧尖牙比左侧尖牙更靠颊侧。

上牙弓颊侧段不拥挤；右侧第二前磨牙近中腭向扭转，右侧第一前磨牙远中腭向扭转；在前磨牙之间、第一前磨牙和侧切牙之间存在小间隙。

切牙Ⅰ类关系；覆殆正常；下中线轻度右偏。

磨牙Ⅰ类关系。

■ **右侧第二前磨牙釉质发育不全可能的原因是什么？**

很可能是第二乳磨牙牙髓根尖周病变影响右侧第二前磨牙釉质生成，常常见于特纳牙齿或特纳综合征。

■ **上牙列严重拥挤的原因是什么？**

牙量骨量不调表现为拥挤——这是由遗传因素所决定的，表现为牙齿和牙槽骨的大小不匹配。由于上颌尖牙是牙弓前段最后萌出的牙齿，因此常常会被挤到颊侧。

乳牙早失——这使颊侧段牙齿近中漂移，加重了拥挤。

多生牙或巨大牙，但是与病例无关。

以上原因的组合。

■ **哪些因素会影响乳磨牙早失后间隙丧失的速度？乳磨牙早失的危害有哪些？**

见表5.1。

表 5.1　乳磨牙早失后间隙丧失速度的影响因素

因素	作用 *
年龄	乳牙缺失时的年龄越小，间隙丧失的程度越大
拥挤度	牙弓越拥挤，间隙丧失的程度越大
拔除的牙齿	与乳切牙、第一乳磨牙早失相比，第二乳磨牙早失可以导致更大的间隙丧失。第二前磨牙可能异位萌出或阻生；上颌第二前磨牙可能反殆；如果非对称拔牙，则容易出现中线偏斜
缺失牙齿的牙弓	上牙弓乳牙早失比下牙弓乳牙早失产生的间隙丧失更多，这是因为上颌牙齿近中漂移趋势更明显
咬合类型	如果牙弓颊侧段牙齿咬合尖窝相对，那么间隙丧失量会较小

*：上述因素所致的作用是常见的，但也存在个性化的差异

关键点

综上所述，在下列情况下乳磨牙早失所致间隙缺失更多：

· 缺失时年龄越小

· 上颌乳牙缺失

· 牙弓拥挤

· 第二乳磨牙缺失

· 咬合不良

■ 上颌前磨牙旋转的原因可能是什么？

发育性原因：由于潜在拥挤，牙胚在牙囊中发生旋转。

获得性原因：主要是乳磨牙早失造成（多数因龋坏引起），前磨牙失去了乳牙的引导，使其牙胚在牙囊肿发生旋转，之后因受到第一恒磨牙近中漂移的压力而发生近中腭向旋转。

乳磨牙滞留或牙根滞留，也有可能导致前磨牙旋转。

进一步检查

■ 你还需要进行哪些检查？为什么？

应拍摄全口曲面断层片来判断未萌牙齿的存在与位置。考虑到下颌第一磨牙窝沟和近中面颜色较深，建议分别拍摄𬌗翼片观察龋坏程度。另外还要评估右下第二前磨牙的状态。

所有恒牙包括第三磨牙都存在。双侧下颌第一磨牙有釉质龋，但未穿透牙本质。

■ 你的诊断是什么？

Ⅰ类错𬌗，Ⅰ类骨面型，下颌平面角均角。

广泛牙龈炎，双侧下颌第一磨牙龋坏。

下牙弓中至重度拥挤；上牙弓重度拥挤，双侧上颌尖牙未萌出。

磨牙Ⅰ类关系。

■ IOTN DHC 分级是多少（见206页）？

5i——主要由于上颌尖牙埋伏阻生。

治 疗

■ 治疗目标有哪些？

改善口腔卫生，恢复口腔健康。

解除拥挤。

排齐整平上下牙列。

纠正下中线。

关闭残余的颊侧段间隙，保持切牙磨牙Ⅰ类关系。

■ 治疗计划是什么？

1. 进行口腔健康教育及饮食建议；

2. 针对下颌第一恒磨牙早期龋坏，局部应用氟化剂；

3. 右上第二前磨牙腭侧尖树脂修复；

4. 转诊到正畸医生处进行进一步检查评估，处理严重拥挤问题，将近期所拍摄的X线片一同移交。

■ 请解释治疗 Amy 上牙弓严重拥挤、下牙弓中到重度拥挤的方法。这些方法的暗示是什么？

虽然Amy的主要问题是上牙弓严重拥挤，但是治疗计划应当从下颌开始。基于对下牙弓拥挤程度的评估，需要拔除第一前磨牙。这将缓解第二前磨牙的阻生，并为尖牙向远中移动提供间隙以排齐前牙。这种情况容易发生在患者右侧牙弓，因为下颌右侧尖牙轻度近中倾斜得以直立。如果患者的口腔卫生能够得到足够的改善，就可见使用固定矫治器要纠正下颌左侧尖牙倾斜、下颌左侧中切牙旋转、调整中线且关闭间隙。

类似第4章病例中的治疗步骤，该病例也可以这样考虑：首先，预测下颌尖牙的移动位置，本病例要考虑将下中线向左移动；接下来，以下颌尖牙位置为准，将尖牙关系调整为Ⅰ类关系。对于 Amy 来说，所获得的拔牙间隙要用于达到以上目的。

■ 你如何评估上牙弓所需的间隙？

由于间隙非常宝贵，所以应用精准的不锈钢圆规测量侧切牙远中到第一磨牙近中的距离，左右侧共计16mm。

■ 这些间隙足够实现治疗目标吗？

拔除双侧上颌第一前磨牙可以为排齐上颌尖牙提供间隙，但是除非这些间隙得到有效的保持，才可使尖牙达到Ⅰ类关系，否则间隙是不够的。间隙丧失是不允许的，因此需要使用强支抗。通常来讲，拔除1颗上颌第一前磨牙可以提供7mm的间隙，而上颌尖牙的近远中宽度为8mm，所以要容纳上颌尖牙和第二前磨牙，就需要15mm的间隙，这点很重要。幸运的是，对于 Amy 而言，在上颌前磨牙区域有小的间隙，可以帮助纠正上颌尖牙的位置。

拔除双侧上颌尖牙也是另一种可能。如果它们将在数月后从牙弓颊侧萌出，可以考虑将其拔除；如果不能萌出，则考虑手术去除。建议使用上颌固定矫治器将第一前磨牙轻微向近中腭侧扭转，以隐蔽腭侧尖，并获得更大的近远中宽度，用第一前磨牙来代替尖牙。第一前磨牙的腭侧尖需要磨改以避免咬合干扰。需要使用黏结式保持器来保持上颌第一前磨牙的位置。

拔除上颌第一前磨牙能够解决 Amy 的问题，还可能产生更好的最终效果。

> **关键点**
>
> 拔除 1 颗上颌第一前磨牙所获得的间隙不能够容纳上颌尖牙。

■ 总结你的治疗计划

接下来的步骤是：

设计上颌唇侧段治疗计划。最好用固定矫治器来纠正上颌侧切牙扭转。

决定最终的磨牙关系。拔除四个第一前磨牙，故磨牙关系应为 I 类；关闭下颌残余间隙需要用固定矫治器。

评估支抗需求。上颌需要强支抗。上颌间隙保持器需要与头帽配合使用，所以在拔牙之前应当确保患者能够配合。下颌需要中度支抗，无须增强。

设计保持。使用上下颌压膜保持器。在头 2d 全天佩戴，之后一年每天夜间佩戴，第 2 年每隔一天夜间佩戴。

■ 最终的正畸治疗计划是什么？

如果 Amy 的口腔卫生能够得到改善并且保持在较高的水平，就可以采取如下的治疗方案：

佩戴上颌活动间隙保持器，夜间佩戴头帽口外弓。（确认患者能够很好地佩戴活动保持器后，再使用头帽；在进入下一阶段之前，必须使用头帽）。

拔除 4 颗第一前磨牙。

上下颌固定矫治器。

上下颌压膜保持器。

> **关键点**
>
> 支抗非常重要，在拔牙之前一定要加强支抗。

■ 设计上颌活动间隙保持器。

加力：没有主动加力部分。

固位：上颌第一磨牙处弯制 Adams 卡环（0.7mm 不锈钢丝），将口外弓颊管焊接在上颌第一磨牙的卡环臂上；侧切牙处弯制邻间钩。

支抗：全腭部塑料基托覆盖；口外弓。

基板：全腭部塑料基托。

除了运动时和饭后清洗时需要卸下外，应当全天佩戴上颌活动间隙保持器。佩戴头帽口外弓的详细说明及安全注意事项见病例 3。

■ 该活动矫治器有没有替代品？

可以单独用头帽口外弓来保持间隙，口外弓插入上颌第一磨牙颊面管，每侧 200~250g 力，每天佩戴 10~12h。如果该患者不佩戴口外弓，那么第二前磨牙和第一磨牙近中漂移将占据有限的间隙。

另外，还可以在上颌第一磨牙的带环上焊接横腭杆，由于对于此病例来说间隙非常重要，所以建议在横腭杆上焊接 Nance 托；或者将横腭杆与上腭的种植体相连接。横腭杆可以保持磨牙间的距离、防止磨牙的近中漂移和倾斜，Nance 托通过腭部黏膜与上腭穹窿前部接触传递力量。

可以将临时支抗装置（TAD）或骨钉植入上颌第一磨牙的远中，用来防止第一磨牙和第二前磨牙近中移动。

■ 如果拔除下颌前磨牙所获得的间隙都用来排齐下前牙，该如何加强支抗？

由于下颌活动矫治器侵占了舌头的空间、影响发音及因磨牙舌侧倾斜造成固位不佳，故不便于佩戴。可以在第一磨牙带环上焊接舌弓（图 5.3）。或者，可以在磨牙后区域植入临时支抗装置，以在内收尖牙时防止第一磨牙和第二前磨牙近中移动。

> **关键点**
>
> 上颌增强支抗的方法：
> - 上颌活动间隙保持器配合头帽
> - 头帽口外弓，插入磨牙带环
> - 横腭杆（带有或不带 Nance 托，或腭部种植体）
> - TAD
>
> 下颌增强支抗的方法：
> - 舌弓
> - TAD

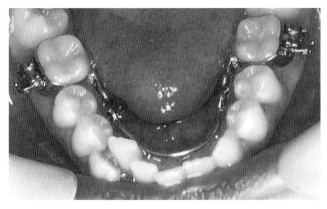

图 5.3　舌弓

■ **用TADs 增强支抗的效率如何?**

从目前有限的证据来看，TAD 是非常有效的、不依赖患者配合的加强支抗装置，还可以有效辅助推磨牙向远中，但还需要更多的研究来证明这一点。

■ **使用 TADs 是否有风险?**

风险包括：

种植钉植入时折断（5%）。

植入时接触牙根（可以愈合）。

早期失败导致 TAD 重新植入或去除（15%~20%）。

感染（如果在植入后的前 5d 内，使用小头牙刷、含氟牙膏在种植体周围轻柔刷动，并用氯己定漱口液漱口，那么发生感染的概率较小）。

种植体松动（可以在原处或新的位置重新植入）。

已报道的成功率大于80%。

■ **佩戴上颌活动矫治器 2 周后复诊，你如何知道患者是否按要求佩戴?**

Amy 佩戴矫治器时应当发音正常；她应当能够不照镜子就熟练戴卸矫治器；矫治器应当失去光泽；在基板边缘能够看到轻度牙龈红肿，如果矫治器带有咬合板，那么应当看到咬合痕迹。

患者戴用活动矫治器并头帽后的咬合见图 5.4。下中线偏斜得到了自行纠正。在此阶段，Amy 表示她对目前的治疗结果非常满意，不愿意进行进一步的固定矫治。虽然 Amy 右手腕动度受限，但她不太愿意其母亲帮助她刷牙，所以能够在活动矫治器矫治期间保持一个较好的口腔卫生，对她来说是很侥幸的。

仅上颌佩戴压膜保持器；建议 Amy 在前两天除吃饭外全天佩戴，接下来在最初的半年里晚上佩戴。

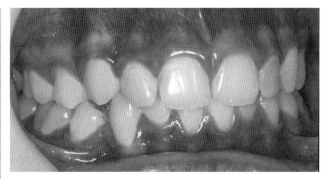

图 5.4(A)　术后右侧咬合关系

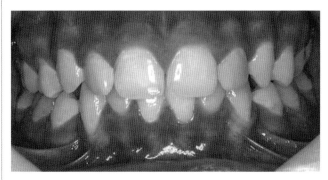

图 5.4(B)　术后前部咬合关系

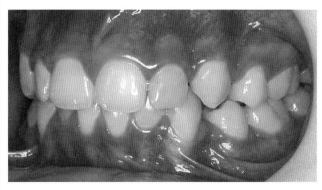

图 5.4(C)　术后左侧咬合关系

■ **什么是 Essix 保持器? 与 Hawley 保持器相比，它有什么优点? 对于该保持器，除了常规建议外，还有什么特别的建议?**

Essix 保持器是一种透明压膜塑料保持器。与 Hawley 保持器相比，它有以下优点：

美观性更好

发音困难更少

更便宜

容易制作

与 Hawley 保持器相比，压膜保持器能够更为有效地保持上下唇侧段牙弓形态，上颌效果优于下颌。

吃饭时不可佩戴压膜保持器，在喝饮料特别是碳酸饮料时也不要佩戴，因为很容易造成牙齿脱矿。

推荐阅读

Benson PE, Tinsley D, O'Dwyer JJ, et al. Midpalatal implants vs headgear for orthodontic anchorage-a randomized clincal trial: cephalometric results. Am J Orthod Dentofacial Orthop, 2007, 132:606–615.

National Institute for Health and Clinical Excellence. Prophylaxis against infective endocarditis. Clinical Guideline No. 64. London:NICE, 2008.

British Orthodontic Society. Patient Informa tion Leaflet: Orthodontic Mini-screws. London:British Orthodontic Society, 2009.

Prabhu J, Cousley RR. Current products and practice: bone anchorage devices in orthodontics. J Orthod, 2006, 33:288–307.

Reynders R, Ronchi L, Bipat S. Mini-implants in orthodotics: a systematic review of the literature. Am J Orthod Dentofacial Orthop, 2009, 135:564e1–564e19.

Robinson P, Deacon SA, Deery C et al. Manual versus powered toothbrushing for oral health. Cochrane Database Syst Rev Issue 2: CD002281, 2005.

Rowland H, Hitchens L, Williams A et al. The effectiveness of Hawley and vacuum-formed retainers: a single-center randomized controlled trial. Am J Orthod Dentofacial Orthop, 2007, 132:730–737.

为了便于复习，请参看思维导图5。

第 6 章

尖牙腭侧阻生

病例概述

Diane，女，15 岁，双侧上颌乳尖牙未萌（图 6.1）。病因是什么？该如何治疗？

病　史

Diane 不喜欢其乳尖牙的形态大小，她对上前牙间的小间隙不是太在意，右上乳尖牙轻度松动，她很担心该牙脱落后会产生较大间隙。

主诉病史

Diane 已经意识到她的乳尖牙应当在几年前就脱落。她之前的牙医于去年退休，曾建议她这些牙齿会最终自己脱落，当新牙萌出后，她需要戴矫治器来关闭上牙缝隙。上颌乳尖牙没有创伤史，其他所有乳牙都自然脱落。其他恒牙都按时萌出。

Diane 已经注意到右上乳尖牙在过去的一年半中断断续续发生松动，近几个月中松动度并未加重。

Diane 非常渴望改善上颌牙列外观。

系统病史

Amy 全身状况良好。

牙科病史

Amy 定期去诊所检查牙齿，未曾接受任何牙科治疗。

检　查

口外检查

Diane 呈现 I 类骨面型，下颌平面角均角，下面高较低，面部无不对称，唇部肌肉不紧张，下唇位于上颌切牙切缘 1/3 处。

在闭口时，右侧第一前磨牙接触，下颌轻度左偏。

口内检查

■ Diane 的口内像见图 6.1 和 6.2。你都观察到什么了？

口腔卫生一般，上颌侧切牙及上颌左侧颊侧段牙齿牙龈轻度红肿。

在上颌乳尖牙颊侧没有见到膨出，但是在上颌侧切牙、乳尖牙腭侧观察到黏膜膨出，提示上颌尖牙可能在此。

上颌磨牙颊侧轻度釉质脱钙。

牙列式 $\dfrac{7\,6\,5\,4\,C\,2\,1\ \vert\ 1\,2\,C\,4\,5\,6\,7}{7\,6\,5\,4\,3\,2\,1\ \vert\ 1\,2\,3\,4\,5\,6\,7}$

下颌唇侧段轻度拥挤；下颌中切牙轻度近中舌侧扭转；下颌颊侧段间隙。

上牙弓不拥挤；上牙弓唇侧段间隙。

切牙 I 类关系，下中线左偏 1.5mm。

双侧后牙 I 类关系；右侧第一前磨牙正锁𬌗；左侧第一磨牙反𬌗。

■ 上颌乳尖牙滞留的原因是什么？

上颌尖牙缺失：不太可能是这个原因（白种人

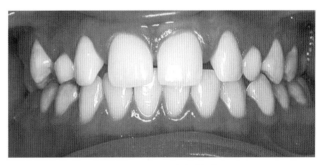

图 6.1　正面咬合关系

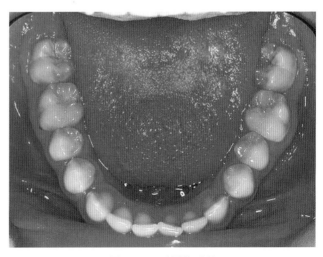

图 6.2A　下颌𬌗面观

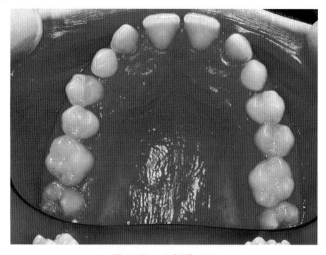

图 6.2B　上颌𬌗面观

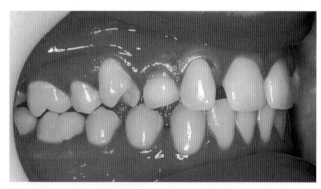

图 6.2C　右侧咬合关系

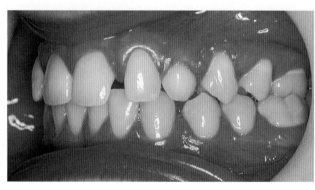

图 6.2D　左侧咬合关系

的发生率为 0.3%）。

上颌尖牙异位：很可能是这个原因（白种人的发生率为 1%~2%，其中 8% 为双侧）。

■ 哪些因素与上颌尖牙异位有关？

上颌尖牙异位的病因并不明确，可能是多因素造成。可能的原因如下：

1. 遗传因素：上颌尖牙腭侧阻生可能由多种遗传因素造成，可能伴随切牙-前磨牙发育不良和侧切牙畸形。Ⅱ类 2 分类患者的上颌尖牙阻生发生率增加。

2. 牙囊移位：上颌尖牙牙囊移位可能是其无法萌出的一个原因。

3. 上颌尖牙在所有恒牙中萌出道最长。

4. 牙弓长度不符：上颌尖牙腭侧阻生通常发生在无拥挤或有间隙的牙弓中。注意 Diane 就是这种情况。

5. 在发育早期上颌前部受到创伤：这是值得考虑的一点，但是本病例无创伤史。

6. 上颌侧切牙畸形、短根或缺失时，不能发挥对尖牙的引导作用，如果存在这种情况，就会增加尖牙腭侧阻生的发生概率。

关键点

上颌尖牙腭侧阻生通常发生于无拥挤的牙弓，与上颌侧切牙畸形、缺失有关，常见于Ⅱ类 2 分类患者

对于 Diane 而言，上颌侧切牙的近远中宽度与下颌侧切牙的相同，表明上颌侧切牙比正常小，存在牙齿大小不协调（TSD）或 Bolton 指数不调。

■ 牙齿大小不协调（TSD）的发生率是多少？哪些牙齿容易被累及？

人群中 5%~14% 的人存在显著的整体 TSD，20%~30% 的存在显著的前牙 TSD。TSD 通常是上颌侧切牙的大小异常造成的，也可能由前磨牙和其他牙齿导致。

■ 如何评估 TSD？

快速检查法

对于前牙 TSD：比较上下侧切牙的宽度。如果上颌切牙没有下颌侧切牙宽，那么存在 TSD。

对于后牙 TSD：比较上下颌第二前磨牙的宽度。两者应当同样大小。

计算方法

牙齿大小分析，通常是指 Bolton 指数分析。除第二、第三磨牙外，对其余所有恒牙的近远中宽度进行测量，比较上下颌牙齿近远中宽度的总和。计算 Bolton 指数前牙比（尖牙到尖牙）和全牙比（第一磨牙到第一磨牙）：

（下颌前牙牙弓近远中宽度总和）/（上颌前牙牙弓近远中宽度总和）×100%=前牙比（%）

（下颌 6 到 6 牙弓近远中宽度总和）/（上颌 6 到 6 牙弓近远中宽度总和）×100%=全牙比（%）

Bolton 指数的正常值前牙比为 77.2%±1.65%，全牙比为 91.3%±1.91%。Bolton 指数不调如超过 2 个标准差，在制订治疗计划时便应注意。牙齿大小分析可以用数字模型来分析，所测量的数据与石膏模型一样准确可靠。

■ TSD 的意义是什么？

牙齿大小应当协调，才可以确保咬合良好。如果 TSD 小于 1.5mm，那么不影响临床矫治计划的制定，如果 TSD 较大，那么为了关闭或开辟对颌牙弓间隙，就必须考虑调整牙齿的近远中宽度，包括增加宽度（树脂或烤瓷贴面）或减小宽度（片切或重塑邻接）。

> **关键点**
>
> TSD：
> · 可以通过 Bolton 指数分析来评估：平均前牙比为 77.2%±1.65%，平均全牙比为 91.3%±1.91%
> · 如果小于 1.5mm，则意义不大
> · 如果大于标准差的 2 倍，在制订矫治计划时就需要考虑

进一步检查

■ 针对上颌乳尖牙滞留，你将采取哪些进一步检查？请解释。

确定上颌尖牙是否存在及其位置非常重要。应当进行临床检查，在怀疑上颌尖牙的位置处拍摄 X 线片。

临床检查

在上颌尖牙区的颊侧前庭沟和腭侧黏膜处进行触诊，并且观察侧切牙的倾斜度，以推测未萌尖牙的位置。上颌侧切牙牙冠的唇侧移位表明，上颌尖牙位于高位，从颊侧压迫侧切牙牙根，或者位于腭侧低位。

X 线片检查

可以将球管垂直向或水平向移位拍摄两张 X 线片，来精确评估未萌尖牙的位置。另外，可以用 CBCT 来判断。牙科曲面断层片（DPT）可以对上颌尖牙的位置进行较好的评估，还可以用来评价牙根是否排齐。还要对上颌乳尖牙牙根长度、尖牙相对于切牙牙根的垂直向和近远中向位置、尖牙的轴倾度和根尖位置进行评估。拍摄上颌前部咬合片或尖

牙根尖片，对于判断切牙牙根吸收和乳尖牙的预后非常有用。可以综合使用这些 X 线片来确定上颌尖牙的位置。对于 Diane 来说，无须拍摄头颅侧位片，但是当与全口曲断片联合使用时，侧位片还是能够提供很多信息的。

利用 CBCT 可以对尖牙位置、邻近牙齿的牙根吸收进行三维的评估，可以代替上述的 X 线片。通过 CBCT 发现，由于上颌尖牙阻生导致的牙根吸收发生率高达 68%，是以往常规 X 线片观察到的 5 倍。在这项技术普及之前，还需要更多更可靠的研究数据来支持其在正畸中的应用。

> **关键点**
>
> 使用 CBCT：
> · 由于上颌尖牙阻生导致的牙根吸收发生率是以往常规 X 线片观察到的 5 倍

■ 与全口曲面断层片相比，CBCT 的辐射量如何？

虽然 CBCT 的有效放射剂量小于常规 CT，但是一次照射相当于拍摄 2~8 次曲面断层片。

■ 正畸应用 CBCT 是否有缺点？

目前，CBCT 还是非常昂贵，需要大量的时间来观测影像、处理数据。

■ Diane 的全口曲面断层片和前部咬合片见图 6.3，有哪些值得注意的特点？

4 颗发育中的第三磨牙。
上颌尖牙存在，位于腭侧。
乳尖牙牙根吸收。

■ 上颌尖牙异位能够被阻断吗？

早期发现上颌尖牙的萌出道异常，可以为采取干预阻断措施提供一个契机。从 9 岁开始，针对未萌出上颌尖牙就应当常规采取触诊。重要的是，在考虑阻断性拔牙之前必须明确尖牙的位置。如果对上颌牙弓内外侧的颊侧沟处进行触诊，发现存在不一致的现象，那么就必须进行进一步的影像学检查。

对于 10~13 岁的儿童来说，如果牙弓不拥挤，上颌尖牙腭侧移位，那么拔除上颌乳尖牙可能能够促使尖牙回到正常萌出道。这种改善的程度取决于上颌尖牙对于上颌侧切牙牙根的重叠程度，例如尖牙重叠于侧切牙牙根的远中一半，较重叠于近中一

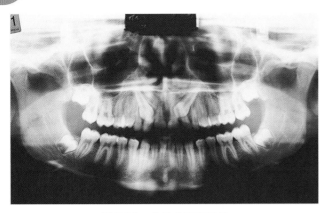

图 6.3A　全口曲面断层片

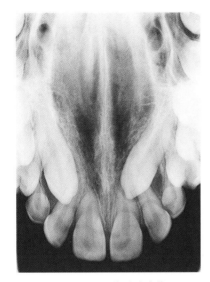

图 6.3B　上前牙咬合像

半的预后更好。虽然上颌尖牙的位置能够得到明显改善，但是在拔除乳尖牙之前还是要听取专科医师的意见。在拔除一侧乳尖牙时，必须考虑拔除另一侧乳尖牙以防止中线偏斜。通常情况下，在拔除乳尖牙后，应每半年进行一次临床和影像学检查。如果一年内发现上颌尖牙的位置没有改善，那么就需要采用其他治疗方法。

关键点

在 10~13 岁拔除上颌乳尖牙可能使腭向位的恒尖牙得到改善。

如果上颌尖牙异位伴随拥挤，那么随着拥挤的解除和间隙保持，尖牙的位置能够得到改善。

关键点

针对腭侧异位的尖牙制订治疗计划，在 X 线片上要对以下内容进行评估：

- 上颌乳尖牙的牙根长度而非切牙的牙根状态
- 尖牙相对于切牙牙根的垂直向和近远中位置
- 尖牙的轴倾角度
- 根尖位置

■ **你的诊断是什么？**

Ⅰ类错𬌗，Ⅰ类骨面型，下颌平面角均角；

闭口时下颌向右移位；

上颌侧切牙和上颌左侧颊侧段牙齿边缘性牙龈炎；上颌第一磨牙牙冠颊侧釉质脱钙；

下前牙轻度拥挤，颊侧段牙齿存在间隙；上牙弓无拥挤，上乳尖牙滞留，上颌尖牙未萌出、腭向异位；下中线左偏；

双侧磨牙Ⅰ类关系；右侧第一前磨牙正锁𬌗；左侧第一磨牙反𬌗。

■ **IOTN DHC 分级是多少**（见 206 页）**？**

5i——由于上颌尖牙未萌出，腭向异位。

治　疗

■ **针对 Diane 未萌出的上颌尖牙有哪些治疗措施？这些治疗措施的适应证是什么？**

详见表 6.1。

关键点

对于腭向异位的上颌尖牙进行手术暴露和正畸排齐，要求患者能够很好地配合，且口腔卫生良好，牙列状况良好。

■ **你倾向于采取哪种治疗方法？**

鉴于 Diane 接受治疗的动机很强烈，口腔卫生状况良好，上颌乳尖牙牙根发生吸收，并且尖牙位置适合正畸排齐，所以建议其采用手术暴露和正畸导萌。

■ **治疗的理想目标是什么？**

排齐上颌尖牙；

上颌侧切牙进行修复以增加近远中宽度；

纠正锁𬌗与反𬌗；

纠正下中线。

为了制订治疗计划，应当请正畸医生、口腔外科医生和牙体修复医生共同为 Diane 会诊。对上颌尖

表 6.1　针对腭向异位的上颌尖牙所采取的治疗措施和适应证

措施	适应证	备注
早期拔除上颌乳尖牙	见本章有关阻断治疗部分	由于 Diane 已经 15 岁了，所以可以排除该措施
保留上颌尖牙并观察	患者不急于治疗 邻近牙齿无明显病理性变化或吸收；	需要从 X 线片上监测未萌出的上颌尖牙是否存在牙囊退化和（或）切牙牙根吸收
上颌尖牙手术暴露并正畸导萌	患者治疗动机很强烈，口腔卫生良好；牙弓存在间隙或可能创造间隙；上颌尖牙牙冠、牙根垂直向、前后向和横向位置较好	以下情况预后良好：尖牙靠近咬殆平面，尖牙最多重叠于中切牙牙根远中一半，尖牙长轴与正中矢状面成角超过 30°，当尖牙牙根无分叉或粘连或根尖。手术中在尖牙上粘贴金属链、托槽或磁块；可以用活动矫治器来排齐上颌尖牙，但是需要用固定矫治器才能排齐其牙根
拔除上颌尖牙	患者不急于排齐尖牙，影像学显示牙囊退化	对上颌乳尖牙进行修复
	无法将上颌尖牙、侧切牙和第一前磨牙排齐并获得良好邻接；或上颌乳尖牙牙根长度较好、外形美观，或患者愿意进行固定矫治将 4 代替 3；邻牙牙根吸收	
上颌尖牙移植	牙弓有足够的间隙容纳尖牙 可以完整移除尖牙 颊腭侧骨量充足	以下情况预后最佳：尖牙牙根形成 50%~75%，手术中牙根损伤最小，牙弓夹板固定良好

牙在手术暴露后进行正畸导萌、排齐，获得了一致的认可。修复侧切牙的近中牙体在此之后进行。在治疗中期，即待上颌尖牙达到咬合面后，可以考虑进行侧切牙远中牙体的修复。Diane 决定不进行侧切牙近中牙体的修复，故应当将其对最终结果造成的影响向 Diane 予以解释。

下颌中线是否需要纠正应当在纠正反殆后进行重新评估。

■ 如何开始治疗？

为排齐上颌尖牙开辟间隙，可以通过将侧切牙轻微近中移动来获得间隙。由于侧切牙远中倾斜，因此需要近中倾斜来调整。可以使用上颌活动矫治器来实现以上牙齿移动，以及上颌右侧第一前磨牙的腭向移动、左侧上颌第一磨牙的颊向移动。

■ 详细说明活动矫治器的设计

加　力

腭侧指簧（0.5mm 不锈钢丝弯制，移动侧切牙向近中）。

颊侧双曲簧（0.7mm 不锈钢丝弯制，4 处加力）。

螺旋推簧将 6 颊向移动。

固　位

6|6 处 Adam 卡环（0.7mm 不锈钢丝弯制）。

1|1 处 Southend 卡环（0.7mm 不锈钢丝弯制）。

支　抗

来自基板。

基　板

基板覆盖全腭部。

后牙咬合板，厚度约 2mm，以利于 4|6 反殆纠正。在 A4 的腭侧和咬合面，树脂应当被磨除一部分。

■ 针对旋转螺簧，你应当给患者什么医嘱？

每周应当旋转 1/4 圈，即大约 0.25mm。

■ 当 4|6 处反殆得到纠正后，你应当做什么？

将后牙咬合板高度降至原高度的一半，在下次复诊中将其全部磨除，以利于后牙咬合的建立。之后，建议佩戴上颌固定矫治器。应当使用横腭杆，固定于 6|6 之间，以加强支抗。除了上颌乳尖牙和第二磨牙外，其余牙齿均粘贴托槽，使用序列弓丝进行排齐，直到使用 0.019×0.025 不锈钢方丝为止。

之后，计划手术暴露上颌尖牙。如果使用 TAD，而非横腭杆，那么可以在手术导萌的同时植入种植钉。

■ 手术暴露的方法有哪些？

有三种方法：

1. 在尖牙自发萌出后进行开放式手术暴露。要求尖牙有正确的角度。

2. 进行开放式手术暴露并填塞。术后一周去除填塞物，尖牙上粘贴附件，使用固定矫治器进行排齐。

3. 进行闭合式手术，在术中粘贴附件。在尖牙牙冠颊侧中间粘贴金属链或金属钮，可以达到导萌的目的。

■ 怎样将上颌尖牙排齐？

如图6.4所示，可以用橡皮链连接尖牙上附件与弓丝或种植体进行牵引。应当使用轻力（20~60g）。尖牙发生明显移动后，可以将乳尖牙拔除。当尖牙导萌快入牙弓时，应当粘贴托槽。还应当使尖牙牙根获得充分的转矩。

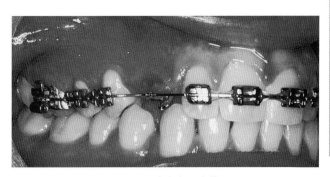

图 6.4 治疗中口内像

■ 为了将尖牙保持在正确的位置上，你应当考虑哪些因素？

除了正确的转矩之外，应当在周边牙龈纤维切除术后尽早纠正尖牙的扭转，最后使用黏结式固定保持器予以保持。

推荐阅读

Husain J, Burden D, McSherry P. Management of the palatally ectopic maxillary canine. Faculty of Dental Surgery of the Royal College of Surgeons of England, 2010.

http://www.rcseng.ac.uk/fds/publications-clinical- guidelines/clinical_guidelines/index.html

Kokich VG, Spear FM. guidelines for managing the orthodontic-restorative patient. Semin Orthod, 1997, 3:3-20.

McSherry PE. The ectopic maxillary canine:a review. Br J Orthod, 1998, 25:209-216.

Othman SA, Harradine NW. Tooth-size discrepancy and Bolton's ratios:a literature review. J Orthod, 2006, 33:45-51.

Parkin N, Benson PE, Shah A, et al. Extraction of primary（baby）teeth for unerupted palatally displaced permanent canine teeth in children. Cochrane Database Syst Rev Issue, 2009, 2:CD004621.

为了便于复习，请参考思维导图6。

第 7 章

其他尖牙问题

病例 1 和病例 2
病例概述

　　两例相似的尖牙问题见图 7.1 与 7.2。病因分别是什么？应当怎样处理？

■ 在图 7.1 中你能看到什么？

　　口腔卫生状况一般，数颗牙齿存在边缘性牙龈炎。

牙列式　$\dfrac{6\ 5\ 4\ 3\ 2\ 1\ |\ 1}{7\ 6\ 5\ 4\ 3\ 2\ 1\ |\ 1\ 2}$

　　$\overline{3|}$ 在 $\overline{2|}$ 近中萌出。

　　上下牙弓无拥挤；$\overline{3|}$ 近中存在间隙；$\overline{2|}$ 舌侧异位，向远中倾斜；$\overline{3|}$ 远中颊侧旋转；$1|1$ 之间间隙。切牙关系 I 类。磨牙关系轻度 III 类；$\overline{3|}$ 与 $\overline{2|}$ 反𬌗。

■ 在图 7.2 中你能看到什么？

　　多颗牙齿有轻度边缘性牙龈炎，在邻接处炎症更明显。

牙列式　$\dfrac{6\ 5\ 4\ C\ 2\ 1\ |\ 1\ 2}{6\ 5\ 4\ 3\ 2\ 1\ |\ 1\ 2\ 3}$

　　$4|$ 在 $3|$ 之前萌出，腭侧异位。

　　上下颌牙弓中度拥挤；$3|$ 近中腭侧扭转；$2|$ 远中腭侧扭转；$1|$ 近中唇侧扭转。切牙 I 类关系。

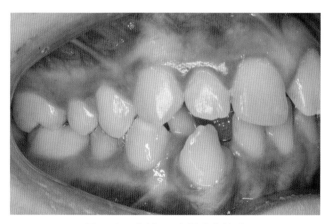

图 7.1A　病例 1：右侧咬合关系

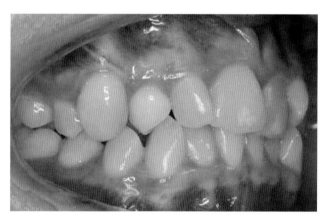

图 7.2A　病例 2：右侧咬合关系

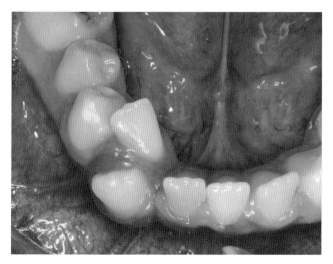

图 7.1B　病例 1：下颌部分牙弓

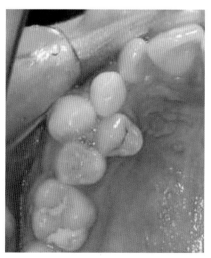

图 7.2B　病例 2：上颌部分牙弓

磨牙 I 类关系。$\dfrac{4}{4}$ 反𬌗。

■ **如何描述此类尖牙的异常？这种情况出现的概率有多高？**

此类畸形被称为牙齿位置替换，即两颗邻牙之间位置替换，其发生率低于 1%，不同样本获得的数据不尽相同。

■ **哪个牙弓、哪些牙齿容易出现此类畸形？是否有性别差异？**

此类畸形常发生于上牙弓，最常见于尖牙和第一前磨牙，之后是尖牙和侧切牙。对于下牙弓而言，基本上都发生于尖牙和侧切牙。上牙弓多发生于左侧，下牙弓多发生于右侧。

在一些研究中发现，女性发生率高于男性；而其他一些研究未发现有性别差异或男性偏好。

■ **此类畸形的病因是什么？**

虽然已经提出了多个理论，例如发育中的牙胚发生异位、牙齿萌出道改变、乳牙滞留、创伤等，但目前认为此类畸形是遗传因素和环境因素相互作用的结果。有证据表明此类畸形与性别、牙齿发育不全、上颌侧切牙畸形和乳牙滞留有关。

> **关键点**
>
> 牙齿位置替换：
> - 上颌：通常累及尖牙和第一前磨牙，而非尖牙和侧切牙
> - 下颌：只累及尖牙和侧切牙
> - 发病率：小于 1%
> - 病因：遗传和环境因素

■ **你能够对这种畸形分类吗？**

牙齿位置替换可能是部分的或完全的。对于完全性的，其牙齿根尖也发生位置替换。

■ **在治疗中你需要考虑什么因素？**

详见表 7.1。

■ **治疗的方法有哪些？**

治疗方法如下：

阻断性治疗：如果能够早期发现（6~8 岁），那么可以拔除相应乳牙，从而引导异位恒牙到达正常

表 7.1　治疗牙齿位置替换所需考虑的因素

因素	原因
潜在的错𬌗畸形，面部美观，牙齿拥挤度	这将影响是否需要拔牙
牙齿发育的阶段和根尖位置	牙根发育完成后，阻断性治疗（即拔除乳牙）不能够带来牙齿位置的自发改善；如果牙齿完全位置替换，根尖孔闭合，而且矫正会带来牙根吸收和牙周损伤风险，那么可以不进行矫正
牙齿形态	如果位置替换不进行矫正，那么需要重新塑形来进行掩饰
咬合因素	如果要将上颌第一前磨牙排齐在尖牙的位置上，那么就需要对其腭侧尖进行精确的磨改

的位置，同时需要用上颌活动矫治器或腭杆、舌弓来保持间隙。该方法仅适用于所累及的牙齿是倾斜的、牙根靠近理想的位置，即被称为假性牙齿异位。

接受：特别是如果牙齿完全异位、牙根发育完整，那么可以采取切缘、咬合面塑形或复合树脂塑形来进行掩饰。

拔除位置最异常的牙齿：如果牙弓存在拥挤或牙齿龋坏，那么可以考虑采取这种方法。之后要使用矫治器进行矫正。

正畸排齐：所累及的牙齿是否被排齐到其发生替换的位置或者排齐到正常的位置，取决于其根尖的位置。

> **关键点**
>
> 治疗牙齿位置替换的方法：
> - 阻断性治疗
> - 接受/牙体塑形
> - 拔除最异常的牙齿
> - 正畸排齐：考虑根尖的位置

■ **你怎样治疗病例 1、病例 2？**

需要拍摄异位牙齿的根尖片以确定根尖位置。

病例 1：X 线片显示 $\overline{2|}$ 根尖在 $3|$ 长轴的稍前方；牙根发育接近完成。未发现牙根吸收。

病例 2：X 线片显示右上乳尖牙的牙根一半长度

得以保持；4| 根尖在 3| 牙根的稍前方；未发现牙根吸收。

治疗方法是将异位的牙齿排齐在替换的位置上或纠正异位。

病例1：考虑到 2| 根尖相对于 3| 牙根的位置，决定进行正畸排齐，纠正异位。

病例2：牙周专科医师会诊意见认为，由于 4| 腭向异位程度严重（几乎与 5| 舌侧尖平齐），所以有足够的牙槽骨量来排齐 3|，而不用担心发生牙龈萎缩或牙槽骨裂开。为了使 3| 能够近中移动，就需要拔除乳尖牙并用上颌活动间隙保持器。建议开始治疗时采取非拔牙矫治，后期根据头影测量、侧貌和切牙角度来决定是否拔牙。

■ 你将用什么类型的矫治器来治疗？请予以解释。

考虑到需要获得牙齿整体性移动，所以建议使用固定矫治器。对于病例1，纠正 3|、2| 的位置，纠正 3| 旋转，关闭间隙；对于病例2，纠正 43| 位置，纠正 321| 扭转，纠正切牙关系，关闭间隙。

对于病例1，上牙弓应固定矫治器来关闭中缝。对于病例2，下牙弓应使用固定矫治器。

■ 如何检查异位牙齿纠正后的位置是否是最佳的？

在矫正牙齿的唇颊侧进行触诊（病例1：3|、2|；需要用方丝或 TMA 弓丝产生更多的转矩；病例2：4|、3|；4| 需要附加冠舌向转矩，3| 需要附加冠唇向转矩）。

拍摄根尖周片来检查牙根是否排齐、是否有吸收。

检查功能性咬合、侧方和前伸咬合，以检查是否有咬合干扰。

病例1、病例2的术后咬合见图 7.3（A）和（B）。

图 7.4 显示为 3| 和 2| 位置互换的患者，两颗牙的位置不进行纠正。

推荐阅读

Ciarlantini R, Melsen B. Maxillary tooth transposition:correct or accept? Am J Orthod Dentofacial Orthop, 2007, 132:385–394.

Ely NJ, Sherrff M, Cobourne MT. Dental transposition as a disorder of genetic origin. Eur J Ortho, 2006, 28:145–151.

Peck S, Peck L. Classification of maxillary tooth transpositions. Am J Orthod Dentofacial Orthop, 1995, 107:505–517.

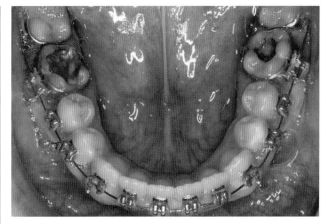

图 7.3(A)　病例1：固定矫治器排齐

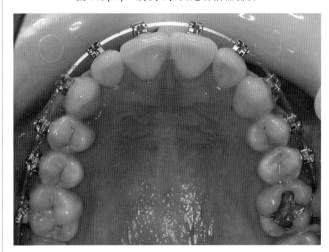

图 7.3(B)　病例2：固定矫治器排齐

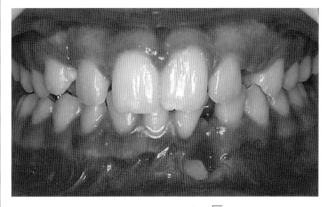

图 7.4(A)　手术暴露 3|

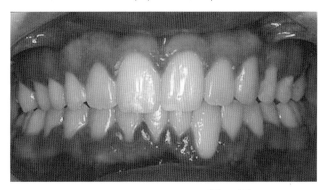

图 7.4(B)　固定矫治术后接受 3| 和 2| 移位

病例 3

Adrienne，11.5 岁，女，双侧上颌侧切牙、乳尖牙松动，上颌尖牙未萌出，颊侧触诊无法感知（图 7.5）应拍摄全口曲面断层片和上颌前部咬合片。

■ 从图 7.5 上你观察到了什么?

轻度牙龈红肿。

牙列式 $\dfrac{6\,5\,4\,C\,2\,1\ |\ 1\,2\,C\,4\,5\,6}{6\,5\,4\,3\,2\,1\ |\ 1\,2\,3\,4\,5\,6}$

上颌乳尖牙磨耗；

上下牙弓无拥挤；

切牙关系Ⅰ类，有Ⅲ类倾向；

双侧磨牙Ⅰ类关系。

■ 为什么需要拍 X 线片?

为了能够对未萌出的上颌尖牙进行定位，并确定侧切牙松动的原因。

■ 在 X 线片上你能观察到什么（图 7.6）?

正常牙槽骨高度。

除智齿外，其他恒牙均存在；除 ⎯6 外，其余牙齿无龋坏。

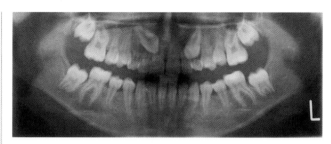

图 7.6(A) 病例 3：全口曲面断层片

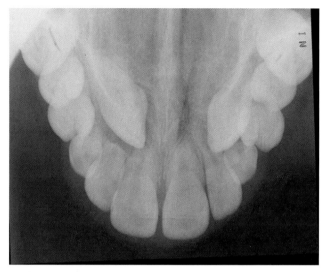

图 7.6(B) 病例 3：上颌前部咬合关系

C21|2C 牙根吸收，2| 牙根吸收超过一半；1| 牙根类似移液管状，5|45 牙根根尖弯曲。

上颌尖牙腭向异位（3| 比 |3 更严重）。

■ 最有可能导致上颌侧切牙牙根吸收的原因是什么?

对于造成此种牙根吸收的原因一直有许多争议，很可能是由于异位尖牙萌出时对切牙牙根产生压力造成的。

■ 由于尖牙异位而造成侧切牙牙根吸收的发生率是多少? 哪些牙位最容易被累及? 在女性中是否更常见?

据报道，侧切牙牙根吸收的发生率为 12%~68%，牙根根尖和根中 1/3 最容易发生吸收，女性更常见。

■ 从 X 线片上发现侧切牙牙根吸收的准确度有多大?

由于异位尖牙的重叠，特别是其位于切牙牙根的颊侧或腭侧，真正的损伤程度很难从 X 线片上看清楚。如果尖牙与中线的角度大于 25°，那么切牙吸收的发生率增大了 50%。

即使牙齿没有重叠，如果牙根位于腭侧，那么也是很难从口内片中分辨出牙根吸收的。

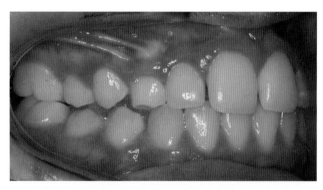

图 7.5(A) 病例 3：右侧咬合关系

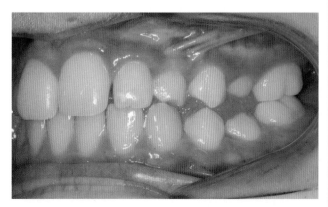

图 7.5(B) 病例 3：左侧咬合关系

关键点

由于异位尖牙造成的切牙牙根吸收：
- 发生率为 12%~68%
- 女性更常见
- 如果尖牙与中线的角度大于 25°，那么切牙吸收的发生率增大 50%

如何获得切牙牙根吸收更为详细的信息？

可以使用 CBCT。

关键点

切牙牙根吸收：
- 用常规 X 线片比较难发现
- 使用 CBCT 非常清晰

对于上颌侧切牙你还将进行哪些检查？

应当进行牙髓活力测试和牙周状况评估（牙周袋深度、探诊出血、附着丧失），还应当询问其是否有磨牙习惯。

该患者的上颌侧切牙均为活髓牙；轻度牙龈炎，探诊轻度出血，无牙周袋及附着丧失；无磨牙习惯。

对于上颌侧切牙的治疗方法是什么？

接受现状并观察：这是不明智的，因为侧切牙牙根吸收已经愈加严重，所以需要果断采取措施。

拔除双侧上颌侧切牙和乳尖牙：双侧上颌尖牙可能会自发萌出，或者是|3 萌出而 3|需要手术暴露。考虑到上牙弓不拥挤，所以使用固定矫治器关闭上颌间隙时会造成反覆盖；为后期树脂桥或种植体修复侧切牙而开辟间隙，是一个不错的选择。

拔除上颌乳尖牙并手术导萌恒尖牙：上颌需要使用固定矫治器来排齐；下颌也需要固定矫治器来精细调整咬合。

排齐上颌尖牙的同时，侧切牙有进一步牙根吸收的风险；如果这种情况发生了，并且侧切牙的预后不佳，那么应当尽可能长久地保存侧切牙从而预防牙槽骨吸收，为今后种植体修复做准备。否则，需要用树脂桥进行修复。

经过与 Adrienne 和其母亲协商，她们决定选择后一种方法。医生也将由于牙根形态而导致的其他牙齿牙根吸收的风险告知了她们。

关键点

对于由于尖牙异位造成的切牙牙根吸收需要果断采取干预措施

你应该如何在正畸治疗过程中监控切牙的吸收？

见第 20 章。

2| 的中短期预后如何？

从文献回顾来看，预后可能较好。在一项瑞典学者的研究中发现，存在严重的牙根吸收，在固定矫治后平均 3.5 年（2~10 年）切牙牙根能够得到良好的预后。这样的预后多见于手术导萌尖牙病例或手术移除尖牙病例。发生吸收的切牙被纳入正畸矫治器系统，不需要进行牙髓治疗来阻断进一步牙根吸收。

关键点

严重牙根吸收的上颌切牙：
- 可能在处理异位尖牙后得以好转
- 可以被纳入正畸矫治器系统
- 不需要牙髓治疗

术中 X 线片显示（图 7.7），在手术导萌尖牙后（图 7.8），2|的牙根吸收没有明显加重。其他切牙有非常微小的进一步吸收。

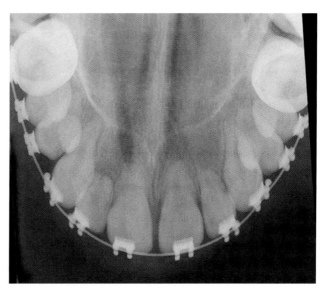

图 7.7 病例 3：术中上颌前部咬合关系

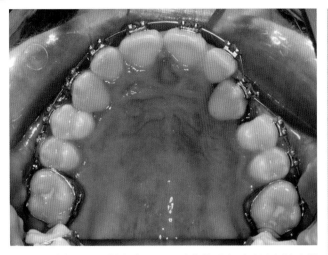

图 7.8 病例 3：上颌咬合面观，手术暴露尖牙后固定矫治器排齐

推荐阅读

Alqerban A, Jacobs R, Lambrechts P, et al. Root resorption of the maxillary lateral incisor caused by impacted canine:a literature review. Clin Oral Investig, 2009, 13:247-255.

Bjerklin J, Bondemark L. Ectopic maxillary canines and root resorption of adjacent incisors. Does computed tomography (CT) influence decision-making by orthodontists? Swed Dent J, 2008, 32:179-185.

Falahat B, Ericson S, Mak D' Amico R, et al. Incisor root resorption due to ectopic maxillary canines:a long-term radiographic follow-up. Angle Orthod, 2008, 78:778-785.

为了便于复习，请参考思维导图 7。

第 8 章

乳磨牙下沉

病例概述

Aileen，女，11 岁。由于她的下颌乳牙下沉，被其牙医推荐到专科医生处（图 8.1）。病因是什么？该如何治疗？

病 史

主 诉

Aileen 对于其后牙的位置问题并没有担忧。

主诉病史

Aileen 和她母亲对于其后牙的问题没有太注意，直到其牙医提醒，她们才知道存在的问题。

Aileen 没有觉得这些牙齿有什么不舒服，也不松动。

系统病史

Amy 全身状况良好。

牙科病史

Aileen 定期到家庭牙医处检查。无牙科治疗史。

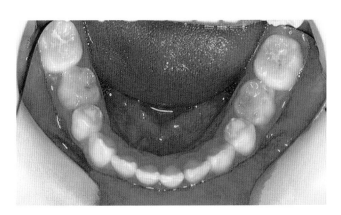

图 8.1 下颌牙列咬合面观

家族史

Aileen 的母亲有数颗牙齿缺失，进行了固定桥修复。

检 查

口外检查

Amy 呈现轻度 II 类骨面型，下颌平面角均角，面部无不对称，唇部肌张力不足，下唇位于上颌切牙的切缘，颞下颌关节无症状。

口内检查

舌、口底、腭咽软组织和口腔黏膜健康。口内像见图 8.1、8.2。

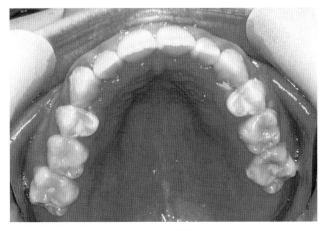

图 8.2(A) 上颌咬合面观

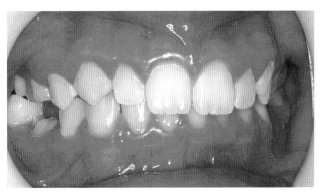

图 8.2(B) 右侧咬合关系

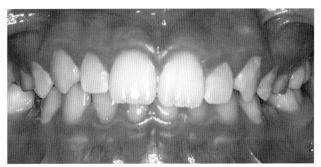

图 8.2(C) 正面咬合关系

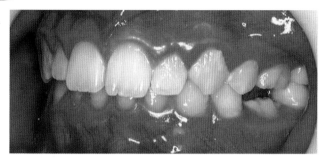

图8.2(D) 左侧咬合关系

■ 你都看到了什么?

多数牙齿有菌斑沉积,牙龈红肿。

牙齿无龋坏;第一恒磨牙𬌗面有窝沟封闭剂。

牙列式 $\dfrac{6\,E\;4\,3\,2\,1\;|\;1\,2\,3\,4\,E\,6}{6\,E\;4\,3\,2\,1\;|\;1\,2\,3\,4\,E\,6}$

下颌牙唇侧段无拥挤;双侧下颌第二乳磨牙下沉;上牙弓无拥挤。

切牙关系为轻度Ⅱ类一分类关系,覆盖为4.5mm;覆𬌗稍加深;下中线偏右。

磨牙关系:右侧不完全Ⅱ类关系,右侧上颌第一磨牙、第二乳磨牙与下颌相应牙齿呈反𬌗;左侧Ⅰ类关系。

■ 乳牙下沉的发生率有多高?

乳牙下沉发生率为8%~14%。

■ 乳牙下沉的原因是什么?

在乳牙脱落过程中,吸收和修复发生在不同时期。虽然在大多数情况下,乳牙以吸收为主,但是有时修复会暂时成为主导,导致粘连。由于牙槽骨继续生长并且邻牙继续萌出,粘连的乳牙就表现为下沉。

> **关键点**
>
> 乳磨牙下沉是由于牙齿粘连、同时牙槽骨继续生长、邻牙继续萌出而造成的

进一步检查

■ 你将采取哪些进一步检查?请给予解释。

临床检查

1. 下颌第二乳磨牙的松动度——如果该牙有松动,那么表明它们即将脱落,而且有继替恒牙。

2. 下颌第二乳磨牙下沉的程度——如果该牙下沉到牙龈以下水平,那么需要拔除(乳牙下沉的分度见第25章)。

3. 下颌第二乳磨牙粘连——如果该牙粘连,那么其叩诊声音与其他萌出的牙齿不同。

4. 对颌牙齿过度萌出——这会导致功能性咬合干扰,并且对后期修复带来困难。

> **关键点**
>
> 针对下颌第二乳磨牙下沉,需要进行如下评估:
> · 松动度
> · 下沉的程度
> · 是否粘连
> · 对颌牙是否过度萌出
> · 下颌第二前磨牙是否存在

影像学检查

1. 拍摄全口曲面断层片,以明确未萌出的牙齿是否存在、是否位于正常发育的位置、是否具有正常的形态和大小。

2. 如果计划使用固定矫治器并且患者急切需求治疗,那么还需要拍摄头颅侧位片,以便更加准确地确定前后向、垂直向的骨骼型,并且评估切牙角度。

两侧下颌第二乳磨牙均无活动度,下沉至牙龈水平以下,并且均与牙槽骨粘连。

■ 全口曲面断层片见图8.3,你能够观察到什么?

· 牙齿发育与患者年龄一致。
· 上颌第二乳磨牙牙根广泛吸收;下颌第二乳磨

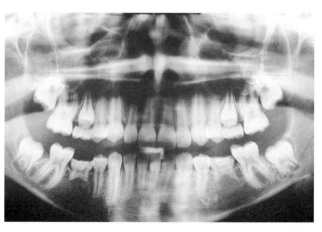

图8.3 全口曲面断层片

牙牙根较短。

- 下颌第二前磨牙和第三磨牙缺失。
- 下颌第二乳磨牙牙根无牙周膜间隙。

■ 哪些牙齿经常出现先天缺失？

恒牙列牙齿先天缺失的发生率为 3.5%~6.5%。各类牙齿中的远中牙齿最易受到累及，即侧切牙、第二前磨牙、第三磨牙。在白种人中，第三磨牙缺失最常见（25%~35%），其次是下颌第二前磨牙（3%），最后是上颌侧切牙（2%）。女性较男性常见，牙列中的其余牙齿形态较正常减小。

关键点

牙齿缺失：
- 发生率：3.5%~6.5%
- 常见于：第三磨牙、下颌第二前磨牙、上颌侧切牙
- 女性较男性常见

通过对全口曲断片的认真分析，与 Aileen 和其母亲就治疗计划进行了初步沟通，建议其拍摄头颅侧位片。分析数据如下：

SNA=82°；SNB=76.5°；ANB=5.5°；上颌中切牙到上颌平面角=112°；下颌中切牙到下颌平面角=92°；下颌平面角=26°；面部比例=55%。

■ 这些数据能够告诉你什么（见 207 页）？

以上数据进一步明确了患者为Ⅱ类骨面型、下颌平面角均角，切牙角度也在正常范围内。

诊　断

■ 你的诊断是什么？

Ⅱ类一分类错𬌗，轻度Ⅱ类骨面型，下颌平面角均角。广泛牙龈炎，下牙弓无拥挤，双侧下颌第二乳磨牙下沉。上牙弓无拥挤。右侧第一磨牙关系为不完全Ⅱ类关系，右侧上颌第一磨牙、第二乳磨牙与下颌相应牙齿呈反𬌗；左侧第一磨牙关系为Ⅰ类关系。双侧下颌第二前磨牙、第三磨牙缺失。

■ IOTN DHC 分级是多少（见 206 页）？

4h——由于下颌第二前磨牙缺失。

治　疗

■ 对于下牙弓可以采取哪些治疗措施？请给予解释。

考虑到无牙列拥挤：

1. 接受双侧下颌第二乳磨牙目前的状况和位置，意识到由于其牙根很短所以长期预后不佳，使用咬合面高嵌体修复将其纳入咬合。这一措施可以有效延长下沉磨牙的寿命，在其最终缺失后，采用树脂黏结或常规固定桥或种植体进行修复。Aileen 和其母亲应当知道这一治疗方法在今后可能出现的问题，包括可能需要更换修复体。

2. 考虑到长期预后不佳及下颌第二前磨牙缺失，建议拔除下沉乳牙，然后使用下颌固定矫治器关闭拔牙间隙。这种方法避免了修复治疗，但是需要在术后几年里佩戴保持器以防止间隙重新出现。或者，在下颌第一磨牙和第一前磨牙颊侧粘接固定保持器。

■ 以上治疗方法对于上牙弓有什么影响？

如果计划保存下颌第二乳磨牙，由于牙齿排列整齐且患者同意，轻度的覆盖增加是可以接受的。

如果计划拔除下颌第二乳磨牙病使用下颌固定矫治器，那么应当考虑拔除上颌相应的前磨牙以达到磨牙、切牙Ⅰ类关系。由于牙弓无拥挤且覆盖较小，所以考虑拔除双侧上颌第二前磨牙。

经过协商，Aileen 和其母亲决定接受第二种治疗方案，待其口腔卫生改善后佩戴固定矫治器（图 8.4）。首先拔除双侧上颌第二乳磨牙，之后拔除上颌第二前磨牙和下颌第二乳磨牙，采用固定矫治器矫治，最终咬合见图 8.5。

■ 如果双侧下颌第二前磨牙存在，那么你的治疗计划是什么？

如果继替恒牙存在，那么下颌第二乳磨牙的粘连就是暂时的，在正常的时间范围内就会发生脱落。

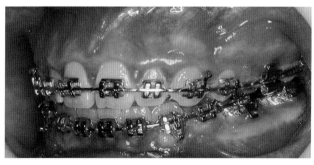

图 8.4　佩戴固定矫治器

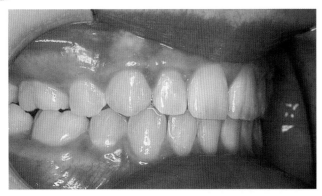

图 8.5(A) 术后右侧咬合像

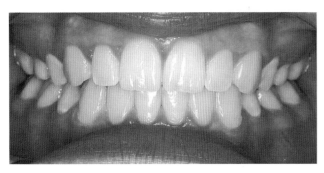

图 8.5(B) 术后正面咬合像

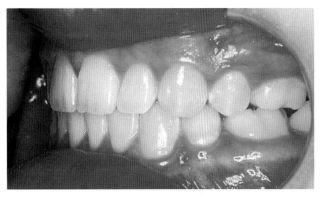

图 8.5(C) 术后左侧咬合像

如果下颌第二乳磨牙牙冠下沉低于牙龈水平和（或）继替前磨牙牙根发育基本完成，那么就应积极拔除下沉乳牙。

关键点

治疗下颌第二乳磨牙下沉的方法：

· 下颌第二前磨牙存在，没有下沉低于牙龈水平：观察，待其自然脱落

· 下颌第二前磨牙存在，下沉低于牙龈水平：拔除下沉乳牙

· 下颌第二前磨牙缺失：保持现状，高嵌体修复

　　拔除乳牙，关闭间隙

　　拔除乳牙，修复缺牙

推荐阅读

Bjerklin K, Al–Najjar M, Karestedt H, et al. Agenesis of mandibular second premolars with retained primary molars:a longitudinal radiographic study of 99 subjects from 12 years of age to adulthood. Eur J Orthod, 2008, 30:254–261.

Hudson AP, Harris AM, Morkel JA, et al. Infraocclusion of primary molars:a review of the litera ture. SADJ, 2007, 62:114, 116, 118–122.

Kurol J, Koch G. The effect of extraction of infraoccluded deciduous molars:a longitudinal study. Am J Orthod, 1985, 87:46–55.

为了便于复习，请参考思维导图 8。

第 9 章

覆盖增加

病例概述

Emma，女，11岁，由于上前牙突出而在学校受到嘲笑（图9.1）。病因是什么？该如何治疗？

病 史

主 诉

Emma的上前牙突出，她的母亲对其外貌非常担忧，急切寻求治疗。

主诉病史

Emma的上前牙（包括乳切牙）都一直比较突出，在学校受到嘲笑，因此非常烦恼。她最近在校园里跌倒，两颗上前牙撞到了地上，值得庆幸的是，仅仅造成上中切牙切缘釉质轻微缺损。

系统病史

Emma从4岁开始患有哮喘，一直在使用舒喘灵治疗。

牙科病史

Aileen定期到家庭牙医处检查，无牙科治疗史。

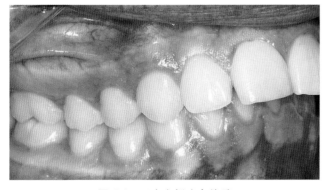

图9.1 口内右侧咬合关系

检 查

口外检查

Emma的正面和侧面照片见图9.2。

■ 你如何评估Emma的骨骼型？

骨骼型是指上下颌在前后向、垂直向和矢状向三维平面上的相互关系。评估时要求患者坐直，Frankfort平面（即眼耳平面）与地面平行，唇部放松，最大牙尖交错位咬合。具体评估如下：

1. 前后向

通过观察软组织侧貌，可以对大多数患者进行如下分类：

Ⅰ类：下颌位于上颌后方2~3mm。

Ⅱ类：下颌位于上颌后方超过2~3mm。

Ⅲ类：下颌位于上颌后方小于2~3mm。

由于嘴唇厚度有差异，所以这种方法并非一直可靠，在上下颌中线切牙根尖处进行牙槽基骨触诊更为精确。

Emma为Ⅱ类骨面型。

2. 垂直向

下面高：从眉弓到鼻底的距离（上面高）应当与从鼻底到颏下缘的距离（下面高）相等。如果后者的测量值减小，那么表明下面高减小；反之亦然。

眼耳平面–下颌平面角（FMPA）：将手指比对下颌下缘放置，将尺子比对眼耳平面放置，假设将两条直线向后延伸交于一点，构成下颌平面角。如果两者交点位于枕部，那么说明下颌平面角为均角；如果两者交点位于枕部之后，那么下颌平面角减小；如果交点位于枕部之前，那么下颌平面角增大。Emma的下面高和下颌平面角均轻度减小。

3. 水平向

患者坐正，站在其前方或后方，俯视面部，检查鼻子、上下唇和颏部的中线是否一致。应当注意的是，轻微的面部不对称是很常见的。不对称发生的部位（上、中、下面1/3）和程度都应该记录下来。Emma的颏点轻度偏向右。由于这一不对称非常轻微，而且Emma和其母亲都没有注意过，所以不需要担心。

无下颌闭口时偏移或TMJ症状。在息止颌位时，下唇位于上切牙之下（图9.2B）。

口内检查

■ 口内像见图9.1和9.3. 你都观察到了什么？

多颗牙齿有菌斑沉积，轻度牙龈红肿。
所有牙齿均健康。

牙列式
$$\begin{array}{c|c} 6\,5\,4\,3\,2\,1 & 1\,2\,3\,4\,5\,6 \\ \hline 6\,5\,4\,3\,2\,1 & 1\,2\,3\,4\,5\,6 \end{array}$$

上下牙弓无拥挤。

切牙关系为Ⅱ类一分类，覆盖较大（7mm），覆
𬌗增加。双侧后牙轻度Ⅱ类关系。B4D4锁𬌗。

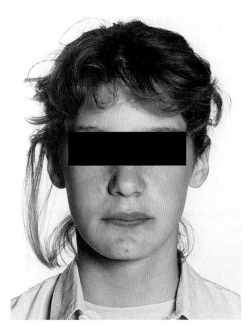

图9.2A　正面观

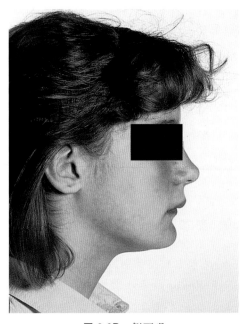

图9.2B　侧面观

■ 前牙覆盖增加的原因有哪些？

前牙覆盖增加的原因见表9.1。

进一步检查

■ 需要拍摄哪些X线片？

需要拍摄全口曲面断层片来检查未萌牙是否存
在、位置、发育阶段和牙冠牙根是否存在畸形。也
应当注意是否有未被治疗的龋坏，必要时拍摄𬌗翼
片。由于上切牙有创伤史，需拍摄根尖片或上颌前
部咬合片来观察是否存在根尖病变。

由于患者存在前后向和垂直向的骨性不调，所
以需要拍摄头颅侧位片。

头影测量分析数据如下：

SNA=82°；SNB=76°；SN与上颌平面角=9°；上
颌中切牙到上颌平面角=114°；下颌中切牙到下颌平

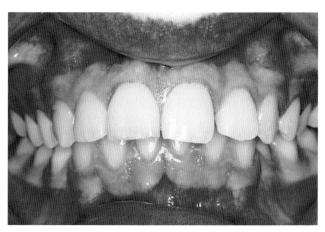

图9.3A　正面咬合关系

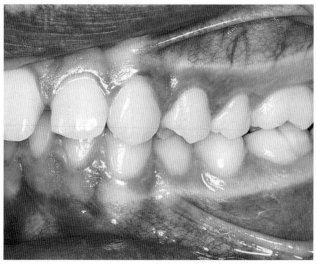

图9.3B　左侧咬合关系

表 9.1 导致前牙覆盖增大的因素

因素	注释
骨骼型	Ⅰ、Ⅱ、Ⅲ类均有可能；如果是Ⅱ类关系，那么下颌发育不足应是主要原因，但是可能是上颌水平向过度生长或两种因素均存在
软组织	下唇位于上切牙之下可以造成上切牙唇倾、下切牙舌倾，如果骨骼型为Ⅱ类，那么下面高将减小、唇肌无力 下唇过度紧张将使下切牙舌倾 婴儿式吞咽将使上下切牙唇倾
吮指习惯	如果 24h 中吮指超过 6h，将使上切牙唇倾，下切牙舌倾，导致前牙开𬌗并且有后牙反𬌗倾向；覆盖增加通常是不对称的，取决于吮指的位置
拥挤	上切牙唇向移位和（或）下切牙舌向移位
任何上述因素的综合	

面角（下中切牙角）=92°；下颌平面角=22°；面部比例=52%。

■ 这些数据表明了什么（见 207 页）？

ANB 角为 6°表明Ⅱ类骨面型。

下颌平面角减小。

面部比例减小。

与白种人的平均数值相比，患者上切牙唇倾（仍然在正常值范围内），下切牙轻度舌倾。虽然下中切牙角在正常值范围内，但是下中切牙角与下颌平面角应当成反向的关系，两者之和应为 120°，即下中切牙角等于 120°–下颌平面角。因此，这里的下中切牙角应等于 120°–22°=98°，那么 92°显然是舌倾的。

■ 你还需要考虑其他检查吗？

最好还要进行上中切牙的电活力测试。实际测试结果显示牙髓活力阳性。

诊　断

■ 该患者诊断是什么？

Emma 为Ⅱ类 1 分类错𬌗，伴有轻度骨性Ⅱ类、下颌角偏低，有广泛性牙龈炎。上中切牙近期外伤。上下牙弓无拥挤。双侧磨牙呈尖对尖Ⅱ类关系。左

侧第一前磨牙正跨𬌗。

■ IOTN DHC 分级是多少（见 206 页）？

4a——由于前牙覆盖大于 6mm 而小于 9mm。

■ 哪些因素使上中切牙容易受到创伤？

前牙覆盖增加：当覆盖增加 9mm 时，受伤风险增高 2 倍。

唇肌无力：这使切牙非常容易受到外伤。

性别：男孩比女孩更容易受到切牙外伤。

■ 治疗的目标有哪些？

减少覆𬌗覆盖，建立Ⅰ类切牙关系。

纠正磨牙Ⅱ类关系。

纠正左侧第一前磨牙跨𬌗。

■ 你建议进行何种治疗？请解释。

Emma 的错𬌗畸形可以通过佩戴功能矫治器得到纠正。有利因素是患者处于生长发育高峰期前，且由于下颌后缩导致轻度骨性Ⅱ类，上下牙弓无拥挤，下切牙舌倾，磨牙尖对尖Ⅱ类关系。

当下前牙唇倾时，往往不能使用功能矫治器，因为功能矫治器会产生Ⅱ类颌间牵引似的作用，使下前牙更加唇倾。在戴用功能矫治器之后，需要继续使用固定矫治器进行咬合的精细调整。建议在保持阶段夜间继续戴用功能矫治器，直到生长发育结束。

关键点

功能矫治器：

· 目的是对生长发育进行改良

· 仅仅对于生长发育期的儿童有效，特别是生长发育高峰前

■ 为了制作功能矫治器，应当如何记录咬合关系？

取上下颌模型，用蜡条记录下颌前伸至切对切的位置关系，咬合打开 4~6mm，上下颌牙弓中线一致。记录新的咬合关系时，可以先将数片蜡片放到水浴中软化，捏成马蹄形后放置在上牙弓，引导下颌前伸至切对切。之后，冷却蜡片，在送到实验室上架之前再次放入口内进行检查。

■ 针对戴用功能矫治器，需要给 Emma 什么医嘱？

假定使用的是当前最为普遍应用的 Twin-Block

矫治器，医嘱应当如下：

应当全天佩戴该矫治器，包括吃饭的时候，仅仅在饭后清洗或激烈运动时可以卸下来，取下时应当保存在塑料盒子里。

最初戴用的几天是非常不舒适的，发音和吃饭都会有影响，只要能够坚持，就会逐渐适应的。

戴用该矫治器时，吃饭应当避免硬的和黏的食物，避免含泡沫的饮料，以免矫治器受损，同时进食后应当彻底清洁。

在最初戴用的几天里，会出现轻度的下颌不适和肌肉触痛，症状将逐渐减轻。必要时，可以服用止疼片来止疼。

如果出现溃疡面积增大或矫治器断裂，应当尽快复诊，进行调整。

■ Twin-Block 如何发挥作用?

Twin-Block 矫治器包含上下颌两个部分，在咬合时上下颌塑料殆板以 70°斜面相接处，促使下颌向前（图 9.4）。该矫治器通过口颌肌、牙齿萌出和颌面发育产生矫治力。通常情况下，当导下颌向前达到 I 类关系时，上下颌牙弓宽度不协调，因此在上颌矫治器部分中可以放置扩弓螺旋，每周调节 1 次，直到牙弓宽度协调为止。在这个病例中，不需要进行扩弓。矫治器作用体现在以下几个方面：

骨　性

下颌向前生长。

下面高增加。

牙　性

上切牙内收或下切牙唇展。

促进下后牙向近中、向上萌出。

上颌磨牙远移。

上颌牙弓扩大。

关键点

功能矫治器矫治 II 类错殆：

- 注意下颌将发生后下旋转
- 利用颌间牵引作用
- 利用、去除或改良口颌肌、牙齿萌出和颌面发育产生的矫治力

■ 使用 Twin-Block 矫治器后，牙弓后段容易出现何种咬合异常?

由于存在殆板，双侧后牙区会出现开殆。

■ 怎样解决这一问题?

有三种方法来纠正后牙开殆：

叮嘱患者仅部分时间戴用矫治器；

调磨后牙殆板，逐渐降低高度，直到后牙咬合建立；

停止佩戴 Twin-Block 矫治器，佩戴上颌 Hawley 保持器（第一磨牙处 0.7mm 弓丝弯制 Adams 卡环，尖牙到尖牙处 0.7mm 弓丝弯制唇弓），前牙区斜面导

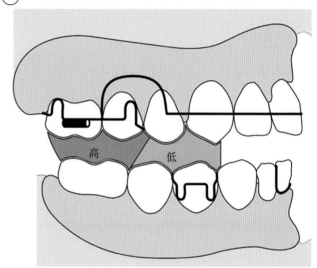

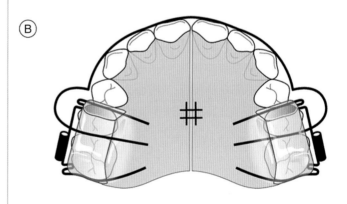

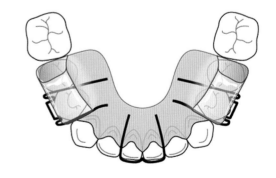

图 9.4　Twin-Block 矫治器的设计(经许可引自 Heasman, 2008)

板，继续保持下颌前伸位。在后牙咬合建立前，要全天佩戴；之后需夜间佩戴，指导生长发育停止或开始二期矫治。

■ 如果戴用半年仍然没有效果，该怎么办？

如果覆盖矫正效果差，可能是由于患者对于矫治器的反应不佳、矫治器设计有问题或依从性较差。这时候应当暂停治疗，重新进行评估。应当记录患者当前的身高，与术前身高进行比较。这样就能够判断在矫治期间患者的生长发育情况。假定 Emma 仍然希望进行正畸治疗，那么就要重新采集资料，包括重新拍摄并分析头颅侧位片。

■ 还有其他的治疗方案吗？

如果是由于矫治器设计导致治疗效果不佳，那么需要重新制作矫治器。如果是由于患者依从性差导致疗效不佳，那么就应当和患者好好沟通，明确是什么原因。如果是患者本身缺少治疗的动机和兴趣，那么最好是避免再戴用矫治器，直到他自己改变主意。

正畸掩饰性治疗——拔除上颌第一前磨牙，内收上前牙，接受Ⅱ类骨面型。最重要的是，这种治疗不应破坏面型美观。虽然允许上切牙发生一定程度的倾斜移动，但是必须保证获得最佳的上下切牙角度。根据经验法则，切牙每内收 1mm，切牙将增大 2.5°。如果术前的覆盖为 8mm，矫治所希望达到的覆盖为 3mm，即减少 5mm，那么上下切牙角就会增大 12.5°。目前认为上切牙与上颌平面角为 95° 是上切牙内收倾斜移动的极限。

■ 哪些因素决定覆盖矫治的稳定性？

为了获得最佳的稳定性，上下切牙角应当在正常范围之内（135°±10°），切牙与软组织平衡，即不出现吐舌情况且下唇至少覆盖上切牙唇面 1/3。另外，在生长发育完成前都需要佩戴保持器。

关键点

功能矫治器矫治后
· 确保上切牙与软组织平衡，并被下唇覆盖至少 1/3
· 保持至生长发育结束

使用功能矫治器矫治后的侧貌和咬合像见图 9.5。

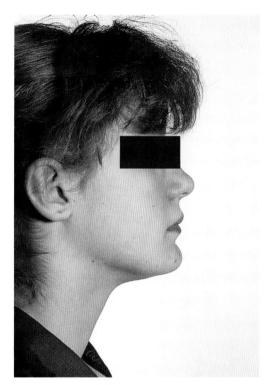

图 9.5A 功能矫治器矫治后的侧面观

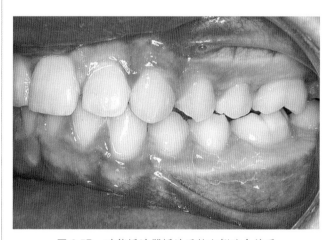

图 9.5B 功能矫治器矫治后的左侧咬合关系

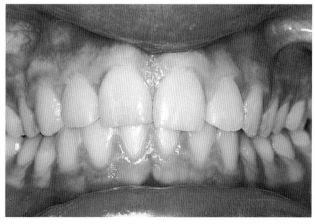

图 9.5C 功能矫治器矫治后的正面咬合关系

推荐阅读

DiBiase AT, Sandler PJ. Malocclusion, orthodontics and bullying. Dent Update, 2001, 28: 464-466.

Harrison JE, O'Brien KD, Worthington HV. Orthodontic treatment for prominent upper front teeth in children. Cochrane Database Syst Rev Issue 3: CD003452, 2007.

Heasman P. Master Dentistry. Restorative Dentistry, Paediatric Dentistry and Orthodontics.2nd ed. Churchill Livingstone: Edinburgh, 2008, 2.

King GJ, Keeling SD, Hovevar RA, et al. The timing of treatment for Class II malocclusions in children: a literature review. Angle Orthod, 1990, 60: 87-97.

O'Brien K, Wright J, Conboy F, et al. Effectiveness of treatment for Class II malocclusion with the Herbst or twin-block appliances: a randomized, controlled trial. Am J Orthod Dentofacial Orthop, 2003, 124: 128-137.

O'Brien K, Wright J, Conboy F, et al. Early treatment for Class II Divison 1 malocclusion with the Twin-Block appliance: a multi-centre, randomized, controlled trial. Am J Orthod Dentofacial Orthop, 2009, 135: 573-579.

Tulloch JFC, Phillips C, Proffit WR. Benefit of early Class II treatment. Progress report of a two-phase randomized clinical trial. Am J Orthodo Dentofacial Orthop, 1998, 113:62-72.

为了便于复习，请参考思维导图9。

第 **10** 章

前牙反𬌗

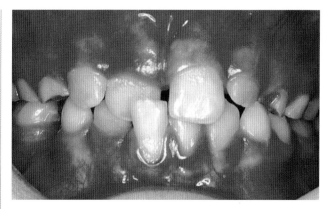

图 10.1　前部咬合关系

病例概述

　　Matthew，男，8 岁，上前牙反𬌗（图 10.1）。病因是什么？该如何治疗？

病　史

主　诉

　　Matthew 的妈妈发现 Matthew 的上前牙不直立，想立即进行治疗。

主诉病史

　　1̲ 于下前牙内侧萌出，A̲ 和 1̲ 无脱落或外伤病史。A̲ 1 年前脱落，比 A̲ 稍晚。

系统病史

　　Matthew 全身状况良好。

牙科病史

　　D̲ 于 8 个月前局麻下拔除。

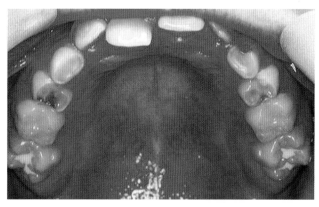

图 10.2(A)　上牙列咬合面观

检　查

口外检查

　　Matthew 呈现 I 类骨面型，下颌平面角均角，面部无不对称，唇部肌张力正常，颞下颌关节无症状。

口内检查

■ 口内检查你都看到了什么（图 10.1 和 10.2）？

　　口腔卫生良好，切牙相应龈边缘明显发红。C̲|C̲ 磨耗明显，|C̲ 远中、D̲|D̲ 近中发生龋坏。除了右下象限内 D̲| 缺失，6、E、D、C、2、1 牙存在于每个象限内。

　　1̲ 唇侧倾斜，牙龈退缩明显；下牙弓无拥挤。

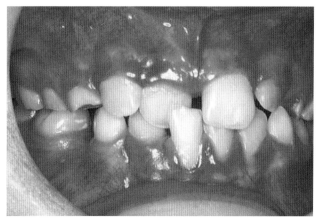

图 10.2(B)　右侧咬合关系

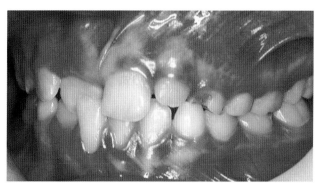

图 10.2(C)　左侧咬合关系

$\underline{2|2}$ 近中唇侧扭转；$\underline{1|}$ 轻微腭侧倾斜伴正中裂隙。同时，上牙弓无拥挤。前牙 I 类关系，$\underline{1|}$ 反𬌗；$\underline{|2}$ 不完全萌出，远中切角与 $\underline{|C}$ 形成反𬌗。

■ 还要检查哪些重要特征，原因是什么？

1. $\underline{1|}$ 牙周状况：因为异常咬合接触造成 $\underline{1|}$ 唇向移位（见后）和牙龈退缩，所以检测其松动度及牙周袋深度，评估其预后效果。$\underline{1|}$ 松动 2 度，但是牙周袋深度小于 2mm，如果纠正咬合关系，牙周预后将非常好。

2. $\dfrac{1|}{1|}$ 是否可以达到对刃？如果可以，通过轻微唇侧移动 $\underline{1|}$ 即可纠正反𬌗。患者能轻松达到对刃位。

3. 咬合时是否存在下颌骨偏移？$\dfrac{1|}{1|}$ 或 $\dfrac{|2}{|C}$ 从最初的牙齿接触到牙尖交错𬌗时，若存在前方或侧方移位，那么需要纠正下颌偏移来维护口腔健康。在易感个体，对于这种做法的理由是：在闭合状态下，因牙齿过早接触，下颌位移可能最终导致颞下颌关节功能紊乱综合征。检查发现 $\dfrac{1|}{1|}$ 从最初的牙齿接触到牙尖交错𬌗时，存在 3mm 的前方移位。$\dfrac{|2}{|C}$ 反𬌗并未造成下颌侧方移位。

4. $\underline{1|}$ 覆𬌗量：因为处理后的覆𬌗量是纠正前牙反𬌗后保持稳定性的主要因素，并且当切牙向前移动时，切缘向上向前移动，覆𬌗量减小，因此治疗前的深覆𬌗是有利的特征。在本病例中，$\underline{1|}$ 覆𬌗量是 3.5mm，可通过纠正咬合达到理想的覆𬌗。

5. $\underline{1|}$ 的倾斜度：竖直的或向内倾斜的上颌切牙要比向外倾斜（唇侧倾斜）的好。后者过度向外唇倾是不合理的，或者可造成不利的咬合负荷。

6. $\underline{1|}$ 向前移动所需的空间：上颌前牙区域已经存在间隙，不需要其他扩展。

关键点
如果出现切牙反𬌗，检查： · 下颌切牙的牙周状况 · 能否达到对刃位 · 是否存在下颌偏移 · 前牙倾斜 · 纠正反𬌗所需间隙

进一步检查

■ 你将进行哪些进一步的检查？请给予解释。

6 个月前患者先前的牙科医生（见后）为其拍过全口曲面断层片，可以用于检查，没有必要重复拍摄。通过这张片子，很容易看出哪些恒牙存在或者缺失，上颌中线处是否存在多生牙。如果怀疑有多生牙，上颌前牙视图技术可以显示多生牙与上颌前牙牙根之间的关系。本病例中上颌中线处无多生牙。作为临床检查的一部分，下颌中切牙不需要拍摄根尖片，因为对于牙齿的预后无重要意义。

拍摄𬌗翼片可以准确地诊断出受累乳磨牙的龋齿范围。

■ 6 个月前拍摄的全口曲面断层片见图 10.3。你能观察到什么？

除了 $\overline{6|6}$ 的近中面牙槽骨有明显的角形缺损（然而 $\overline{6|6}$ 并不松动，近远中牙周袋深度均小于 2mm），其余牙槽骨水平正常；$\overline{d|}$ 缺失；$\dfrac{D|C\ D}{E|D\ E}$ 龋齿。

所有恒牙可见（除了第三磨牙），大小、位置均正常。

诊 断

■ 诊断是什么？

Matthew 属于 I 类错𬌗，I 类骨面型，下颌平面角均角。

切牙处轻微的边缘性龈炎。

$\underline{1|}$ 唇侧牙龈退缩。

$\dfrac{D|C\ D}{E|D\ E}$ 龋齿。

$\underline{1|}$ 反𬌗造成下颌错位。

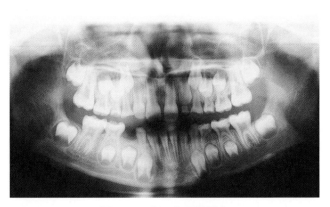

图 10.3 全口曲面断层片

■ IOTN DHC 分级是多少（见 206 页）？

4c——由于后退接触位（PCR）和牙尖交错位（ICP）时下颌错位大于 2mm。

■ ⌐1 唇侧牙龈退缩的预后如何？

根据对唇侧牙龈退缩程度的准确评价，软组织是健康的，目前牙龈炎很明显。虽然表现出附着龈唇向退缩，但是，并未发展到黏膜反折处，这与系带牵拉无关。现阶段，改善口腔卫生、纠正反𬌗后，牙龈退缩应该就不会加重，同时附着龈宽度也不会再减少。

■ ⌐1 反𬌗的原因有哪些？

很可能是因为 ⌐1 牙胚轻度腭侧移位。

治 疗

■ 你将提供何种治疗方法？请解释。

1. 口腔卫生宣教——需要改善牙龈健康状况，去除牙龈退缩处的菌斑损害。

2. 龋齿处——回顾超过连续 3d 的饮食记录（其中一天必须是周末），并根据调查结果（第 22 章）给出适当的饮食建议。虽然部分乳磨牙发生龋坏，但是并无任何相关症状。乳磨牙龋齿修复方法参见第 22 和 26 章。

3. 上颌活动矫治器前移 ⌐1 。因为下颌移位造成 ⌐1 牙周创伤，所以，尽快纠正 ⌐1 反𬌗显得非常必要。

4. 监控下颌中线。如果中线位置偏移，考虑拔除 d⌐ 。

■ 描述你用于排齐 ⌐1 的矫治器的设计方法。

矫治器设计如下：

加力部分："Z" 形曲（0.5mm 不锈钢丝）推 ⌐1 唇向移动。

固位部分：6D⌐D6 上制作 Adams 卡环（6⌐6 使用 0.7mm 的不锈钢丝，D⌐D 使用 0.6mm 的不锈钢丝）。

支抗：基托。

基托：塑料基托覆盖整个牙齿腭侧及后牙𬌗面（约 2mm 厚度）。

矫治器见图 10.4。

■ 什么决定 ⌐1 反𬌗纠正后的稳定性？

完成唇向移动后保持 2~3mm 的覆𬌗关系，这样稳定性好。随后的下颌骨生长应该比较顺利。

⌐1 反𬌗纠正后的情况见图 10.5。

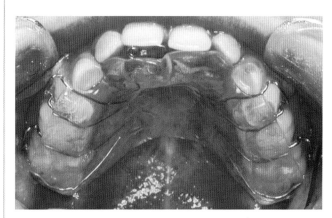

图 10.4 上颌活动矫治器唇倾 ⌐1

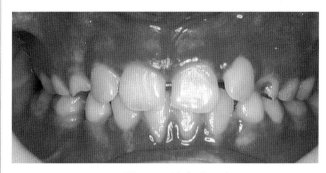

图 10.5 治疗后

关键点

如果出现下颌偏移和（或）牙周创伤，建议早期治疗前牙反𬌗。

推荐阅读

Gravely JF. A study of the mandibular closure path in Angle Class Ⅲ relationship. Br J Orthod, 1984, 11：89–91.

McComb JL. Orthodontic treatment and isolated gingival recession：a review. Br J Orthod, 1994, 21：151–159.

为了便于复习，请参考思维导图 10。

第 **11** 章

反覆盖

病例概述

Alistair，8 岁 6 个月，上切牙反覆盖（图 11.1）。发生反覆盖的原因是什么呢？你建议如何治疗？

病　史

主　诉

Alistair 对于牙齿的覆𬌗情况和他的面部形态并没有不满意。但是他的父亲觉得他的下巴有点突出，认为他的面型太突出。在学校 Alistair 有时会因下巴被同学取笑。

主诉病史

Alistair 的恒上前牙在下牙的后面萌出。据母亲回忆 Alistair 的乳牙也有相似的情况。但 Alistair 并没有因为下巴被嘲笑而苦恼。如果可能的话，Alistair 的父母迫切希望在这个阶段纠正他的覆𬌗，解决下巴突出的问题，使他不在学校里被嘲笑。

系统病史

Alistair 既往体健。

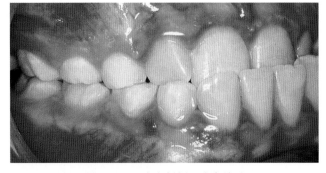

图 11.1 口内右侧颊面咬合关系

家族史

Alistair 的父亲说他的牙和 Alistair 相似，他也有轻微的下颌前突，但并没有在意。他的父亲在年轻时曾在拔除两颗下牙后做过固定正畸矫正治疗以矫正他前牙的覆𬌗关系。但在停止佩戴保持器后，覆𬌗关系又有所复发。

检　查

口外情况

Alistair 轻微的Ⅲ型骨性错𬌗畸形（图 11.2），面部不对称。

■ **还需要检查哪些其他特征?**

· 闭口状态下的下颌位置
· 颞下颌关节的症状

Alistair 仅可以达到上下颌对刃关系。从后退接触位到牙尖交错位，下前牙相对上前牙前移了 3mm。

从后退接触位到牙尖交错位，下前牙相对上前牙前移了 3mm。未发现颞下颌关节的症状，Alistair 也没有自述有颞下颌关节的症状，无咀嚼肌紧张的征兆。

口内情况

■ **从口内可以观察到的情况**（图 11.1，图 11.3）

除了切牙的边缘龈有轻微红肿，其他口内软组织是健康的。口腔卫生尚可。全牙列无龋。每个象限可见 6 E D C 2 1 这 6 颗牙。

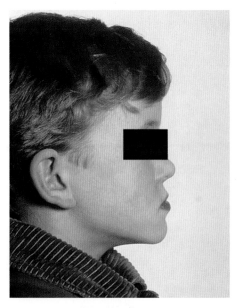

图 11.2 侧面观

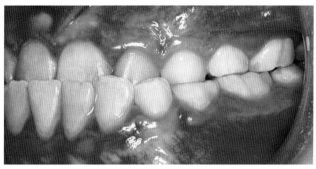

图 11.3 口内左侧颊面咬合关系

上下切牙轻微拥挤反𬌗。反𬌗有所增加逐渐完全，上下中线稍偏，双侧Ⅲ类𬌗关系。

■ **反覆盖可能的原因都有哪些？**

请看表 11.1。

■ **需要做的影像学检查有哪些？并说明原因。**

X 线全景断层片：观察恒牙萌出和位置状态。

头颅侧位片：更精确地估计Ⅲ类骨性关系的程度和切牙角度，这有利于治疗计划的制订。同样需要留出治疗前图像用于比较治疗前后生长变化及治疗进展。

全景 X 线片：显示所有的恒牙都将萌出。

■ **对于以下头影测量结果的理解？**

SNA=80°，SNB=82°，上颌中切牙到上颌平面为 106°，下颌中切牙到下颌平面为 97°，上下颌平面角为 25°，面部为 53%。

由于轻微的上颌后缩和下颌前突呈Ⅲ类骨面型（SNA−SNB=ANB=−2°）。上切牙轻微舌倾，但在正常

范围值内。计算 MMPA，下颌中切牙的角度应该是 120°−25° =95°，但是多唇倾 2°呈 97°。MMPA 和面部比例稍低于正常值，但在正常值范围内。

诊 断

■ **正畸诊断是什么？**

Alistair 是骨Ⅲ类错𬌗畸形伴轻微面部比例失调。闭口时下颌前部1|1异位。上下切牙都有边缘性龈炎。上下牙弓存在轻微的切牙拥挤，上切牙反𬌗。上下中线稍偏斜。双侧颊部为Ⅲ型咬合关系。

■ **IOTN DHC 分级是多少（见 206 页）？**

4c——由于下颌后退接触位和牙尖交错位相差大于 2mm。

■ **选择正畸治疗的口腔健康原因？**

下颌位置可能增加易感人群颞下颌关节功能障碍的可能性。另外，咬合接触不良可能降低切牙的稳定性，导致牙龈退缩。

■ **确定正畸治疗计划应评估的因素有哪些？**

详见表 11.2。

表 11.2 制订治疗计划过程中的因素

因素	
骨的前后向和垂直向关系	最重要因素
	面部和牙弓形态，患者对这些因素的认识也会影响治疗的难易程度
未来面部生长可能的方向和范围	评估患者的家族史、年龄、性别和垂直面部比例
	反覆盖随着下颌向前的生长和水平生长可能会加重，通常可观察到上面高减小或趋于平均水平
	可能会观察到垂直面高的增加
切牙的角度	如果发生牙槽骨的代偿，则进一步的正畸代偿不太可能稳定，美学效果也不显著
覆𬌗的程度	覆𬌗越大，反覆盖矫正后的效果可能越好
达到切牙切对切接触的能力	如果不能达到切缘相对，则简单方法不太可能矫正切牙关系
上下牙弓拥挤的程度	直到反覆盖纠正再拔除上牙，因为这样可以为轻中度拥挤提供空间
	如果只拔除上牙，上唇向腭侧的作用力可能加重反覆盖的程度
	如果考虑拔除中上牙弓中的牙，则通常建议拔除下颌前磨牙来纠正切牙关系

表 11.1 反覆盖的原因

原因	病因学
骨性	Ⅲ类𬌗关系的原因：下颌较长，关节窝位置靠前使下颌前移，上颌过短和（或）上颌后缩，前颅底较短
闭口时前下颌错位	不完全的颌接触可能使下颌向前至最大牙尖交错𬌗
乳切牙滞留	这可能导致继承恒牙位置偏移从而形成反𬌗
下颌骨过度发育	下颌的发育将加重Ⅲ类𬌗关系
	过度的下颌发育可能是由于垂体腺瘤产生过度的激素
上颌生长受限	见于唇腭裂修补术后，可能是由于手术产生外斜的伤痕所致

治 疗

■ 采取的治疗方法和原因？

由于患者为骨性Ⅲ类畸形，且切牙仅能达到切缘相对的关系，下颌有向下向前的生长趋势，且有家族史，较明智的选择是接受现在的咬合，考虑下颌进一步的生长来重新进行评估。Alistair 还未进入青春生长迸发期，这一时期可能会由于下颌的生长而导致Ⅲ类错𬌗畸形和下颌前突。基本上男孩的下颌生长可能持续到 19 岁或者可能更长。

> **关键点**
>
> 混合牙列期的Ⅲ类错𬌗畸形可能会随下颌的生长而加重，特别是男孩。

由于患儿的父母迫切要求治疗，希望通过治疗使 Alistair 在学校不被嘲笑，因此可以考虑通过 Frankel Ⅲ型功能矫治器（图 11.4）来进行生长矫形，以此达到切牙关系，选择这一方法的原因有：

轻微Ⅲ类骨面型。

闭口时下颌靠前，切牙可以达到切缘相对的接触关系。

MMPA 稍降低。

上颌切牙无倾斜。

下颌切牙轻度倾斜。

覆𬌗稍增加。

然而，有必要让 Alistair 和他的父母意识到在继续生长过程中长期保持和重新评估的重要意义。治疗应在 Alistair 的口腔卫生情况好转后由专业医师进行。

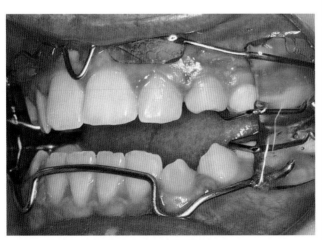

图 11.4 Frankel Ⅲ型矫治器

■ 矫治器蜡型制作方法？

下颌向下向后旋转，直至切牙达到切缘相对的关系或者更好，打开 2mm 的咬合。医生指导 Alistair 将舌尖放在硬腭后面并维持。将烤软的马蹄形蜡片放入上牙直到理想的位置。将蜡型放入凉水中冷藏保存。在蜡型送入实验室之前再重新放入口内检查一次，在实验室根据蜡型的牙弓形态制作矫治器。

■ 如何佩戴矫治器？

第一个星期应坚持佩戴矫治器，所以每天应该佩戴至少 14h。虽然对儿童来说比较艰难，但是除了吃饭、运动外，应鼓励 Alistair 全天佩戴矫治器。正如名字一样，功能矫治器的设计目的是改变口周肌肉和咀嚼肌。为了实现这个目的，患者应该被指导训练这些肌肉，轻微打开和关闭调节矫治器。给 Alistair 制作一份调查表，记录他每天佩戴矫治器的时间。每次复诊时检查此调查表，并用于指导治疗。

■ 此矫治器会产生何种效果？

这种矫正器会使下颌产生向下和向后的旋转，伴有面高的增加，对下颌没有直接的限制力量，改善Ⅲ类关系的治疗计划没有成功。下切牙稍直立，上切牙稍倾斜。上磨牙比下牙萌出早。

> **关键点**
>
> 尝试改变Ⅲ类错𬌗畸形
> - 结果令人失望
> - 大部分改变是否都局限于牙槽骨中

■ 其他可选择的治疗方法？

一个可选择的替代治疗方法是用下颌颏兜来改善下颌的过度生长，这需要专业的治疗。矫治力的方向位于关节下方，产生使下颌向下向后的矫治作用。矫正的结果是下前面高增加的同时下颌前突的程度有所减小。本质上讲，这种矫治器与功能矫治器治疗下颌前突的作用方式相同。来自颏兜的强大力量被传递到下颌骨的基底部，下切牙也会产生直立。

如果患者对生长改型并没有迫切的治疗愿望，或者患者家属对矫正切牙关系后的长期保持有担忧，那就应该接受现在的错𬌗畸形，不需治疗。需要评估咬合发生的过程和检测面部的生长。在 Alistair 的病例中，评估 18 个月后（10 岁时）的咬合关系，检测未萌出恒尖牙的位置和测量反覆盖的程度是很重要的。

　　一旦恒牙列建立，鉴于反覆盖加重不明显，下颌前突程度也不会急剧增加，可以考虑仅拔除 $\overline{4|4}$，联合上下固定矫治器来纠正切牙关系。如果上牙弓拥挤，也可以拔除 $5|5$，但要在反覆盖纠正后再考虑是否要拔除。治疗前，采用头颅侧位片评估下颌生长趋势，如果有担忧，则延期治疗至生长发育完全。如果随着生长反覆盖的程度迅速增加，可以考虑正畸手术联合治疗的方法，这取决于患者。这种联合治疗要在青少年后期下颌生长完成后进行。

预　后

■ 影响切牙关系稳定性的因素有哪些？

　　覆𬌗的程度在短期内对切牙关系稳定性是有影响的，但是面部的生长，特别是下颌大小和方向生长的改变将长期影响稳定性。

　　患者侧面像和矫治后的咬合关系见图 11.5。

推荐阅读

Battagel JM. The aetiological factors in Class Ⅲ malocclusion. Eur J Orthod, 1993, 15: 347–370.

De Toffol L, Pavoni C, Baccetti T, et al. Orthopedic treatment outcomes in Class Ⅲ malocclusion. A systematic review. Angle Orthod, 2008, 78: 561–573.

Levin AS, McNamara, JA Jr, Franchi L, et al. Short-term and long-term treatment outcomes with the FR –3 appliance of Frankel. Am J Orthod Dentofacial Orthop, 2008, 134: 513–524.

Miethke RR, Lindenau S, Dietrich K. The effect of Fränkel's function regulator type Ⅲ on the apical base. Eur J Orthod, 2003, 25: 311–318.（Millett 53）

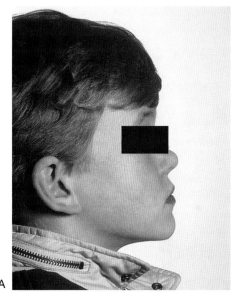

图 11.5A　治疗后：侧面观

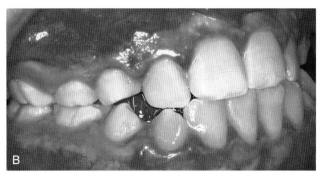

图 11.5B　治疗后：𬌗面观

为了便于复习，请参考思维导图 11。

第12章

深覆殆

病例概述

Harry，10 岁 6 个月，上牙拥挤，创伤性深覆殆（图 12.1）。原因是什么？该如何治疗呢？

病史

主诉

Harry 不喜欢他的上牙形态，并且最近他的上前牙牙龈疼痛。Harry 的母亲迫切要求治疗。

既往史

Harry 的乳牙轻微不齐，他的恒上前牙异位萌出，萌出后无位置的变化。

系统病史

Harry 身体健康。

牙科病史

Harry 有固定的牙医并定期检查牙齿，到目前为止没有需要治疗的牙齿。

家族史

Harry 和他父亲的上前牙排列相似。他父亲曾期拔除了 4 颗牙齿，并做了固定矫正治疗。然而，治

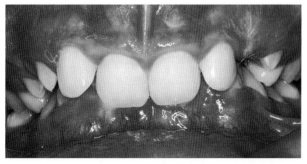

图 12.1　前牙咬合关系

疗后病情复发，上前牙几乎回到了初始位置。Harry 的母亲希望 Harry 治疗后不会复发。

检查

口外检查

■ Harry 的侧面照见图 12.2，可以观察到什么？

Harry 有Ⅱ类骨畸形，FMPA 轻微减小。可见唇代偿。

口内检查

■ 患者口内像见图 12.1 和 12.3，有何发现？

除了上切牙牙龈有轻微红肿外，其他软组织较健康。

口腔卫生较好，无明显龋齿。

无修复体。

Harry 处于混合牙列期，口内可见以下牙齿

$$\frac{6\,E\,4\,3\,2\,1\ |\ 1\,2\,4\,E\,6}{6\,E\,4\,3\ |\ 3\,4\,5\,6}$$

（2 1 | 1 2 萌出但被上切牙盖住了）

Ⅱ类二分类错殆畸形，深覆殆。

■ 创伤性深覆殆的原因可能有哪些？

Ⅱ类 2 分类错殆患者的覆殆可加大。原因见表 12.1。

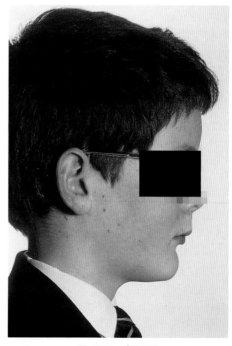

图 12.2　侧面观

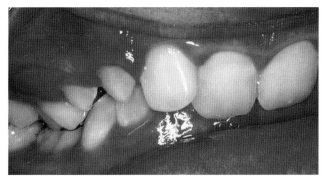

图 12.3A 右颊部咬合关系

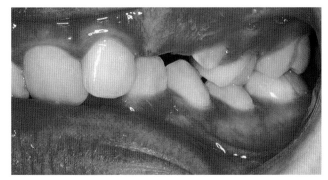

图 12.3B 左颊部咬合关系

表 12.1 在Ⅱ类二分类错拾畸形创伤性深覆拾的病因

因素	病因学
骨：前后向和垂直向关系	骨Ⅱ类伴下面部高度降低
生长发育	下颌前部生长旋转导致覆拾增加
软组织	通过骨因素（下面部高度降低）产生影响，从而导致较高的下唇线，使上切牙倾斜，覆拾增加
	较高的下唇线高度活跃，面高降低，导致双侧上颌倾斜
牙齿因素	上切牙无舌面隆突，下切牙持续萌出，覆拾增加

■ 需要做哪些进一步检查？

1. 评估覆拾增加而造成上切牙腭部及下唇和下切牙唇部的创伤程度。探测这些部位的牙周袋深度，观察牙龈退缩情况。切牙移动度也应该被纳入评估。虽然1|1腭部和1|唇部都有牙齿对牙龈造成的损害，但是牙周探诊深度未超过 2mm，切牙无活动，无牙龈退缩。

2. 评估上下切牙牙齿表面磨耗情况，需评估的位置包括下切牙唇部和上切牙腭部，也包括切缘。询问 Harry 有无磨牙习惯，询问 Harry 的母亲他是否

有夜磨牙习惯。如果观察到切牙有磨耗，则接下来需检测磨耗发生的位点和范围，最好用铸型浇灌出的模型做以上研究，用模型记录牙弓形态。Harry 无明显的切牙磨耗，也无磨牙习惯。

3. 评估上下牙弓拥挤度。可以通过缓解轻中度下牙弓拥挤和使 Spee 曲线变得稍平坦来获得间隙。Spee 曲线变平坦的方法有使下唇部分倾斜和扩展尖牙间宽度。增加间隙似乎是维持这类错拾畸形较稳定的一种方法。因此，Ⅱ类 2 分类错拾畸形中，只在重度拥挤时才拔除下牙。在此病例中，拔除下牙应慎重考虑，因为拔除下牙会使下垂部分向舌侧倾斜，加重已存在的创伤性深覆拾。下唇有 2mm 的拥挤，间隙分析显示尖牙和前磨牙间有足够的间隙（每个象限有 21mm，平均需要 21mm 来容纳下颌 3、4、5）。

关键点

Ⅱ类 2 分类错拾畸形：

· 谨慎考虑下颌牙的拔除
· 使下颌 2|1|12 部分倾斜和轻度扩展下颌尖牙间隙是经常采用的，并且较稳定

---

4. 影像学检查。需要从以下角度考虑：

拍摄全景曲面断层片，观察现存的牙与缺失牙的位置及所有未萌出牙齿的形态。X 线片可以显示正常牙槽骨的高度，正常发育的完整牙弓。所有牙齿都无异位，无大小和形态的异常。

拍摄头颅侧位片来评估前后和垂直骨关系、切牙与牙齿基底之间的角度。

■ 如何解释以下头影测量数据？

SNA =81°；SNB =74°；ANB =7°；MMPA =22；上颌中切牙与上颌平面的角度为 99°；下颌中切牙与下颌平面的角度为 88°；切牙间角度为 162°；面比例为 51%。

这表示 SNA 处于正常值之中；SNB 小；ANB 大；Ⅱ类骨错拾；MMPA 小，与骨Ⅱ类错拾共同加重了覆拾。上颌中切牙与上颌平面的角度有所倾斜；下颌中切牙与下颌平面有所倾斜，并没有代偿减小的 MMPA；切牙间的角度增加，面比例减小。

■ 诊断是什么？

Harry 是混合牙列晚期。骨Ⅱ类，安氏Ⅱ类 2 分类，FMPA 减小。相关上切牙轻微牙龈炎。1|1 腭侧

和 1| 舌侧有创伤性深覆𬌗迹象。上下牙弓轻度拥挤，颊部双侧Ⅱ类畸形。

■ **IOTN DHC 分级是多少（见 206 页）？**

4f——因为创伤性深覆𬌗。

治 疗

■ **治疗的主要目标是什么？**

治疗的主要目标是：
解除上下牙弓的拥挤。
减小深覆𬌗。
纠正切牙关系至安氏Ⅰ类关系。
纠正磨牙关系至安氏Ⅰ类关系。
保持。

■ **为达到治疗目的应采取什么措施？**

由于 Harry 处于生长发育期，为安氏Ⅱ类骨性深覆𬌗，因此可以选择功能矫治器实施生长改型。初期治疗是上颌活动矫治器进行治疗，调整1|1的倾斜度和轻微扩展上牙弓。用功能矫治器扩展牙弓宽度，改善覆𬌗关系。后期治疗中，在保持之前可能需要使用固定矫治器完成咬合关系的纠正。

■ **请描述矫治器的设计形式。**

上颌活动矫治器纠正1|1倾斜，具体设计如下：

加力：在1|1安置 Z 形弹簧（0.5mm 直径的不锈钢丝），中线处放置螺旋扩张器。

保持：46|6 Adam 钩（0.7mm 钢丝），|4 未完全萌出。

支抗：基板。

基板：上颌腭部用丙烯酸树脂材料，𬌗平面前部是平坦的，最初是1|1高度的一半。测量覆盖高度加 3mm 的值，送入实验室制作矫治器，以此值为基础技术后部𬌗平面的延伸范围。

随着治疗进行，可在椅旁增加前部𬌗平面的室温固化丙烯酸树脂的厚度，直至牙齿达到足够的覆𬌗。用功能矫治器矫治牙齿，上切牙应过度矫正以防止复发。

告知患者每星期将扩弓矫治器旋转 1/4 圈以扩展牙弓。每次复诊时都嘱咐患者将下颌向前伸，以监测牙弓协调度，矫治直至Ⅰ类磨牙关系。治疗过程要确保颊侧不是反𬌗。在安氏Ⅱ类 2 分类错𬌗畸形中，上牙弓通常是正方形，下牙弓是 U 形，只有一小部分需要扩展上牙弓以达到下颌前伸时上下牙弓宽度的协调。

Activator 功能矫治器特别适用于此类错𬌗畸形。不建议使用 Herbst，因为它可能会阻碍上磨牙生长，并抑制深覆𬌗的纠正。在这个案例中，使用 Activator 矫治器使下颌前伸可以达到切缘相对，切牙分开 3~4mm 并使中线对齐。最初中线有几毫米偏离，覆𬌗关系不能补偿中线的偏离。

开口型 Activator 矫治器应该遵循以下几个设计原则：

Adam 钩和6|6的颌支抗（直径 0.8mm 的不锈钢丝）。

3|到|3 的唇弓（直径 0.8mm 的钢丝），2|到的|2 腭弓（直径 0.8mm 的不锈钢丝）。

丙烯酸树脂基板，矫治器的上下部分都有丙烯酸树脂基托，下切牙和尖牙之间为树脂基托。丙烯酸是热固化型。

可供选择的方案是上颌用改良 Twin-Block 活动矫治器来纠正上切牙的倾斜度，达到理想的牙齿移动。之后用 Activator 矫治器完成后续治疗。矫治器的设计包含 Z 形弹簧来纠正 11 的倾斜度，无唇弓。

■ **功能矫治器治疗的目标是什么？**

目标一：纠正下颌生长，特别是下颌生长不足而导致的安氏Ⅱ类骨畸形。

目标二：增加面高和阻碍切牙生长纠正深覆𬌗，控制上切牙生长的同时促进下后牙萌出。对切牙和磨牙萌出的不同控制方式目的是使𬌗平面旋转纠正安氏Ⅱ类畸形。

> **关键点**
>
> 混合牙列的安氏Ⅱ类 2 分类错颌畸形可以用功能矫治器来纠正，要充分利用面部生长的优势来减小深覆𬌗。

■ **为什么后期需要固定矫正治疗？**

纠正旋转，特别是的纠正，颊部咬合需要固定矫正治疗。

■ **错𬌗畸形纠正后容易复发？怎么预防复发？**

牙的旋转——在固定矫治前几个月应该切割牙龈纤维（分离游离龈），以降低复发的趋势但仍然需要长期佩戴保持器以维持上唇的位置。

深覆殆——下颌前部生长旋转的趋势会持续到青少年后期或更久，这会导致覆殆的增加。为了防止此种趋势，应将前颌平面矫治的较平坦，并且制作Hawley保持器（保持器要适合上颌的形态），夜晚佩戴直至成年。

功能矫治器和固定矫治器矫治后的侧面像和咬合关系见图12.4。

关键点

安氏Ⅱ类2分类错颌畸形易复发的因素有：

· 倾斜度的纠正

· 覆殆减小

推荐阅读

Dyer FM, McKeown HF, Sandler PJ. The modified twin block appliance in the treatment of Class Ⅱ division 2 malocclusions. J Orthod, 2001, 28: 271–280.

Kim TW, Little RM. Postretention assessment of deep overbite correction in Class Ⅱ division 2 malocclusion. Angle Orthod, 1999, 69: 175–186.

Lapatki BG, Mager AS, Schulte-Moenting J, et al. The importance of the level of the lip line and resting lip pressure in Class Ⅱ division 2 malocclusion. J Dent Res, 2002, 81: 323–328.

Millett DT, Cunningham SJ, O'Brien KD, et al. Orthodontic treatment for deep bite and retroclined upper front teeth in children. Cochrane Database Syst Rev Issue 4 Number CD005972, 2006.

Selwyn-Barnett, BJ. Class II/Division 2 malocclusion: a method of planning and treatment. Br J Orthod, 1996, 23: 29–36.

为了便于复习，请参考思维导图12。

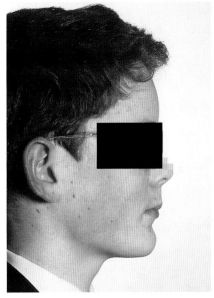

图 12.4(A)　治疗后侧面观

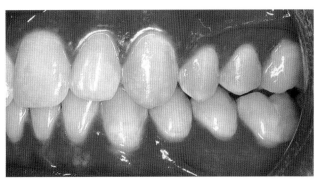

图 12.4(B)　治疗后左侧咬合关系

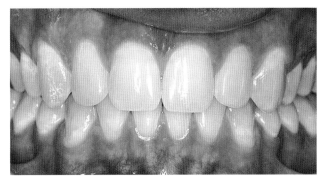

图 12.4(C)　治疗后前牙咬合关系

第 13 章

前牙开拾

病例概述

Gerald，11 岁，切牙无咬合接触（图 13.1），探寻病因并讨论治疗方案。

病 史

主 诉

Gerald 的前牙无接触，当他进食时无法切割食物，这使他很困扰。他的父母对此也表示担忧，同时担心他口齿不清，这些可能是由于前牙位置导致的。他们迫切希望治疗。

主诉病史

Gerald 的父母回忆 Gerald 的乳切牙也无咬合接触，但是上下恒切牙之间的距离在过去的一年里有增加的趋势。他咬舌的习惯也逐渐加重，且有吮吸拇指和手指的习惯。

系统病史

Gerald 身体健康。

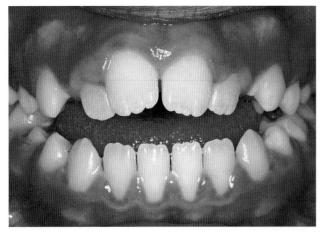

图 13.1 前牙开拾

牙科病史

Gerald 有固定的全科牙医并定期检查牙齿，在以前的牙科治疗中能积极配合治疗。

检 查

口外检查

■ Gerald 的侧面照见图 13.2，有什么值得注意的?

Gerald 是轻型 Ⅱ 类骨性关系伴有 FMPA 增加，并有下前部面高的增加。唇部有代偿。

面部不对称，开口度在正常范围内，无颞下颌关节疼痛和捻发音。咀嚼肌无疼痛敏感。

■ 还能观察到哪些特征? 试解释原因。

1. 吞咽。上下前牙间有间隙，吞咽时舌前伸至前牙之间以达到口腔封闭状态。随着唇代偿明显，垂直面部比例增加，这一现象尤为突出。虽然在大多数病例中舌的这一现象是有适应性的，但是在极少数病例中，位于内侧舌会产生一个向外的推力。据报道这与咬舌和前倾的上下切牙有关。在这些病例中，任何关闭开拾的尝试都是徒劳的，因为舌会将移位的切牙推回原始的位置。

2. 发音。嘱 Gerald 大声地从 60 数到 70 或发"Mississippi"音，观测齿擦音，同时观测舌的位置。

Gerald 的舌降低了吞咽时口唇的作用，发音稍模糊。

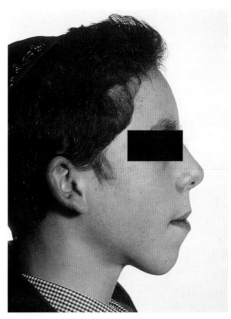

图 13.2 侧面观

■ 与发音有关的咬合异常关系有什么？如果咬合错乱的病因解除，发音问题能否得到解决？

虽然发音问题与切牙间间隙有关，但是安氏Ⅱ类一分类错殆畸形或安氏Ⅲ类畸形，前牙开殆并非发生于所有殆异常的患者。并且，这些咬合问题的纠正并不能保证与其相关的发音问题能得到满意的解决。在齿擦音显著的病例中，请语音治疗师参与诊治是明智的，虽然这对减轻发音问题作用不大。

口内检查

■ 在图13.1和13.3中还可观察到哪些特征？

相关区域有轻微的边缘性龈炎，切牙和 4| 尤为明显。

全口无龋。

上下唇弓间有小间隙；1|1 近中唇侧旋转。

切牙关系Ⅰ类。

前牙区开殆（临床测量 |1 / 1| 近中切角间的距离为6mm）。

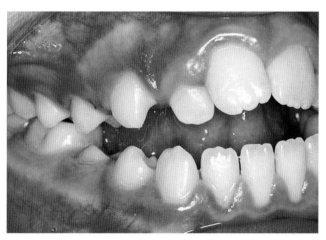

图13.3（A） 右颊部咬合关系

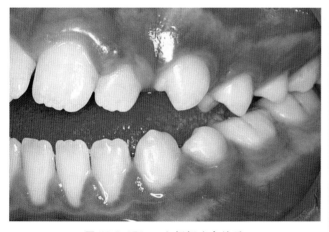

图13.3（B） 左颊部咬合关系

双侧磨牙Ⅲ类关系。

■ 前牙开殆的原因可能有哪些？

详见表13.1。

■ 持续吮指习惯除了导致前牙开殆还会产生什么后果？

持续性吮指可能导致下切牙内倾，上切牙前倾，覆盖增加，下颌位置异常导致单侧颊侧反殆。（第14章）。

表13.1 前牙开殆的原因

原因	病因学
骨性因素	下前面高增加，切牙过度代偿性萌出达到咬合接触。这一现象可能由于面部向下向后生长而加重
软组织因素	少数舌产生向外的推力
不良习惯	持续的吮指习惯，导致前牙不对称开殆
局部牙槽骨发育不良	发生于唇腭裂患者，在其他病例中可能没有这一病因

关键点

持续的吮指习惯通常导致前牙不对称开殆

进一步调查

■ 需要做哪些特殊检查？解释原因？

拍摄X线曲面断层片来观察尚未萌出的牙齿。

拍摄头颅侧位片来更全面地评估前后向和垂直骨关系，切牙与牙槽基底的关系。

全口曲面断层片显示：

牙槽骨高度正常。

正常牙弓。牙弓发育情况与年龄一致。

第三磨牙牙胚可见。

头影测量分析显示：

SNA=82°，SNB=76°，ANB=6°，MMPA=34°，上切牙与上颌平面间的角度为111°，下切牙与下颌平面的角度为86°，切牙之间的角度为126°，面部比例为60%。

■ 这些检查结果如何解释？

与白种人的均值相比，Gerald的SNA稍偏高，SNB稍偏低，但二者都在正常值范围内。ANB角稍大，表明患者的轻微的Ⅱ类骨性关系。上切牙与上颌平面的角度表明上切牙前倾，但在正常值范围内；下切牙与下颌平面的角度表面下切牙内倾，下切牙在正常角度内代偿增加的上下颌平面角（MMPA；120°-34°=86°）；与正常值相比，切牙间的角度偏小但在正常值范围内，面部比例增加。

诊　断

■ 诊断是什么？

安氏Ⅰ类错𬌗畸形，轻度骨性Ⅱ类，FMPA增加。切牙和 4| 边缘性龈炎。1|1 轻微近中唇侧旋转，上下唇弓有间隙。前牙开𬌗。颊部双侧Ⅲ类关系。

■ IOTN DHC 分级是多少（见 206 页）？

4e——由于前牙开𬌗。

治　疗

■ 治疗方案是什么？

由于此病例前牙开𬌗的病因不是吮指，所以治疗方案较为复杂。Gerald 的前后向和垂直向骨关系都有异常，垂直向异常更为显著，面部向下和向后的生长趋势导致前牙区开𬌗。因此，可以尝试通过生长改型达到切牙接触的目的，有效控制上颌垂直向的骨生长和牙列发育。

治疗过程需要专业口腔医师进行。带有后牙𬌗板的功能矫治器，例如 Twin-Block 矫治器是最佳选择。由于切牙关系是Ⅰ类，磨牙关系为Ⅲ类。咬合记录时不建议下颌前伸。然而，咬合应超过正常静息垂直范围，这样才能阻止磨牙萌出。矫治器将下颌固定于这一位置，肌肉的紧张和软组织给后牙一个垂直的向内的力。Gerald 应全天佩戴矫治器，包括就餐时间。引导前牙萌出的同时阻止后牙萌出，以此来减少前牙开𬌗。与此同时引导下颌向前方生长，控制上颌骨的垂直生长，牙列的生长也得到控制。在此病例中，不能使用上牵引头帽。由于磨牙关系是Ⅲ类，因此不能引导磨牙向远中生长。

> **关键点**
>
> 如果前牙开𬌗的原因不是因不良习惯引起，那么治疗过程是复杂的

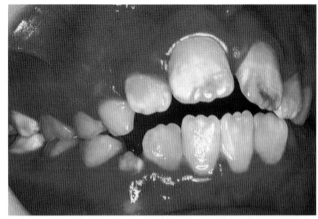

图 13.4（A）另一个由于吮指习惯造成前牙开𬌗的病例

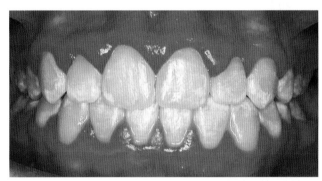

图 13.4（B）破除不良习惯，固定矫治器治疗（第 34 章）

目前，还没有足够语气表明使用功能矫治器配合唇肌训练、腭挡及高位颏兜牵引能有效治疗前牙开𬌗。

> **关键点**
>
> 除非前牙开𬌗的原因是习惯，否则，治疗过程是复杂的。

■ 如果前牙开𬌗是由于吮吸拇指导致的，将如何确定治疗方案？

最好的办法是纠正患者不良习惯，如果劝导效果不佳，可以考虑制作不良习惯阻止器，如上颌活动矫治器或改良腭弓来阻断与吮吸相关的"局部小开𬌗"。如果改正了不良习惯，虽然可能需要几年时间，但是前牙开𬌗通常会自发减小。

■ 治疗预后如何？

由于前牙开𬌗明显，垂直骨高度适度增加，应警惕患者的预后。Gerald 和他的父母应在治疗开始前就意识到治疗的预后情况。如果 Gerald 能很好地配合治疗，认真佩戴矫治器，并且垂直面部生长对

治疗是有利的，则这一时期可以合理选择佩戴功能矫治器。然而，治疗的第二阶段仍需要佩戴固定矫治器来达到良好的咬合。由于这些矫治器不能顺利控制前牙萌出，这一时期也需要佩戴带有后牙殆板的矫治器或相似的装置，这些装置可以维持早期阶段达到的良好咬合。之后，后牙殆垫矫治器需要与保持器同时使用。治疗结束后需要长期保持来防止垂直面部生长带来的不利影响。

口齿不清的问题可以随着前牙开殆的解除而改善，但是 Gerald 及父母不能期望太高。

关键点

前牙开殆的治疗方案包括：

· 被动接受
· 纠正不良习惯
· 生长改型
· 正畸掩饰
· 手术

■ 是否还可选择其他治疗方案?

如果 Gerald 不能配合佩戴功能矫治器，则前牙开殆的情况可以考虑通过特殊类型的固定矫治器（Kim 结构）进行治疗，这一治疗方案大多与拔除第二或第三磨牙联合使用。此种治疗方案需要由专业医生进行操作。矫治目标是纠正倾斜的殆平面，使与殆平面相关的牙直立。青少年和成人显著的前牙开殆可以通过这种方案达到良好稳定的咬合纠正。如果前牙开殆相当严重，则需要考虑在生长发育完成后应用正畸手术联合治疗。

推荐阅读

Johnson NC, Sandy JR. Tooth position and speech-is there a relationship. Angle Orthod. 69, 1999, 306–310.

Kim YH. Anterior openbite and its treatment with multiloop edgewise archwire. Angle Orthod, 1987, 57: 290–321.

Lentini-Oliveira D, Carvalho FR, Qingsong Y, et al. Orthodontic and orthopaedic treatment for anterior open bite in children. Cochrane Database Syst Rev Issue 2 CD005515, 2007.

Lopez-Gavito G, Wallen T R, Little R M, et al. Anterior open-bite malocclusion: a longitudinal 10-year postretention evaluation of orthodontically treated patients. Am J Orthod, 1985, 87: 175–186.

Mizrahi E. A review of anterior open bite. Br J Orthod, 1978, 5, 21–27.

为了便于复习，请参考思维导图 13。

第 14 章

后牙反𬌗

病例概述

Kirsten 今年 7 岁，右侧牙列呈反𬌗状态。请评估并提出这个问题的解决方法。

病　史

主　诉

Kirsten 的母亲担心 Kirsten 的咬合情况。她注意到当 Kirsten 闭嘴时下颌偏向一侧。这使她的面型有些扭曲，这让她的母亲更为担心。

主诉病史

Kirsten 5 个月前（恒牙开始萌出时）有吮拇指的习惯。Kirsten 的母亲更注意她过去几年咬合的偏离，也好奇吮拇指的习惯是否是这一问题的原因。

系统病史

Kirsten 体健。

家族史

Kirsten 无面部不对称家族史。

检　查

口外检查

Kirsten 有轻微的Ⅲ类骨性畸形，下巴轻微右移，唇无代偿，但可以习惯性地闭合。吞咽时舌位于下唇的位置。无咀嚼肌紧张、无颞下颌关节敏感或捻发音，无张口受限。

■ 需要检查其他哪些特征？解释原因。

有必要检查闭口时下颌的位置，此时面部的不对称比骨性不对称更明显。面部不对称相关的反𬌗

可以通过矫正纠正。但对于骨性不对称患者，需要做进一步检查来确定不对称畸形是否会继续发展，并需要更复杂的治疗方案来纠正面型和咬合的问题。

伴下颌位置异常的反𬌗的早期矫治需要按照正常𬌗的位置进行。同时需要减少颞下颌关节紊乱发生的可能性，颞下颌功能紊乱常见于咬合不良的易感个体。

闭口时前下颌异位见于 $\frac{C}{C}$，后退接触位与牙尖交错位之间的距离为 3mm。

> **关键点**
>
> 后牙反𬌗伴下颌位置异常的病例建议进行早期矫治。

口内检查

■ 口内像有何明显特征？（图 14.1 和 14.2）

萌出中的恒中切牙有轻微龈炎，其他软组织健康。无明显龋齿。

双侧左右上方象限和右下象限可见 6EDCB1，左下象限可见 12CDE6。

上下切牙间有间隙，$\underline{1}$ 远中向腭侧旋转。

切牙关系Ⅲ类。

切牙开𬌗。

下颌中线右移。

右侧磨牙为半个单位的安氏Ⅱ类关系，右侧颊部反𬌗（观察到牙齿腭倾）。

左侧磨牙为安氏Ⅲ类关系。

■ 对中线的评估？

上下中线应协调，并与面部中线一致。医生可以站于患者前面观察，通过面部观察评估中线。仅研究模型不能确定面部中线和牙齿中线的关系。

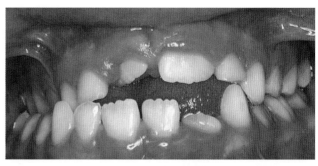

图 14.1 前牙开𬌗

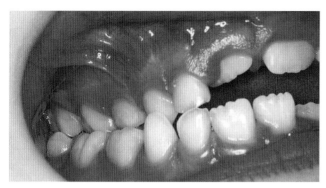

图 14.2（A） 右侧颊部咬合关系

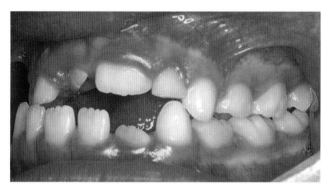

图 14.2（B） 左侧咬合关系

在这个病例中，下颌中线向右侧移了半个下切牙的宽度。

■ **下颌中线移位的可能原因有哪些？**

原因见框表 14.1。在这个病例中，中线移位是由于闭口时下颌位置异常的侧方因素。

■ **反𬌗的病因学因素有哪些？**

表 14.1 为颊侧反𬌗的病因。

框表 14.1　下颌中线移位的病因

- C，D 或 E 的不平衡缺失；拔除的年龄，拥挤度，牙齿的拔除（牙齿越靠前，影响越显著）影响中线移位的程度
- 单侧乳切牙、乳尖牙或磨牙的滞留
- 切牙或前磨牙的发育不全
- 多生切牙或前磨牙
- 闭口时下颌位置异常导致单侧颊部反𬌗（通常有吮吸手指或拇指的习惯）
- 早期单侧髁突骨折导致该侧发育不足
- 单侧面部发育不足
- 单侧下颌生长过度（之前可有髁突增生）。病因完全不明。通常见于 15~20 岁的女性，但 30 岁早期的男女性有时也可见

表 14.1　颊侧反𬌗的病因

病因	病因学
骨性	牙弓宽度不调和（或）前后向骨不协调—颊侧和前部反𬌗常见于安氏 Ⅲ 类错𬌗畸形。也有少数情况下，下颌生长受限伴髁突创伤或单侧下颌增生，这些都可能产生不对称畸形
软组织/不良习惯	吮指习惯，舌位置较低，吮吸时颊部收缩无舌侧的抗力，上牙弓轻微缩窄

■ **此病例后牙反𬌗最可能的原因是什么？**

吮吸拇指的习惯。

> **关键点**
>
> 吮吸手指习惯可能产生后牙反𬌗，伴下颌位置异常。

进一步检查

■ **需要做何特殊检查及其原因？**

需要拍摄 X 线曲面断层片（图 14.3A）来诊断发育中的牙列是否存在牙齿数目、大小、位置异常。

制取牙弓模型，制作最大牙尖交错位的蜡型以重建研究模。进行完整的𬌗评估，作为咬合错乱的基线记录。

■ **牙科 X 线曲面断层片有何发现？**

牙槽骨高度正常。

除了第三磨牙，其他恒牙都处于发育状态。

无明显龋坏或其他病理表现。

■ **曲面断层片右侧模糊最可能的原因是什么？**

X 线片模糊的原因是拍摄过程中患儿移动，移动的原因最可能是吞咽。

■ **为什么只拍摄右半侧 X 线曲面断层片（图 14.3B）？**

根据现有的影像学指南，影像学诊断过程中应尽量减少患者受到的辐射剂量。这里仅需要重新拍摄右半口 X 线曲面断层片来获得满意的诊断。

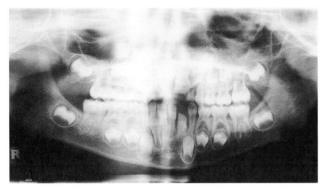

图 14.3 (A) 全口曲面断层片

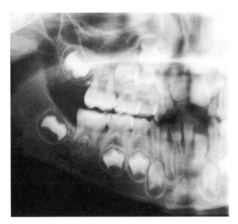

图 14.3 (B) 再次拍摄的右半口全口曲面断层片

诊 断

■ 诊断是什么？

安氏Ⅲ类错殆畸形，轻微安氏Ⅲ类骨性畸形，伴 FMPA 轻微增加；下颌骨矢状面位置异常，$\frac{C}{C}$ 有早接触。萌出切牙有轻微龈炎。上下切牙间有间隙，$\underline{1}$ 远中腭侧旋转。前牙开殆；下颌中线右偏。右侧后牙为安氏Ⅱ类关系，左侧为安氏Ⅲ类关系。右侧后牙反殆，伴下颌位置异常。

■ IOTN DHC 分级是多少（见 206 页）？

4c——由于下颌位置异常。后退接触位和牙尖交错位之间的距离大于 2mm。

治 疗

■ 建议的治疗方案是什么？

实施口腔卫生宣教以提高口腔卫生状况。
纠正右侧后牙和前牙反殆。

定期复诊检查发育中的咬合关系。

■ 反殆如何被纠正？描述所用矫治器的设计方案。

可能的治疗方案列举如下：

1. 由于吮指习惯的破除，$\frac{C}{C}$ 早接触下颌移位，消除殆干扰、纠正颊侧反殆较明智的选择是磨除干扰的牙尖。此时，恒切牙萌出不全，充分考虑其倾斜度和最佳方案。

2. 由于上颌颊部的牙齿未向颊侧倾斜，可以考虑使用上颌活动矫治器，使用中线螺钉扩展上牙弓。矫治器 $\underline{6D|D6}$（亚当钩：$6|6$ 0.7mm 不锈钢丝；$D|D$ 0.6mm 不锈钢丝）。颊帽通过打开后牙咬合方便牙齿移动。Kirsten 应每周将螺簧旋转两次，每次旋转四分之一。由于有些病例可能复发，只有一小部分需要扩弓。复诊时降低颊帽二分之一的高度，下次复诊时拆除，允许颊侧牙齿萌出至正常殆平面。之后三个月全天佩戴矫治器，再之后三个月每晚佩戴保持器。

3. 可供选择的方案是上颌用慢速扩弓进行矫治。这个病例中，在第一恒磨牙上黏结带环。可供选择的另一方案是在磨牙带环的腭侧焊接预成慢速扩弓装置，产生缓慢的调整过程。单侧加力通常是牙齿的一半宽度。为了方便反殆的纠正，有必要通过在磨牙咬合面临时放置玻璃离子黏固剂打开颊侧咬合。反殆一旦得到纠正，磨除黏固剂，慢速扩弓在黏结前应作为保持装置佩戴 3~6 个月。有调查显示上颌活动矫治器和慢速扩弓矫治器在扩弓方面有相似的功能，但后者更有效。

图 14.4 展示的是通过上颌活动矫治器纠正反殆得到的最终效果。切牙关系的纠正和 1 的改善是自发形成的。

关键点

混合牙列中单侧后牙反殆伴下颌位置异常的矫治方案包括：
· 中线处带螺旋扩弓器的上颌活动矫治器
· 慢速扩弓矫治

■ 颊侧反殆得到纠正后，如果想要保持稳固还要做些什么？

颊部良好的尖窝交错，无咬合早接触。

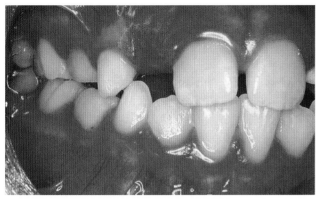

图 14.4 （A） 治疗后，右颊部咬合关系

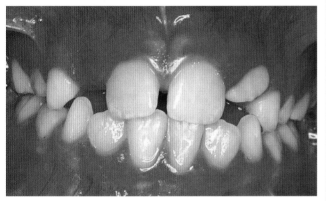

图 14.4 （B） 治疗后，前牙咬合关系

推荐阅读

Harrison JE, Ashby D. Orthodontic treatment for posterior cross-bites. Cochrane Database Syst Rev Issue 1: CD000979, 2001.

Hermanson, H, Kurol, J, Ronnerman, A. Treatment of unilateral posterior crossbites with quadhelix and removable plates. A retrospective study. Eur J Orthod, 1985, 7: 97–102.

Primozic, J, Ovsenik, M, Richmond, S, et al.: Early crossbite correction: a three-dimensional evaluation. Eur J Orthod, 2009, 31: 352–356. （Millett 65）

Millett, Declan. Clinical Problem Solving in Orthodontics and Paediatric Dentistry. 2nd Edition. Elsevier Health Sciences, 2011. VitalBook file.

为了便于复习，请参考思维导图 14。

第 15 章

双侧反殆

病例 1

病例概述

Jean 刚满 12 岁，双侧颊侧反殆（图 15.1），造成这些问题的原因是什么？该如何处理？

病 史

主 诉

Jean 不喜欢上牙狭窄的外观，特别是当她微笑的时候。

主诉病史

Jean 的母亲说 Jean 的乳牙也有相似的外观，她的上牙也有类似的情况。Jean 的牙齿在现有的位置萌出。上颌无外伤史，正常出生。

系统病史

Jean 患有哮喘，并一直使用沙丁胺醇喷雾剂（舒喘灵）。她易患上呼吸道感染，不能够鼻呼吸。她的母亲还说她打鼾，从她的老师那里听到她白天易嗜睡。除此之外其他全身状况良好。她的母亲想知道 Jean 上牙的狭窄外观是否在某种程度上与口呼吸和打鼾有关。她的母亲想知道 Jean 的口呼吸和打鼾是否可通过矫正治疗得到改善。

■ Jean 的呼吸方式与打鼾和她的主诉有什么样的相关性？

因为她不能够鼻呼吸，强迫性的口呼吸可能引起头颅位的改变及舌低位；这种呼吸亦可能导致颊肌无反作用力和上牙弓两侧缩窄，结果为双侧颊侧反殆。

无法鼻呼吸也与打鼾相关，而打鼾与睡眠呼吸暂停有关，它是白天嗜睡的主要起因。过敏引起鼻黏膜持续感染（从 Jean 病史中得知哮喘病史）或慢性感染（她易患上呼吸道的感染），能够引起某些程度的鼻阻塞而致使口呼吸。儿童正常肥大的咽扁桃体或者腺体也可能引起口呼吸。

> **关键点**
>
> 口呼吸可能引起头颅位的改变，舌低位和双侧颊侧反殆，但是它不是引起反殆的唯一或者主要的原因。

牙科病史

Jean 不定期在牙科处就诊。她有几个磨牙做过窝沟封闭，有一个磨牙充填过。没有吮指史。

■ 吮指怎么能引起颊侧反殆呢？

原因见表 14.1。

家族史

Jean 有两个妹妹。她们没有正畸治疗过，也没有长出和 Jean 一样外观的牙齿。

检 查

口外检查

Jean 呈现 I 类骨面型，上下颌平面角略有增加，无面部不对称。唇部张力不足，颞下颌关节无异常。

口内检查

牙齿所示如图 15.1 和 15.2。

■ 你观察到了什么？

口腔卫生一般，广泛的牙龈红肿；

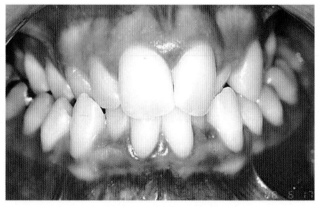

图 15.1 前面咬合关系

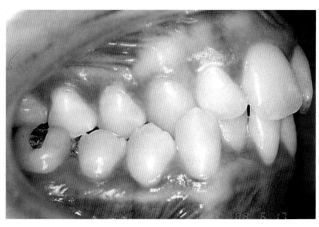

图 15.2（A）　右侧颊部咬合关系

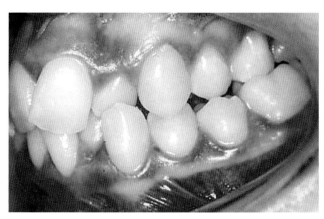

图 15.2（B）　左侧颊部咬合关系

$$\frac{6\ 5\ 4\ 3\ 2\ 1\ |\ 1\ 2\ 3\ 4\ 5\ 6}{7\ 6\ 5\ 4\ 3\ 2\ 1\ |\ 1\ 2\ 3\ 4\ 5\ 6\ 7}$$，以上牙齿清晰可见（上颌第二磨牙也萌出）；

无龋，右下第一磨牙银汞充填；

下牙弓中度拥挤；

下前牙看起来稍小（左下中切牙和左下侧切牙之间及左下侧切牙和左下尖牙之间分别有 3mm 接触点移位）；

轻度上牙弓拥挤；

Ⅰ类切牙关系；

中等或完全覆𬌗；

上下中线移位（上中线偏左，下中线偏右）；

上侧切牙反𬌗。

右侧磨牙Ⅰ类关系，左侧磨牙Ⅲ类关系。

双侧颊侧反𬌗 $\dfrac{6\ 5\ 4\ 3\ |\ 4\ 5\ 6}{6\ 5\ 4\ 3\ |\ 5\ 6}$

■ 引起双侧颊侧反𬌗的可能原因有什么？

引起双侧颊侧反𬌗的影响因素见表 15.1。

表 15.1　双侧颊侧反𬌗的可能性原因

双侧颊侧反𬌗	可能原因
骨性	牙弓相对宽度不匹配或前后差异（通常与第Ⅲ类错𬌗畸形有关）
软组织	扁桃体的作用
	舌低位可能是由口呼吸引起的头颅位改变
	瘢痕组织修复抑制了上牙弓增宽

进一步检查

■ 关于双侧颊侧反𬌗应该进行什么样的检查？请给予解释。

临床检查

尽管双侧反𬌗很少见，确定下颌是否移位是至关重要的。通常下颌移位伴随单侧反𬌗。

没有下颌移位。

影像学检查

在全口曲面断层片上观察未萌出的第三磨牙存在与否、位置及类型。头颅侧位片也是需要的（确定上下切牙与其各自与牙齿标志点的成角）。

全口曲面断层片上可显示 4 颗第三磨牙的形态和位置。

头部测量分析数据如下：SNA=81°；SNB=79°；上下颌平面角=28°；上颌中切牙到上颌平面角=113°；下颌中切牙到下颌平面角=93°；上下中切牙角度=138°；面部比例=56%。

■ 你对此结果的解释是什么？

相对于白种人的均值来说，SNA 正常，SNB 稍高，ANB（SNA−SNB）=2°，示Ⅰ类骨面型，上下颌平面角略高，上中切牙与上颌骨平面夹角增加，下中切牙与下颌平面夹角正常，上下中切牙角度稍微增加，面部比例稍高。

所有的数值在白种人的范围内。

诊　断

■ 诊断是什么？

Ⅰ类错𬌗畸形，Ⅰ类骨性错𬌗，下颌平面角稍高，无面部不对称。广泛性边缘性牙龈炎。

下唇部牙列中度拥挤；上唇部牙列轻度拥挤伴有上侧切牙反𬌗；上下中线移位；右侧Ⅰ类磨牙关系；

左侧Ⅲ类磨牙关系，双侧颊侧反𬌗 $\dfrac{6\,5\,4\,3\ |\ 4\,5\,6}{6\,5\,4\,3\ |\ 5\,6}$

■ IOTN DHC 分级是多少（见 206 页）?

3——左下中切牙和侧切牙之间及左下侧切牙和尖牙之间接触点移位。

治 疗

■ 治疗目的是什么?

改善口腔卫生

矫正双侧颊侧反𬌗

缓解上下牙弓的拥挤

排齐上下牙弓并中线对齐

矫正左颊侧牙列反𬌗关系至Ⅰ类关系

■ 你会提供什么样的治疗?

遵循牙医保健师的指导，边缘性牙龈炎治疗后，进行双侧颊侧反𬌗矫正（拔牙减轻拥挤，反𬌗纠正

后对齐中线）。

■ 双侧颊侧反𬌗的治疗有什么样的选择？你会选择哪一种？

表 15.2 给出了选项。就反𬌗严重程度而言，如果可能的话，一并改善鼻通气，上颌快速扩弓（RME）是治疗的最好选择。

■ 治疗之前需要考虑什么因素？这个患者打开腭中缝可能性多大？

考虑是否有足够的颊侧骨性支持和牙龈组织。15 岁之前，成功扩大腭中缝的概率是 100%，但是随着年龄增长，成功率下降。

> **关键点**
>
> 15 岁之前用 RME 扩大腭中缝的概率几乎是 100%。

表 15.2 双侧颊侧反𬌗的治疗方法

治疗选择	适应证	备注
接受并观察	患者不想矫正	不是这个选择，而 Jean 渴望矫正
	部分潜在的Ⅲ类骨性错𬌗随着下颌骨的生长可能会更糟糕，尤其是男性	
使用中缝处的螺旋形强弹力的可摘矫治器	原发性或早期混合牙列	扩大速率必须很慢，力小；否则快的扩大速率不能发挥矫治器的作用
		佩戴和作用的依从性差。
		花销大，时间久才能产生需要的扩大程度
四螺旋	早期混合牙列优先首选的方法	每边用 1mm 的不锈钢丝连接到带环上固定磨牙
	3~5mm 上颌扩大要求（主要是牙列但是也有一些骨性扩张）	需要几百克的力量
	牙齿向腭侧倾斜，不过后期固定矫治器调整倾斜的磨牙	有效的扩张
		可能损坏磨牙
		可能在前后向上扩大很多
		私人订制
		每侧可产生半颗牙齿的宽度
上颌快速扩大术（RME）	儿童或青少年	产生等量的牙齿和骨的扩张
	最小或无腭侧倾斜的颊侧牙列，如骨性反𬌗	使用带状或连接装置（后者限制下颌向下向后旋转的程度）
	>5mm 的横向腭扩展要求	
	上颌前牙轻度拥挤	年纪大的人在扩张期，不太可能增加面部垂直高度，随后还能因发育所复发
手术辅助上颌快速扩弓（SARPE）	骨骼发育成熟且有严重的骨性反𬌗的患者行 Le Fort Ⅰ型截骨术可能会发生这部分的血液供应不足	后期如果需要在前后向或垂直向上进一步复位上颌，没有合适的选择
	>5mm 的横向腭扩展要求	

■ 描述一下你如何设计矫治器。给予 Jean 什么样的指导?

腭中缝扩大的机制是固定在矫治器上的螺旋器与尽可能多的牙齿连在一起。

矫治器由金属或是与牙齿相连接塑料组成,不会接触腭黏膜,或者塑料做成的覆盖腭侧的支架。理论上说,后者产生在移动骨上更多的作用点而损害腭黏膜。因此连接牙齿的矫治器更合适。

用在 Jean 上的矫治器如下 (图 15.3)。

加力部分:腭中缝处的螺旋器 (Hyrax)。

固定部分:带环在上颌第一前磨牙和上颌第一磨牙。

连接部分:在上颌第一前磨牙和上颌第一磨牙带环之间的金属连接部分。

基底部分:没有塑料制成的腭侧的或颊侧的覆盖。

■ 关于扩弓的影响应该建议 Jean 什么呢?

由于腭中缝易向前扩而不是向后,矫治器使用的数天内中缝会有缝隙。双侧反𬌗矫正后,并保持数个月,这期间保持器固定在原位,牙龈的牵拉和骨头的复原将关闭这个间隙。

随着上颌横截面上的扩张,磨牙可能伸长,尖牙出现𬌗干扰,将会引起下颌骨向下向后旋转。这样会减轻覆颌。

■ 描述矫治器是如何工作的?

以鼻基底部为中心,以此扩开腭中缝。使用 10~20lb (4.5~9kg) 的力量在 2~3 周内,每天旋转螺旋器 2 次 (每天移动 0.5mm),达到快速扩张的目的。

与缓慢扩张相比,2~4lb (0.9~1.8kg) 的力量,约 2.5 个月,每隔一天旋转一次,一周达到 1mm。缓慢扩张可破坏小的中缝。

快速扩张的螺旋装置施加的力量首先传递给牙齿,然后作用到缝隙处,导致骨缝处针状的微小裂隙。因为腭中缝的后部先开始关闭,其他上颌结构施加增强的作用在这个区域,缝隙向前开的越宽越快,通常形成了中间裂隙。一些过度矫正是可取的 (上颌腭尖与下颌颊尖一致) 是因为上腭软组织弹性复原的趋势很强烈。

关键点
快速扩大腭中缝: · 使用 10~20lb 的力量 (4.5~9kg) 作用 2~3 周 · 每天移动 0.5mm · 中间裂隙的产生 · 复发可能性大,需要过度矫正

■ 如何保持矫正过的反𬌗?

扩弓器当作是保持器在原来的位置上维持 3 个月。一旦移除,佩戴塑料制作的可摘保持器,除非直接进行下一步治疗。这个病例中,将使用一个强扩弓的上颌弓丝保持器。当细弓丝排齐余留的牙齿时,改良式的牙弓的横穿腭侧,并有伸向上颌第一前磨牙远中的臂,或者选择 1mm 不锈钢弓丝穿过头帽管。治疗结束后,使用上颌 Hawley 保持器或是适合的上腭弓保持器保持。

RME 矫治器移除后的咬合和即刻的固定矫正治疗见图 15.4。

推荐阅读

Battagel JM. Obstructive sleep apnoea:fact not fiction.Br J Orthod, 1996, 23:315–324.

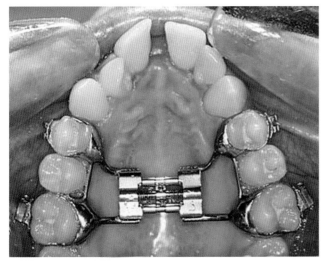

图 15.3 病例 1:装有 Hyrax 螺旋器的快速扩弓矫治器

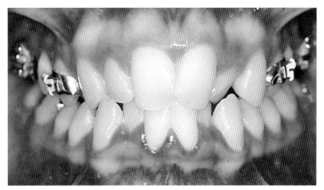

图 15.4 病例 1:RME 治疗之后上下颌固定矫治之前的前咬合关系

Herold JS. Maxillary expansion: a retrospective study of three methods of expansion and their long-term dental arch changes after rapid maxillary expansion treatment:a systematic review. Angle Orthod, 1989, 75:155–161.

Lagravere MO, Major PW, Flores-Mir C. Long-term dental arch changes after rapid maxillary expansion treatment: a systematic review. Angle Orthod, 2005, 75:155–161.

Vig KWL. Nasal obstruction and facial growth: the strength of evidence for clinical assumptions.Am J Orthod Dentofacial Orthop, 1998, 113:603–611.

病例 2

病例概述

Aidan，19 岁，对上牙外观和咬合情况表示在意（图 15.5）。这个该如何治疗呢？

■ 在图 15.5 值得注意的主要特征是什么？

拥挤的上颌牙弓；

双侧颊颊侧后牙反𬌗，包括右上尖牙；

上前牙拥挤伴随切牙旋转；下前牙略拥挤；

Ⅲ类切牙关系，上侧切牙反𬌗（上中切牙远中亦反𬌗）；

上下中线偏斜（下中线似乎偏向右侧）；

轻度深覆𬌗；

后牙开𬌗。

主诉病史

Aidan 对于他的牙的样子在意了好一阵子。他现在零售公司处有一份新工作，但他笑的时候觉得特别尴尬。他就诊过的一个矫正医生告诉他关于前牙的咬合情况需要等到青少年后期的时候才可以进行治疗。

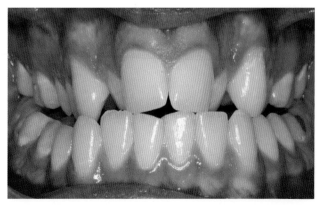

图 15.5　病例 2：前咬合像

■ 怎么可以使微笑变得迷人？

微笑的时候，被看到的上切牙的高度是男性 1mm，女性 3mm，这个通常是在息止颌位。尽管一些牙龈显露是可以接受的，但是邻牙间隙的牙龈仅是被理想的美学所接受。上切牙边缘外形应该与下唇相适配（牙齿标准校线），上切牙下唇无接触。在横截面上，微笑应该露出至少第一颗前磨牙。颊内侧与上颌后部的牙齿（特别是前磨牙）之间的距离（颊通道）应该是狭窄的。

> **关键点**
>
> 迷人的微笑由以下组成：
> · 上切牙的全长
> · 相关的邻牙间的牙龈
> · 上切牙边缘外形与下唇相适配
> · 侧面观微笑应该显露不少于上颌第一前磨牙
> · 狭窄的颊侧通道

系统病史和牙科病史

Aidan 身体健康。他不能够鼻呼吸。

治 疗

■ 为什么 RME 不可行？

成年人腭中缝的连接处是非常紧密的，因此应用在成人上的上颌快速扩大术（RME）增加了阻力。

■ 上颌快速扩弓是如何实施的？

最初，实施手术辅助上颌快速扩弓（SARPE）的操作，需要使用截掉的侧方上颌骨降低阻力，因此成人的腭中缝被迫打开了。尽管这在小于 30 岁的患者中成功率高，年龄较大的患者在其他区域可能有骨折的风险。目前，这个操作是利用 Le Fort Ⅰ 截骨线，但没有上颌下方的骨折。因此，破坏成骨组织（见第 72 页），上颌骨被扩宽，它的阻力仅来自软组织。手术前使用 RME 并在 2d 内同一速率旋转螺旋器，这个是非手术的协助 RME 的操作。需要固定矫治器排齐牙列（图 15.6）。

治疗完成后改善的咬合关系见图 15.7。

■ 怎样稳定 SARPE？

SARPE 要比手术增宽的上颌骨稳定。后者由于

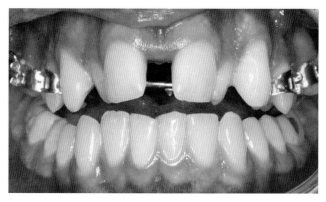

图 15.6 （A） 病例 2：手术后扩弓的前咬合关系

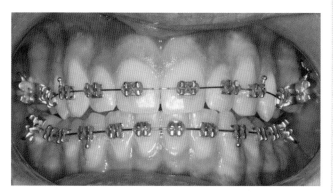

图 15.6 （B） 病例 2：固定矫治排齐后

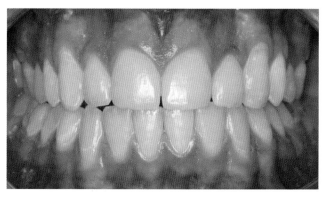

图 15.7 （A） 病例 2：治疗后的前咬合关系

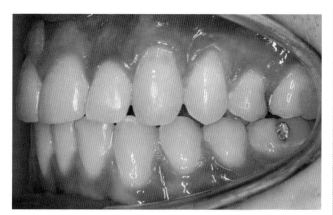

图 15.7 （B） 病例 2：治疗后的左侧颊侧咬合关系

拉伸的腭黏膜弹力恢复会有高的复发趋势。即使使用 SARPE，佩戴上腭覆盖的保持器至少术后一年以控制复发。

> **关键点**
>
> SARPE：
> · 适用于双侧后牙反𦧲矫正的成人
> · 使扩宽的上颌对抗软组织的阻力
> · 比手术扩宽的上颌更加稳定

推荐阅读

Koudstaal MJ, Poort LJ, van der Wal KG, et al. Surgically assisted rapid maxillary expansion （SARME）: a review of the literature. Int J Maxillofac Surg, 2005, 34:709–714.

Magnusson A, Bjerkin K, Nilsson P, et al. Surgically assisted rapid maxillary expansion: long–term stability Eur J Orthod, 2009, 31:142–149.

Parekh SM, Fields HW, Beck M, et al. Attractiveness of variations in the smile arc and buccal corridor space as judged by orthodontists and laymen Angle Orthod, 2006, 76: 557–563.

病例 3

病例概述

Simon 13 岁。他在意上牙前突和不整齐的下后牙（图 15.8）。引起的原因是什么，治疗上该如何选择？

■ 在图 15.5 值得注意的主要特征是什么？

左上中切牙切 1/3 牙釉质有裂缝，用复合树脂修复（左上中切牙在 2 年前受过外伤，但是无症状）；

右下第二前磨牙远中龋；

上牙弓轻度拥挤；下牙弓中度拥挤；

第二类错𦧲畸形第一分类；覆盖加深，覆𦧲稍微加深；

双侧尖牙远中尖对尖关系；

双侧正锁𦧲。

■ 由 $\overline{54|5}$ 于的位置让你产生什么样的疑问？

是否下第二乳磨牙的早失导致下颌第一磨牙的近中移位和下颌第二前磨牙的舌侧移位。

> **关键点**
>
> 正跨𦧲与第二类错𦧲畸形有关

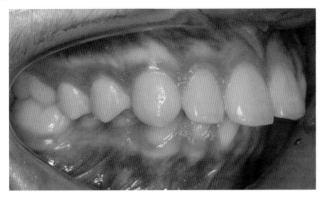

图 15.8（A） 病例 3：右侧颊部咬合关系

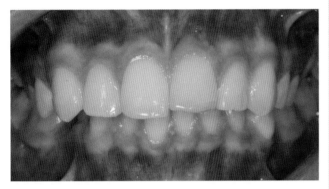

图 15.8（B） 病例 3：前咬合关系

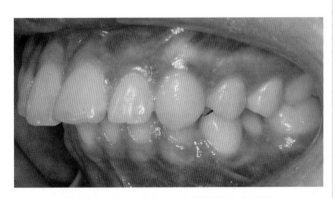

图 15.8（C） 病例 3：左侧颊部咬合关系

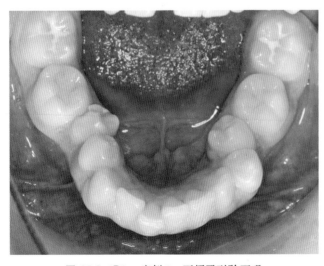

图 15.8（D） 病例 3：下颌牙列𬌗面观

口外检查

Simon 是 Ⅱ 类骨性错𬌗，下颌平面角略微减小；无面部不对称。无下颌骨移位，颞下颌关节无异常。

■ 什么引起双侧正跨𬌗？

见表 15.3。一些局部因素和骨性的因素相互作用引起 Simon 双侧正跨𬌗。

■ 矫正双侧正跨𬌗有什么治疗方法？

确定受累牙的数目以及受累牙的倾斜程度很重要。表明潜在的骨性成分的严重程度，以及是否受累牙与对𬌗牙相互移动就能提供充分的矫正。处理方法见表 15.4。

鉴于潜在的 Ⅱ 类骨性错𬌗，最初使用 Frankel Ⅱ 矫治器调整 Simon 的发育，然后行非拔牙上下颌固定矫治（图 15.9）。

表 15.3　双侧舌侧反𬌗的原因

局部因素	两侧下第二乳磨牙的早失使下第二前磨牙完全舌侧移位
骨性因素	牙弓的相对宽度不相匹配或是 Ⅱ 类骨性错𬌗
局部因素和骨性因素共同作用	
极小可能因素	彼埃尔罗宾综合征（下颌后缩畸形，腭裂，舌后坠）

表 15.4　双侧正跨𬌗治疗方案

方案	可能的情况
拔除	一侧的单颗牙受到影响和完全舌侧异位
受影响上下牙齿相互运动	取决于牙齿倾斜程度，受累牙的数目和存在或不存在潜在的骨性 Ⅱ 类错𬌗
	需要固定矫治
调整发育	影响软组织力平衡的矫治器，如：Frankel Ⅱ 类
正畸掩饰治疗	拔牙或非拔牙治疗取决于局部的/骨性的组成
	有助扩大下颌前磨牙之间的矫治器，如 Damon 矫治器
中线牵引成骨术	上颌排列整齐伴有严重的下颌拥挤，Ⅴ 形的下颌骨和狭窄的下颌弓伴有双侧锁𬌗影响到若干个牙齿
正颌外科手术	成人 Ⅱ 类骨性错𬌗伴有下颌发育不全

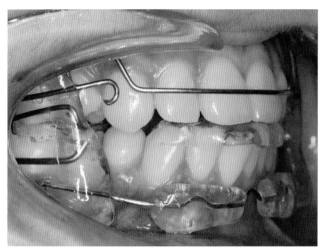

图 15.9 (A) 病例 3：使用 Frankel Ⅱ 治疗期间

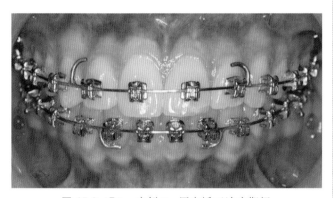

图 15.9 (B) 病例 3：固定矫正治疗期间

关键点

双侧正跨殆的矫正：
· 单侧受单个牙的影响：考虑拔除移位的牙齿
· 单侧受多个牙齿的影响：考虑结合受累的下颌牙颊侧移动（受累）的上颌牙腭侧移动

■ Simon 已经做过固定矫治器的治疗，如图15.9. 这是什么类型的矫治器？与传统的固定矫治器相比，它的优点是什么？

这是自锁式固定矫治器（Damon）。弓丝不是紧紧地压向托槽基部而是由坚硬的弹簧夹（Speed）或维持的弹簧（Smart-Clip）固定住。这些取代了不锈钢丝结扎或是橡皮圈结扎（后者是最主要的）弓丝入槽的传统固定矫治。它的优势是快速锁定，摩擦小，治疗快速，疼痛较少并且复诊次数减少。与传

统的调整前的托槽相比，现在的发现表明自锁托槽：两种托槽在临床上治疗时间没有显著性的差异；每个系统有着相似的效果；使用或不使用自锁托槽可以适度地节省时间，但时间的节省随着托槽的设计而变化。

■ 如何破坏骨生成？下颌中线破坏后带来什么样的并发症？

基于骨愈合的过程，成骨细胞聚集在截骨的区域内，钙化并生成新的骨头，软组织生成。下颌联合区域软组织不足够覆盖移植的骨头，有必要通过正颌外科手术增宽下颌联合区，这种截骨可以协助新骨生成（骨生成）和软组织形成（组织发生）新的骨膜并覆盖在截骨的区域。尽管在概念上来说，下颌中线破坏基本上等同于 SARPE，与上颌的相比较，没有侧方分离切开的手术是因为下颌不是与颅骨连在一起的。因此，下颌骨的截骨将不是平行的，但是将会以髁突为中心旋转。对下颌骨面部和舌侧的皮质骨进行截骨，通常通过下颌联合区向各个方向延伸。接下来是 5~7d 的等待时间，旋转螺旋器每天 2 次（0.5mm）直到达到理想的位移才行截骨术。这个扩弓矫治器可能是作用在牙齿上或在骨头上的。在接下来的病例中，它是术前 4 个月的移动。

术后 2 周内下颌中线偏斜，但是相对少见，主要是轻度的或是暂时性的现象。只有 3% 的患者经历过多的严重损害，是由于切牙牙根根折或是牙龈萎缩。因此，下颌中线截骨扩弓似乎是相对安全的办法。

Simon 最终的咬合关系见图 15.10。良好的颊侧咬合关系稳定双侧正跨殆的矫正。

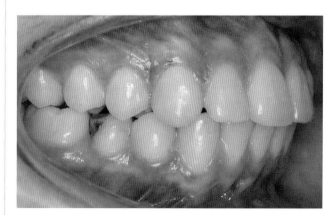

图 15.10 (A) 病例 3：治疗后右侧颊部咬合关系

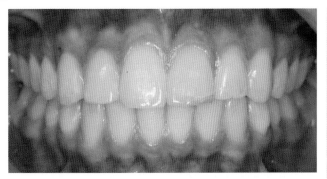

图 15.10（B） 病例 3：治疗后前咬合关系

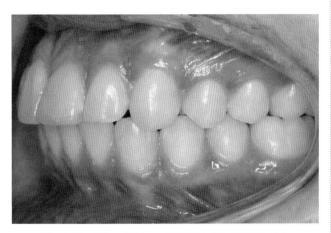

图 15.10（C） 病例 3：治疗后左侧颊部咬合关系

推荐阅读

Fleming PS, Johal A. Self-ligating brackets in orthodontics: A systematic review. Angle Orthod, 2010, 80: 575-584.

Freeman DC, McNamara J A Jr, Baccetti T, et al. Long-term treatment effects of the FR-2 appliance of Frankel. Am J Orthod Dentofacial Orthop, 2009, 135: 570.e1-e6.

Von Bremen J, Schafer D, Kater W, et al. Complications of mandibular midline distraction. Angle Orthod, 2008, 78: 20-24.

为了便于复习，请参考思维导图 15。

第 16 章

晚期下切牙拥挤病例概述

病例概述

Graham，约 20 岁，下切牙拥挤（图 16.1）。其原因是什么，该如何处理？

病　史

主　诉

Graham 担心下前牙拥挤，想知道这样的情况是否会加剧。

主诉病史

在他发现牙齿拥挤的 18 个月之前，下前牙保持直立。现在他发觉很难清洁下前牙。让他苦恼的是，牙结石亦容易在下牙的舌侧形成。他也意识到在过去的 18 个月里两颗智齿在下颌牙齿的后面逐渐萌出。这并未引起他的任何不适，但他想知道正在萌出的智齿是否引起了下前牙拥挤。

系统病史

Graham 全身状况良好。

牙科病史

2 年前 Graham 曾做过上侧切牙上中切牙的固定矫治来关闭上切牙之间大的间隙。

检　查

口外检查

Graham 呈现 I 类骨面型，下颌平面角（FMPA）为均角，无面部不对称。唇部张力正常，颞下颌关

节无异常。

口内检查

牙齿表现如图 16.1 和 16.2 所示。

■ 你观察到了什么？

软组织健康，除外与左上尖牙和第一前磨牙之间少量牙菌斑沉积有关的轻度牙龈红肿。

除此之外口腔卫生良好；左上第一前磨牙轻度牙龈退缩。

下颌恒牙全部萌出。

1|1 2 3 4 5 6 见于上牙弓（注左上第二磨牙已经萌出）。

下唇部牙列拥挤伴随下颌两个智齿萌出。

严重的切牙接触点移位 2.5mm。

左上象限咬合对齐。

I 类切牙关系，但是有可能接近 III 类关系。

左面颊侧咬合为 III 类关系。

■ 下切牙拥挤在青少年晚期很常见吗？

在现代人群中，下切牙拥挤在接近 20 岁时是一

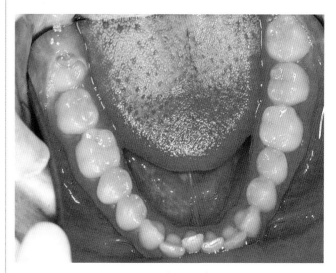

图 16.1 下颌牙列𬌗面观

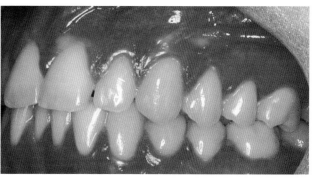

图 16.2 左侧颊部咬合关系

个明显的趋势。即使牙齿原来是整齐的或是有间隙的，通常也会产生轻度拥挤，然而最初的轻度拥挤将会变得更糟。下唇部的牙列拥挤也会发生在拔牙减轻拥挤或是行固定矫治的患者中（除非舌侧放置了固定保持器）。

■ 出现下切牙拥挤可能的原因是什么？

就病因学来说，是多重因素引起的，主要理论如下。

后期下颌的发育。尤其是，如果生长旋转也存在的情况下，上颌骨停止发育的地方，下颌的向前发育受唇部力量的协助，往往重新排列舌侧的下切牙，以减少牙弓的长度从而造成了牙列拥挤。目前认为，在下颌骨发育晚期，随着下切牙或整个下牙列相对下颌骨体部向后移动，下切牙拥挤就经常发生。当其他生长发育停止，后期下颌骨发育越是巨大，后期下切牙拥挤越有可能发生。通常，就这个病例的男性患者来说，下颌骨生长完成是在19岁，但也有可能持续更久。

牙龈和（或）咬合力。越隔纤维的压力和（或）前部咬合力直接作用的部分致使牙列近中移动。

当代饮食导致邻牙间磨耗缺乏。据说澳大利亚原住居民没有下唇部牙列拥挤，但该结论未被研究证实。

尖牙间宽度减小。青少年时期下颌尖牙间宽度逐渐减小，在成年期这种减小逐渐放缓。这样的进程增加了下唇部牙列拥挤的发生率，在青少年晚期尤为明显。

第三磨牙的萌出。该观点仍具有争议性。有两种理论：

第三磨牙在萌出的过程中，给下颌牙列施加近中压力，导致下唇部牙列拥挤；

第三磨牙阻碍下牙向远中移动，与下颌骨生长或软组织产生的力量相应。

但是，甚至当第三磨牙缺失时，后期下切牙拥挤仍然形成，所以第三磨牙并不是引起此问题的关键因素。后期下颌骨的发育程度是至关重要的。

关键点

引起后期下切牙拥挤的可能性因素包括：
· 后期下颌生长发育
· 牙龈和（或）咬合力
· 尖牙间宽度减小
· 第三磨牙

进一步检查

■ 进行什么样的检查？请给予解释。

影像学检查

在全口曲面断层片上观察部分萌出的下第三磨牙位置和倾斜程度。正畸治疗前行影像学检查，应该与患者初诊时就沟通好，根据临床表现或影像学指征决定是否进行的其他影像学检查。

研究模型

取上下颌印模和蜡型记录中性合，作为研究模型准确记录错拾畸形，有助于制订进一步的治疗方案。

■ 在正畸治疗前拍摄的全口曲面断层片中看到什么（图 16.3）？

正常的牙槽骨高度；

所有牙齿已萌且状况良好；

右下第三磨牙轻度近中阻生；

左下第三磨牙垂直生长；

牙槽骨覆盖双侧下颌第三磨牙远中一半的牙冠。

诊 断

■ 你的诊断是什么？

Ⅰ类错拾畸形，Ⅰ类骨性错拾，下颌平面角为均角；下切牙拥挤；第三磨牙阻生；左侧颊部Ⅲ类关系。

■ IOTN DHC 分级是多少（见 206 页）？

3d——下切牙之间接触点移位 2.5mm。

■ 后期下切牙拥挤的处理办法是什么？

接受和观察。下牙弓正常生长改变，在青少年

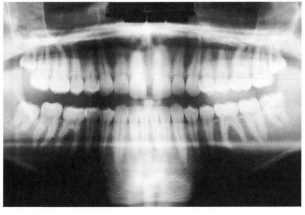

图 16.3 全口曲面断层片

后期较为明显。轻度拥挤的下牙列，保持观察即可。

邻面片切。只适用于轻度下切牙拥挤的成年患者。切除每个切牙近远中面最多各 0.25mm，直到获得 2mm 间隙来缓解拥挤。

使用部分固定矫治器排齐切牙。可摘矫治器是可替代的选择。树脂的唇弓或者隐适美@（一种抽真空做成的热塑矫治器）与复制的研究模型相适配，且模型是片切后排列的切牙。然而隐适美@要求几个附件来增加改变（每个矫治器 0.25~0.3mm，每天戴 20h，每两周更换一次矫治器）直到最后排齐。长时间佩戴保持器来保持最终效果。

拔除一个下切牙。下唇部牙列拥挤是很明显的，拔除一个下切牙可给剩下牙齿足够的排齐空间。拔牙之前，建议在研究模型上做诊断蜡型，确保最后的效果满足患者的需求。与预期结果不符，提示患者上唇部牙列可能舌倾，下唇部牙列排齐后稍微舌倾。除非完全拔除切牙，预留的切牙就能够排齐。固定矫治计划详细指明余留唇侧牙列的位置，需要固定舌侧保持器。

拔除下颌前磨牙。颊侧牙列尖窝交错，咬合良好，拥挤只局限于下唇部的牙列。最好避免拔除下颌中段牙弓的牙齿，因为这样会干扰颊侧咬合。拔除下切牙可加快下唇部牙列的排齐，同时可保持颊部牙列的完整性。

■ 你会建议拔除下颌第三磨牙吗？

因错𬌗畸形与第三磨牙的关系没有证实，在防下唇部牙列拥挤加重时，第三磨牙不应该被拔除。

目前的研究结果是，若冠周炎复发或其他病理性疾病，第三磨牙才被建议拔除。在此病例中，这

两种症状都没有出现，下颌第三磨牙应予以保留，如果出现，再重新评估。

关键点

· 后期下前牙拥挤的治疗
· 接受和观察
· 片切和固定矫治联合
· 下切牙拔除联合固定矫治

■ 你会怎样处理下切牙拥挤？

下唇部拥挤是轻度的，Graham 应接受现状。保持复诊观察，如果拥挤加剧，可再考虑治疗。

应观察下颌第三磨牙的萌出。

推荐阅读

Dacre JT. The long-term effects of one lower incisor extraction. Eur J Orthod, 1985, 7:136–144.

Harradine NW, Pearson MH, Toth B. The effect of extraction of third molars on late lower incisor crowding: a randomized controlled trial. Br J Orthod, 1998, 25:117–122.

Little RM, Riedel RA, Artun J. An evaluation of changes in mandibular anterior alignment from 10 to 20 years postretention. Am J Orthod Dentofacial Orthop, 1988, 93:423–428.

NHS Centre for Reviews and Dissemination, York. Prophylactic removal of impacted third molars: is it justified? Br J Orthod, 1999, 26:149–151.

Richardson ME. Late lower arch crowding: the aetiology reviewed. Dent Update, 2002, 29:234–238.

为了便于复习，请参考思维导图 16。

第17章

下颌前突和颞下颌关节功能紊乱综合征

病例概述

Jocelyn，23岁，因下巴明显突出（图17.1）及左侧颞下颌关节（TMJ）疼痛，就诊于社区牙科医生。这是什么引起的？该怎么处理？

病　史

主　诉

Jocelyn主要的问题是她不喜欢下巴突出的外观以及上牙咬在下牙的舌侧。左侧颞下颌关节处疼痛，咀嚼稍微困难。她也不喜欢她的发音不清。

主诉病史

在学校的最后一年，Jocelyn逐渐意识到下颌前突和咬合状况。她12岁时咨询过正畸医生后，拔除两个上牙给上尖牙留出空间（8岁时因龋坏拔除两个下第一磨牙）。口内没有戴任何装置。医生建议她等到青少年后期再重新评估前牙咬合情况。

■ 关于颞下颌关节疼痛你会提出什么问题？

什么时候开始疼痛，怎么发生？
疼痛类型和持续时间。
发生频率。
局部发生吗？或是放射的点有哪些？

相关症状，如肌肉痛、有弹响、张口受限、牙关紧闭。
加重因素，如压力。
不良习惯，如咬指甲、磨牙、咬笔。
缓解因素，如热敷、止疼（类型和数量）。

在她大学第一年准备考试时，突然出现关节疼痛。自此左侧下颌关节有间歇性不适，但都只是轻微的。这种疼痛主要出现在左侧下颌关节区，但会放射到同侧下颌肌肉。晚上未有痛醒，但早上感觉疼痛剧烈。基本上疼痛持续几个小时，然后消失。当Jocelyn工作压力大的时候疼痛往往复发。她意识到自己压力大时会磨牙。她没有咬铅笔、钢笔或指甲的习惯。她感觉到疼痛在过去1年里较频繁发生，而且愈来愈严重。咬硬物或开口过大疼痛加重；一片或两片扑热息痛片（对乙酰氨基酚）一般可缓解疼痛。Jocelyn也出现了关节弹响。

系统病史

Jocelyn全身状况良好。

牙科病史

Jocelyn会定期到社区牙科医生处检查，每天刷牙两次。

家族史

Jocelyn的姐姐也是下巴突出，但没有她明显，咬合情况经固定装置矫正过。

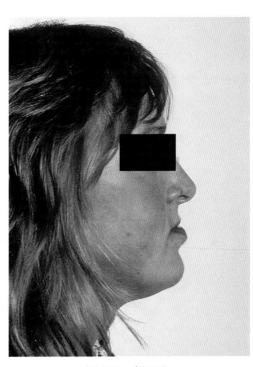

图17.1 侧面观

检 查

口外检查

■ 从 Jocelyn 的侧面观观察到什么?

Ⅲ类骨面型，下颌平面角为均角，唇部张力正常。

■ 从病史来看，口外方面的评估包括哪些方面?

颞下颌关节。首先，正面观察患者，评估下颌骨张口时和侧方移动时情况。其次，触诊髁突位置，同时注意有无捻发音或关节弹响。当出现症状时，也应该触诊咀嚼肌。检查左侧颞下颌关节弹响和左侧咀嚼肌松弛程度。

闭口时下颌运动轨迹。评估下颌从息止位到牙尖交错位的运动路径，注意早接触引起的前方或是侧方的下颌移位。

在本病例，闭口时前方的下颌移位，早接触点在右上第二磨牙与右下第三磨牙（中性关系到牙尖交错位有 3mm 的移位）。

口内检查

口内情况如图 17.2 所示。

■ 你观察到了什么?

牙龈组织健康；牙龈退缩的牙位 $\dfrac{63\ |\ 356}{7\ |}$。

口腔卫生总的良好除外左上尖牙少量牙菌斑沉积；

$$\dfrac{7\,6\,5\,3\,2\,1\ |\ 1\,2\,3\,5\,6}{8\,7\,5\,4\,3\,2\,1\ |\ 1\,2\,3\,4\,5\,7}\ 可见。$$

无明显龋坏。

极轻度下切牙拥挤，下颌前磨牙之间存在间隙。

极轻度上牙弓拥挤，上侧切牙轻微的近中旋转。

Ⅲ类切牙关系，反覆盖（临床测量 4mm），轻微反𬌗，中线齐；

双侧Ⅰ类尖牙关系；

颊侧反𬌗影响了右上第二磨牙与同侧下第三磨牙。

■ 是什么原因导致下颌前磨牙区大量间隙并且下颌第二前磨牙远移与第二磨牙接触?

在不拥挤的牙弓中，早期拔除 $\dfrac{6\,E\ |\ E\,6}{}$ 是产生

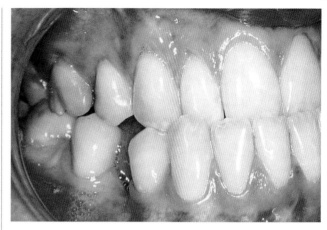

图 17.2 (A)　右侧颊部咬合关系

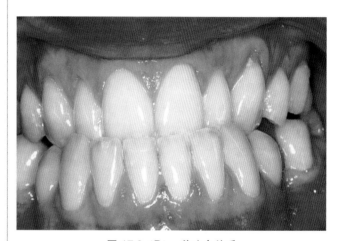

图 17.2 (B)　前咬合关系

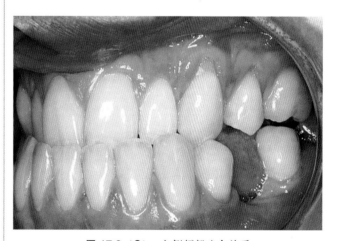

图 17.2 (C)　左侧颊部咬合关系

上述间隙的原因。Ⅲ类错𬌗的下牙弓通常不拥挤。

■ 怎样的咬合特征可引起颞下颌关节功能紊乱综合征?

反𬌗，Ⅲ类错𬌗畸形和前牙开𬌗在一些研究当中已经证实与颞下颌关节功能紊乱综合征（TMJDS）有密切关系，但是其他人发现 TMJDS 和下颌移位没有

关系。TMJDS 的病因是多因素的，涉及生理性的、外伤性的和咬合性的有关因素。最突出的因素可能是压力因素，通过不良习惯就使得压力引起这个症状，这来自于错殆畸形的易感人群。本病例中，闭口时在右上第二磨牙与同侧下第三磨牙之间移位。也有前方和后方的反殆。

■ 为什么建议 Jocelyn 等到青少年后期再做评估？

在Ⅲ类错殆畸形中，在青少年时期反覆盖的发生是随着下颌向前发育而增加的。等到下颌生长彻底完成，一般女孩大约在 17 岁，男孩 19 岁。如此有三个优点：第一，治疗计划可以根据稳定的面部和咬合特征制定。第二，如果采取治疗，可以避免由进一步生长发育引起的复发。第三，咬合改变的程度取决于下颌发育，将影响着单独的正畸方法或是外科正畸联合手术的方法。对潜在的骨性错殆类型正畸治疗可减少牙代偿，但是如果没有成功取决于持续的相反的下颌生长。这种牙补偿就需要不被减少而是预先的外科手术治疗。这可能包括扩大下前磨牙拔出的间隙。早期青少年Ⅲ类骨性错殆通过正畸矫治，包括下牙弓牙齿拔除。

在本病例中前后骨性类型的严重性，下颌可能的生长模式，牙代偿的量、反殆程度和相对无拥挤的程度（拔除上颌第一前磨牙和下颌第一磨牙）都将被考虑以推迟进一步正畸治疗。患者是否接受切缘对切缘的切牙关系也需要进行评估。

关键点

考虑正畸或是正颌的方法之前，至少需等到青少年后期达到：

· 稳定的面部和咬合特征
· 避免由于进一步发育造成的复发
· 下颌生长发育程度决定正畸或者外科手术

进一步检查

■ 需要做什么辅助检查，为什么？

患者最初担心的是她的面形，而她的错颌畸形可能不可以单独通过正畸治疗矫治。应采用颌面外科正畸联合手术的方法。如此，需要的辅助检查和选择它们的理由见表 17.1。如果可能的话，记录下放松和微笑状态下的三维（3D）面部成像，以此作为基准，观察手术操作以及后续的治疗面部 3D 改变。同样的，采用锥形束断层扫描（CBCT）检查。

对 Jocelyn 已经做出 TMJ 的评估（78 页）。

全口曲面断层片没有显示髁突的病变。

头部测量分析数据如下：

SNA=79°；SNB=85°；ANB=-6°；上颌中切牙到上颌平面角=113°；下颌中切牙到下颌平面角=82°；上下中切牙角度=139°；下颌平面角=26.5°；前颅底平面与下颌平面角=11°；面部比例=56%。

■ 从这些发现中得到是什么（见 204 页）？

中度严重的Ⅲ类骨性错殆是由上颌后缩和下颌前伸共同引起的。正如 SNA 角比平均值 81°小 2°，应用伊士曼校正给 ANB 角度加 1°，于是 ANB 角校正值为-5°。

轻微的上切牙唇倾（尽管倾斜在正常范围内），以及明显的下前牙舌倾意味着骨性Ⅲ类错殆的牙代偿。下切牙的角度必须与下颌平面角一并考虑，见第 9 章解释。

切牙间角增大，但在白种人的正常范围之内。

下颌平面角、前颅底平面与上颌平面角和面部比例均轻微超出均值，但处于白种人正常范围内。

表 17.1　颌面外科正畸联合手术需要的辅助检查

辅助检查	原因
正面观和侧面观	查找颅、上颌、鼻、下颌或颏部可能的畸形
	评估面部高度和宽度的比例，鼻翼间距离，鼻唇角，上切牙露出范围，上颌牙中线和面部中线的关系，软组织的形成和健康状况。
TMJ 评估	记录 TMJ 功能紊乱的症状；如果可能正畸治疗前保守治疗；如果明显的咬合错乱引起功能紊乱，治疗方案是纠正这个问题。
全口曲面断层扫描（DPT）	评估整体的牙齿状况和牙列的预后，还有未萌出第三恒磨牙的位置（根据临床和/或 DPT 发现而拍摄咬翼片和根尖周片）。
头颅侧位片	确定错殆畸形的病因并协助制定外科手术计划
面部和口腔图片	记录面部和口腔错殆畸形的特征
	手术计划匹配数字侧位照和头颅侧位片
研究模型和复制模型	可以通过正畸或咬合评估及模拟外科手术上可调式颌架

三维（3D）面部成像可能与 CBCT 联合使用，也可以做 3D 手术计划，进一步检查的实施是为了优化治疗

诊 断

■ 你的诊断是什么?

Ⅲ类错殆畸形，Ⅲ类骨性错殆，下颌平面角为均角；颞下颌关节功能紊乱综合征（TMJDS）伴有左侧关节弹响；$\dfrac{6\,3\,|\,3\,5\,6}{7\,|}$ 牙龈退缩；上颌第一磨牙和下颌第一前磨牙早失；上下唇部牙列轻度拥挤；除了上颌第二前磨牙和第一磨牙，其余牙都反殆；唇侧右上第二磨牙与同侧下方第三磨牙反殆伴有下颌移位。

■ IOTN DHC 分级是多少（见 206 页）?

5m——由于反覆盖大于 3.5mm 并伴有咀嚼和言语困难。

治 疗

治疗目标是什么？

缓解 TMJDS

控制牙龈萎缩

纠正潜在的Ⅲ类骨性错殆

建立Ⅰ类切牙和磨牙关系

纠正颊侧反殆

修复下颌颊侧间隙

■ 需要做什么治疗? 请解释

需要采取正畸-外科-修复联合的治疗方案的原因如下。

患者关注面部和牙齿的外形。

严重的潜在的Ⅲ类骨性错殆。

尽管有牙代偿，但也有 4mm 的反覆盖。

ANB 大于-4°，下切牙至下颌平面角小于 83°表明需要外科正畸联合手术。

术前下牙弓去代偿会增加前磨牙之间的间隙，然后修复治疗改善最终的咬合。

此外，下切牙去代偿伴有牙龈萎缩的风险，特别是 Jocelyn 已经有部分牙齿轻度牙龈萎缩。行外科正畸治疗之前需寻求牙周病专家的意见。

下颌颊侧牙列之间的间隙用树脂固定桥处理，随后使前磨牙直立。牙周医生纠正 Jocelyn 刷牙方法，进行口腔卫生指导，防止牙龈萎缩进一步恶化。治疗前没有必要移植牙龈到下前牙，而且反复强调正畸治疗期间维持良好的口腔卫生习惯。正畸治疗 6 个月后牙周复查。

■ 怎样治疗这个病例?

短 期

制作一个坚硬的而且全覆盖的上颌塑料夹板，指导 Jocelyn 应该全天佩戴直到 TMJ 症状消失。建议进软食，避免下颌关节受力，如打哈欠。如有必要采取轻度麻醉。

长 期

正畸-外科-修复联合治疗改善面部和咬合关系的问题。正畸治疗可能缓解 TMJDS 症状。这是因为牙齿移动使得牙齿咬东西无力，牙齿紧咬固定或是研磨不如以前自如，因此失去了功能。即使是消除移位引起的咬合接触（这里出现在右上第二磨牙和右下第三磨牙之间），这样的改善可能只是暂时的。

提示患者注意正畸外科对 TMJDS 的风险，以消除不合理的治疗期望。

> **关键点**
>
> 正畸治疗和（或）正畸外科不能保证解决 TMJDS 的问题。

■ 解释对于市病例你会制订怎样的外科治疗计划?

1. 涉及一个包括正畸医生和口腔颌面外科医生在内的团队。也需要修复专家解决下颌前磨牙间隙问题。临床心理学家加入到正颌外科的病例当中，会对此有所帮助。Jocelyn 必须清楚知道为了获得最佳的面部外形和咬合关系，固定矫正治疗在整个治疗计划中是必需的。

2. 可能采取不同方法实施外科治疗计划。提供牙颌颅面部复合体的内部关系，即颅骨和颅底之间、鼻颌复合体与上颌牙列之间、下颌骨与相关牙列之间、特定的头影测量分析。根据年龄、性别及种族，比较个体头影测量数据与正常值之间的差异。电脑程序可以实现计划下手术，骨头和牙齿的移动，并可以显示在屏幕上。

3. 数字化侧面图像与头影测量描摹图联系在一起，专用的设计软件就可以自动模拟外科手术和正畸操作的图像，而且电脑可以显示此图像。因此可以设计出不同的治疗方案。另外，尽管治疗效果没有办法完全保证，但是患者可以直视最终的预期效果。使用参考线去测量距离，复制的研究模型模拟外科手术过程中的移动距离，做上颌外科手术，使用半可调式𬌗架。现在发展的 3D 技术模拟正颌外科手术（重叠 3D 面部图像和 CBCT 扫描）有令人激动的可能性。

4. 把最终的计划解释给 Jocelyn，确保她明白手术前的正畸治疗会使她的侧面像变得更加糟糕，也让她知道最终的面部外形是什么样子。如果她愿意，可以安排她与另一位术后成功的患者见面和讨论治疗经过。

> **关键点**
>
> 外科正畸治疗计划：
> - 需要一个团队合作
> - 可能需要的帮助：数字化侧面图像与侧面头影测量描摹图，使用电脑实现预测的软件

■ 描述手术前正畸治疗的步骤

固定矫治阶段的目的是移动下颌到理想的位置，并且不受牙齿的干扰。上下牙弓排齐且相协调，而且建立垂直向和前后向的切牙关系。包括现有的牙去代偿。对于 Jocelyn，主要是下切牙唇侧移动，消除上切牙的轻度拥挤和轻微的直立。显露出最大移动的骨性差异，最大化可能的外科操作。需要 II 类颌间牵引去代偿。不需要拔牙。应该在去代偿的过程中观察下切牙的牙龈，确保不再发生牙龈萎缩。

获得需求的牙齿移动后，应该使用方形弓丝来维持牙齿稳定。最后进行术前记录——研究模型、照片和头影测量片，对发生的改变进行评估，判定原来的手术计划是否执行或是否需要更改。术前牵引钩应该连接到弓丝上。这些有助于颌间固定和（或）术后弹性牵引。

> **关键点**
>
> 术前的正畸治疗：
> - 可能涉及拔牙
> - 通常包括去代偿
> - 排齐和协调牙弓或牙弓上牙列
> - 建立垂直向和前后向的切牙关系
> - 术前放置方形弓丝和牵引钩

■ 可能需要什么外科手术？

Le Fort I 型骨折线前移。

下颌后退。

■ 可能需要的夹板和固定装置类型？

𬌗间塑料夹板与𬌗架相匹配，能够达到所需求的咬合关系。Le Fort I 骨折线前移和下颌后退术后，迷你夹板和方头螺钉分别用于固定。也需要颌间固定。如果没有固定，术后下颌就要开始运动训练，2~3 周后开始张口训练。当采用塑料夹板固定咬合关系时，较轻的弹性牵拉指导下颌运动。

■ 描述术后正畸阶段

下颌骨移动满意和截骨点稳定后，拆除塑料夹板。细的圆丝入槽帮助咬合稳定，且后牙区匣形牵引协助给予向前的力量，这将维持矢状面的矫正。获得良好的牙间交错𬌗后，不需要弹性牵引了。这个阶段的治疗很少多于 6 个月。需要一段时间的保持，然后与其他完成常规正畸治疗的成人一样。外科手术的回访至少 2 年。

■ 什么因素会影响术后稳定性？

影响稳定性的因素有：

正畸和外科治疗计划正确、可行、相互协调、合理进行。

适度的手术移动——任何方向上颌移动小于 6mm 或者下颌小于 8mm。不给软组织施加张力，髁突在手术中没有移动。

无伸舌习惯，无手术疤痕。

患者遵从各方面的治疗，尤其术后戴上弹性牵引装置。充分固定。

术后侧面轮廓像和咬合像呈现在图 17.3。

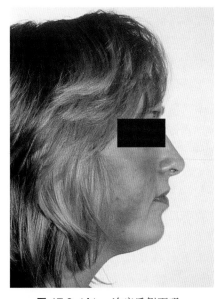

图 17.3（A） 治疗后侧面观

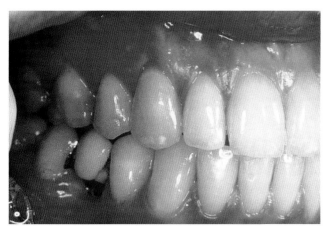

图 17.3（B） 治疗后咬合关系

关键点

外科移动适当，不给软组织施加张力，就会确保稳定性。

推荐阅读

Hajeer MY, Millett DT, Ayoub AF, et al. Applications of 3D imaging in orthodontics: Part Ⅱ. J Orthod, 2004, 31:154–162.

Hunt NP, Rudge SJ. Facial profile and orthognathic surgery. Br J Orthod, 1984 11:126–136.

Luther F. TMD and occlusion part Ⅰ. Damned if we do? Occlusion: the interface of dentistry and orthodontics; TMD and occlusion part Ⅱ. Damned if we don't? Functional occlusion problems: TMD epidemiology in a wider context. Br Dent J, 2007, 202: E3.

Proffit WR, White R, Sarver D. Contemporary treatment of dentofacial deformity. St Louis: Mosby, 2003.

为了便于复习，请参考思维导图 17。

第 18 章

漂移的切牙

病例概述

Iain，男性，51 岁，上切牙之间的间隙和牙齿移位（图 18.1）。原因及要做什么样的处理？

病 史

主 诉

Iain 诉上前牙之间存在缝隙，感觉所有前牙松动，特别是右上侧切牙和左下侧切牙松动。他意识到这个缝隙并关注以防前牙会松动脱落。

主诉病史

在过去几个月他已经注意到他的上前牙一直移动。同时牙齿之前的缝隙开始出现而且愈来愈宽。牙齿移动没有带来疼痛，但是咀嚼不适。他也感觉到下前牙和几个上下后牙移动引起的口内不适。

牙科病史

Iain 转到我处就诊以前，在另外一家牙科诊所接受常规检查多年。他积极主动求治，不希望丧失任何一颗牙齿。在他 20 岁早期时左上中切牙受过外伤，而且牙齿逐渐变黑，但是他没有意识到。

系统病史

Iain 有糖尿病史，胰岛素控制病情良好。除此之外身体状况良好。

家族史

Iain 每日吸烟 10 根，已有 30 年吸烟史。

检 查

口外检查

未触及颌下或颈部淋巴结。

口内检查

■ 从图 18.1 和图 18.2 观察到了什么？

口腔卫生一般，邻牙间染色。

下中切牙和侧切牙之间的龈乳头轻微水肿。

全口牙龈萎缩。

修复的左上中切牙严重染色。

$$\frac{7\,6\,5\,4\,3\,2\,1\ |\ 1\,2\,3\,4\,5\,6\,7}{8\,7\,6\,5\,4\,3\,2\,1\ |\ 1\,2\,3\,4\,5\,6\,7}$$ 可见。

下切牙轻度拥挤。

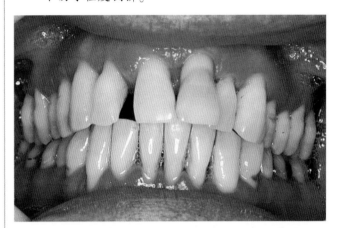

图 18.1 咬合前面咬合关系

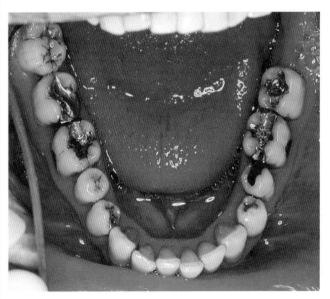

图 18.2 （A） 下颌牙列𬌗面观

上牙弓无拥挤, 切牙之间有间隙。

Ⅲ类切牙关系, 除了上颌左侧中切牙, 右侧侧切牙, 覆𬌗覆盖较小。

上下中线不齐。

双侧Ⅰ类磨牙关系。

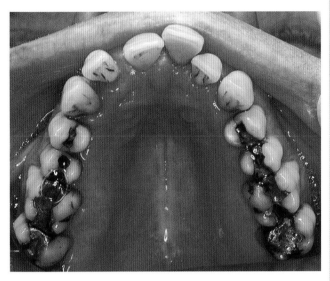

图 18.2 (B)　上颌牙列𬌗面观

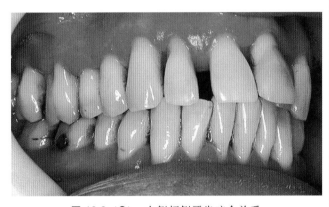

图 18.2 (C)　右侧颊侧牙齿咬合关系

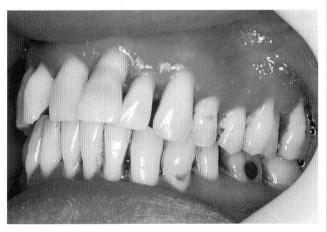

图 18.2 (D)　左侧颊侧牙齿咬合关系

■ 根据目前所知, 上中切牙和侧切牙松动和移动最可能的原因是什么?

从整个牙周情况分析, 确定存在慢性牙周炎。

根尖周炎可能引起牙齿前突, 但不是很明显。

牙根吸收。大量的牙根吸收将产生牙齿间隙和移动。

根折。病史中没有提到。

其他疾病如根尖周囊肿或骨损伤, 可能性不大。

■ 对于病史你能明确地了解到什么?

牙齿移动度。

牙菌斑和 (或) 龈上或龈下牙结石的位置, 程度。

探诊出血位置。

牙周脓肿位置。

窦道和 (或) 相关的脓性渗出部位。

深龋位置。

咬合因素引起的牙齿移动, 如改变的咬合接触, 和 (或) 磨牙。

其他习惯, 如咬笔, 咬指甲。

全口龈下牙石, 4~6mm 牙周袋, 探诊延时出血。

右上侧切牙近中牙周袋里有脓性渗出。无窦道, 无龋坏。

上下磨牙、前磨牙和尖牙颊舌向Ⅰ度松动。上下切牙颊舌向Ⅰ度松动, 左下侧切牙颊舌向Ⅱ度松动。

Iain 可以左右方向上做侧方运动。

前伸无干扰。

进一步检查

■ 需要做什么辅助检查, 为什么?

全牙列的根尖片准确评估牙周状况, 特别是牙槽骨高度和牙周状况。

■ 全口牙根尖片显示在图 18.3, 你能发现什么?

牙槽骨水平吸收达到 50%。

$\dfrac{2\,|\,1}{6\,3\,|\,2\,6}$ 角形吸收。

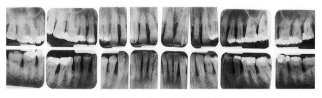

图 18.3　全口牙齿根尖片

70%~80%牙槽骨吸收影响下切牙。

修复过的牙列，但是无龋。

诊 断

■ 你的诊断是什么?

中度慢性牙周炎伴有局部进行性牙周炎。

Ⅲ类错殆畸形伴有下切牙轻度拥挤，上切牙间隙和移位。

上下中线偏斜。

两颊侧Ⅰ类关系。

■ 随着牙周附着丧失，前牙唇倾怎么会发生?

牙槽骨丧失使牙齿对抗软组织和咬合力的作用损伤，致使牙齿移位。

牙周炎引起创伤性咬合。牙周支持丧失引起牙齿漂移。

闭口时咬合接触移位，下颌产生向前的力量使上切牙唇倾。

牙齿缺失使后牙支持丧失，不适宜的力量作用在切牙上，使其唇倾。

关键点
加剧切牙移动可能的情况： · 闭口时下颌向前移位 · 后牙咬合支持丧失

■ 病史和家族史给诊断提供什么重要意义?

糖尿病通过改变多种趋化因子，影响宿主对牙周病原体的反应。尽管Iain有效地控制住病情，但是由于口腔卫生不良，牙周疾病又是慢性的而且已经发生了，因此宿主反应会加剧。

吸烟通过各种途径很明显的引起牙周疾病。牙龈供血减少，唾液也如此，将很难清除牙周致病菌，反而使牙结石堆积。

治 疗

■ 你建议如何治疗?

停止吸烟。应该鼓励患者戒烟，防止吸烟对他的牙周健康造成进一步伤害。

转诊到牙周与正畸综合咨询处。对于进行性牙

周炎，Iain需要专业的建议。

■ 设想需要什么样的牙周治疗?

口腔卫生指导，特别是牙间隙刷的使用。

全口洁治和根面平整。

重新评估。

对于初步治疗不足的地方实施局部手术，例如出血或是脓性渗出。

■ 描述Iain牙列的预后情况?

预后取决于最初的治疗和患者因素，比如保持良好的口腔卫生，戒烟。

根据牙槽骨丧失的程度，上切牙的预后可能显著优于下切牙。

■ 上颌牙列间隙选择什么治疗方案?

1. 上颌牙列矫治排齐，关闭空间。牙周治疗完成后6个月，牙周医生重新评估牙周状况。假设情况不会恶化，Iain不反对戴矫治器，可以考虑正畸治疗。

2. 拔除右上侧切牙或是上颌中切牙和侧切牙，用局部上颌义齿或黏结固定桥来修复。拔除下颌中切牙和左侧侧切牙，需要和上颌相似的修复治疗。

Iain选择固定矫治排齐上颌牙（图18.4）。

■ 对于成人患者提高矫治装置的美观性有什么选择?

选择如下：美学性的托槽（碳酸聚乙烯或陶瓷）、透明的排齐装置（隐适美@）、舌侧矫正。但每个方法都有其各自的缺点（表18.1）。

■ 对于患有牙周疾病的牙列，行正畸治疗时有什么特殊考虑?

避免使用夹板，因为夹板边缘放置在龈下会进一步损伤牙周支持组织，同时利于菌斑沉积。因此，固位体应该黏结在所有牙齿（包括磨牙）表面。使

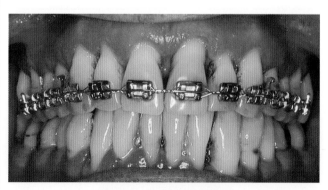

图18.4 上颌固定矫治器

表 18.1　具有美学的矫治装置

治疗选项	缺点
美学性的托槽	
碳酸聚乙烯托托槽	染色、变形、转矩力弱（金属焊接提高转矩力）
陶瓷托槽	与复合材料不能黏结，除非使用偶联剂，提高黏结力但脱胶后牙釉质受损（设计不同的基部来获得机械性黏结可以减少损害）
	去托槽会损伤牙釉质（设计不同的基部来以减少损害，但不同托槽必须遵照特有的厂家说明）
	托槽损坏
	磨损釉质
	增加金属摩擦（通过金属槽减少）
透明的排齐装置	有限的牙根移动和颌间矫治，除非适当地增加固位体
	拔牙间隙关闭困难
舌侧矫治器	舌头不适
	适应说话
	难以放置（间接黏结）和调整（花费操作者或患者的时间和金钱）

用不锈钢结扎丝而不是弹性结扎固定弓丝。因为菌斑微生物易聚集在后者上。

如丧失多个后牙，牙齿移动的支抗可能不足，有必要使用连接的横腭弓或者临时支抗。

随着牙槽骨丧失，施加在牙齿的力量应减小。

治疗前牙龈萎缩明显，告知患者通过矫治会有加剧这个情况的可能性。

在整个正畸治疗过程中应进行常规牙周复诊。

由于牙周附着和牙槽骨丧失，需要长久地佩戴保持器。

图 18.5 显示了最终矫治效果。

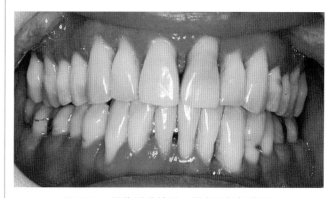

图 18.5　最终矫治效果（戴有腭侧保持器）

关键点

患有牙周疾病的牙列行正畸治疗：
- 避免使用夹板
- 使用轻力
- 治疗期间确保常规的牙周复诊
- 长久保持

推荐阅读

Gustke CJ. Treatment of periodontitis in the diabetic patient. A critical review. J Clin Periodontol, 1999, 26: 133–137.

Joffe L. Invisalign: early experiences. J Orthod, 2003, 30: 348–352.

Johnson GK, Hill M. Cigarette smoking and the periodontal patient. J Periodontol, 2004, 75: 196–209.

Nattrass C, Sandy JR. Adult orthodontics–a review. Br J Orthod, 1995, 22: 331–337.

为了便于复习，请参考思维导图 18。

第 19 章

矫治器相关问题

病例 1

病例概述

Leanne，女，12 岁，上颌保持器常规检查。发现上腭发红（图 19.1A）。你会给予什么诊断和处理？

病 史

主 诉

Leanne 仅诉说上颌保持器松动。但没有意识到上腭的任何不适。

主诉病史

Leanne 已经戴了上颌活动保持器 10 周。上颌第二前磨牙缺失，拔除上颌第二乳磨牙预留间隙来缓解上牙弓的拥挤。医生提出上颌固定矫治的方案以达到良好的咬合关系，但她不喜欢这种治疗方式。而选择上颌活动性矫治。她之前已经戴过一个活动矫治器。现在这个矫治器近几个月逐渐变得松动。

系统病史

Leanne 有哮喘史，使用舒喘灵（沙丁胺醇）吸入器已 4 年。她的哮喘得到良好的控制。

检 查

口外检查

Leanne 呈现 I 类骨面型，下颌平面角为均角，无面部不对称。唇部张力正常，下唇覆盖上前牙切 1/3，颞下颌关节无异常。

口内检查

除了广泛轻度的边缘性龈炎和腭黏膜发红外，其他软组织正常，见图 19.1A。口腔卫生一般。

■ 描述腭部外观表现

位置—腭黏膜和附着龈。

范围—上颌活动矫治器基板覆盖的区域。

形状—病损后缘呈半月形，其他病损同基板轮廓。

颜色—上腭均匀发红，在基板下的附着龈有出血点，并沿着右后腭部延伸。

背景—没有被基板覆盖的黏膜和牙龈呈现正常颜色。

■ 从保持器上你观察到了什么？

Hawley 保持器并带有两个上颌第一磨牙的改良

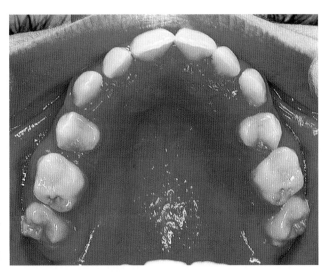

图 19.1 （A） 腭部外观

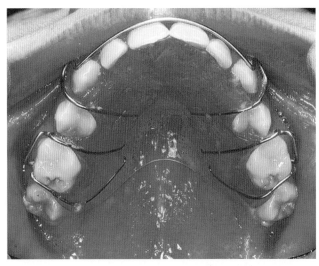

图 19.1 （B） 戴有上颌可摘矫治器的上颌牙列𬌗面观

式箭头卡环和两个上尖牙之间的唇弓。

基板用透明塑料物制作。

矫治器卫生不佳——矫治器的基板上可见食物残渣和菌斑沉积。

■ 基于目前获得信息做出最可能的诊断？

义齿性口炎，患者没有症状。

■ 其他什么情况会产生类似的表现？

塑料过敏。但是，这个不可能。若是过敏基板下面黏膜出现"烧灼"感，接触材料的软组织表现为红斑，但是没有报道过患者戴第一个上颌活动矫治器出现如此症状。

■ 义齿性口炎的病因是什么？

念珠菌是主要致病菌。尽管念珠菌是口腔共生正常菌，但其繁殖受周围及系统环境的影响，因此有可能变成致病菌（表19.1）。

> **关键点**
>
> 念珠菌是引起上颌活动矫治器覆盖的腭黏膜炎症的主要致病菌。

■ 在此病例中什么因素可能引起义齿性口炎？

类固醇吸入器的使用，矫治器卫生不良和全天戴矫治器是最主要的因素。上颌活动矫治器，念珠菌和低的唾液pH之间有直接的关系。另外，上颌活动矫治器是为了治疗，暂时性的治疗方案，却影响了念珠菌的增殖和口腔念珠菌携带者的浓度，因此

表 19.1 义齿性口炎的病因

因素	病因	
局部性	念珠菌感染（90%白色念珠菌）	
	义齿或矫治器卫生不良	
	晚间戴义齿或矫治器	
	可能存在损伤	
	较差的唾液冲刷能力	
	高糖量的摄入为念珠菌增值提供底物	
系统性	铁和维生素缺乏	
	类固醇	
	药物引起的口腔干燥	念珠菌感染
	内分泌异常，例如糖尿病	
	抗生素治疗	

表明上颌活动矫治器诱导这种状态。

进一步检查

■ 怎样确诊？

理想的辅助检查是取基板下的腭黏膜做涂片，行微生物试验。

采集唾液样本作念珠菌计数。

可能要培养细菌，做准确鉴别和敏感测试。

■ 什么可以明确念珠菌？

革兰氏染色：念珠菌是革兰氏强阳性。

高碘酸-希夫试验（PAS）：红色苯胺可以对真菌细胞壁的碳水化合物染色。

治 疗

■ 你会采取怎样的治疗？

建议 Leanne 采取以下几种措施：

1. 晚上不戴矫治器。在保持阶段，戴保持器的时间是偶然的，按照进程，2周时间内她可以只晚上戴保持器。由于感染问题，最好白天戴保持器，晚上摘掉，直到腭黏膜恢复正常。

2. 改善矫治器的卫生——用牙刷清洁组织面并浸泡在1%的次氯酸溶液中。

3. 改善口腔卫生——在餐后彻底清洁牙齿、牙龈和腭黏膜。

4. 减少糖的摄入——改变饮食习惯，摄取低碳水化合物。

5. 应该在矫治器组织面应用抗真菌剂（制霉菌素、两性霉素悬浮液或米康唑口腔凝胶），每天4次。0.2%氯己定漱口液具有抗真菌作用。

由于 Leanne 的哮喘控制良好，没有必要转诊到社区全科医生。

> **关键点**
>
> 义齿性口腔炎的处理：
> · 晚上不戴保持器
> · 提高矫治器及口腔卫生
> · 减少碳水化合物的摄入
> · 抗真菌剂

■ 这种状况的预后会怎样？

假如遵照以上医嘱，几周后这种情况会完全解决。

推荐阅读

Arendorf T, Addy M. Candidal carriage and plaque distribution before, during and after removable orthodontic appliance therapy. J Clin Periodontol, 1985, 12: 360–368.

Wilson J. The aetiology, diagnosis and management of denture stomatitis. Br Dent J, 1998, 185: 380–384.

病例 2 和病例 3
概述

两个常见的固定矫治问题。引起的原因是什么？该如何治疗？

■ 在图 19.2A 中你注意到什么问题？

右下第二前磨牙托槽脱落。

■ 为什么会发生这样的情况？

脱落的原因可能很多（表 19.2）。

治 疗

■ 你会给予什么治疗？请解释。

建议患者首先联系正畸医生，重新粘贴托槽（图 19.2B，C）。

表 19.2 托槽脱落的原因

因素	病因
操作者	粘接时间不足
	粘接类型不良 *
	粘接时隔湿差
	没有遵照生产商说明进行黏结
	最初放置托槽时移动，阻碍了粘接
	弓丝在托槽上的作用力大
患者	食用过硬的或黏性的食物
	可能使用了含酚的漱口液，软化了粘接复合体
	咬合创伤或磨牙习惯
	咬笔或咬指甲

* 黏结的形式在前磨牙比在尖牙和切牙要糟糕。这就是前磨牙粘接失败率较高的原因（注意图 19.2A 右下第二前磨牙的托槽脱落）

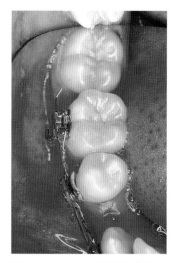

图 19.2 （A） 下颌牙列𬌗面观

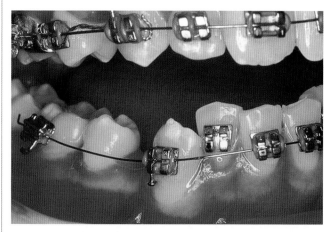

图 19.2 （B） 移除结扎丝和右下第二前磨牙托槽牙列

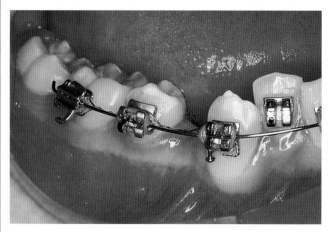

图 19.2 （C） 粘接右下第二前磨牙托槽并结扎后的牙列

如果不能重新粘接，脱落的托槽就存在被吞咽或吸入的风险，需及时移除托槽。但在本病例，这种危险极少可能发生，因为托槽都被结扎丝和橡皮圈固定着。

松脱的托槽会造成患者不适，作为一名全科牙医，你可以移除脱落的托槽和结扎丝。患者应尽早预约正畸医生。

■ **你在图 19.3A 中观察到什么问题?**

颊黏膜被过长的弓丝扎伤而出现溃疡。

■ **这个问题怎么引起的?**

放置弓丝时忽略了超出磨牙的弓丝,或者弓丝可能随着入槽时移动到目前位置。随着牙齿排齐,或者由于其他装置脱落或是粘接失败。

■ **你会怎样处理这个问题?**

作为一名全科牙医,首先建议患者与正畸医生协商这个问题。如果不可能的话,需要紧急护理。

■ **作为一名全科牙医,你会给予什么紧急护理?**

用末端切断钳剪断弓丝的远中端,或弓丝远中端回弯到磨牙管下,远离颊黏膜。当使用圆的镍钛丝,末端进行热处理(注意黑色出现),较容易剪到理想长度或者放置以避免造成颊部创伤(图 19.3B)。

建议患者保持良好的口腔卫生,餐后用凉的淡盐水漱口直到溃疡痊愈。在颊管和调整的弓丝上使用软蜡也可能阻碍这种症状继续发生。患者也应该尽快与自己的正畸医生预约。

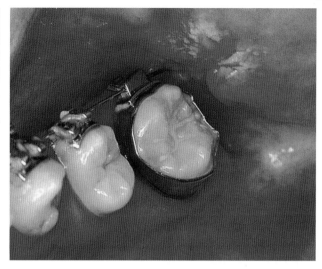

图 19.3 (A) 上颌牙列𬌗面观

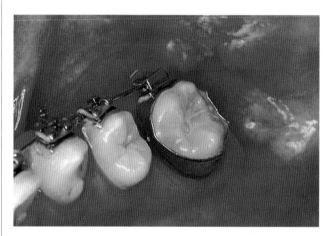

图 19.3 (B) 剪断弓丝的远中端,调整后的牙列

关键点

紧急处理:

· 松脱的托槽:如果有吞入或吸入的风险,移除托槽

· 过长的弓丝:剪断弓丝和或回弯弓丝末端避免颊部损伤

推荐阅读

Hobson RS, Rugg-Gum AJ, Booth TA. Acid-etch patterns on the buccal surface of human permanent teeth. Arch Oral Biol, 2002, 47: 407-412.

Mandall NA, Millett DT, Mattick CR, et al. Orthodontic adhesives: a systematic review. J Orthod, 2002, 29: 205-210.

为了便于复习,请参考思维导图 19。

第20章

牙齿移动和相关问题

病例1

病例概述

Darren，男，13岁，采用上颌活动矫治6个月，拔除右上第一磨牙，内收和排齐右上尖牙，牙齿移动缓慢，在上两次复诊时都没有移动征象。

■ 牙齿移动缓慢的可能原因是什么？

整体可分为患者、矫治器和操作者因素。

患者因素总体来讲可分为：

患者没有按照医嘱佩戴矫治器。

矫治器上弹簧位置摆放不正确或者弹簧变形。

牙齿与颊侧骨板皮质或与右上第一磨牙残留的根部接触。

反咬合可能阻碍牙齿移动。

矫治器因素

塑料和（或）弓丝干扰牙齿移动。

操作者因素

设计的缺点、弹簧的弹性不足、弹性过大或者弹性作用使得右上尖牙直接颊向接触骨板皮质而不是穿过骨松质。

■ 透过倾斜移动内收右上尖牙的最佳力度范围是多少？

最佳力度范围是30~50g或者0.3~0.5N。

■ 利用弹簧弹力通过倾斜移动内收右上尖牙时细胞的反应是什么样？

在牙周膜区建立弹簧的压力和张力。半数牙周膜受力同时伴有最大的力量作用在直接移动的牙槽嵴和牙根的斜对角线的反方向上（图20.1）。

> **关键点**
>
> · 倾斜移动一般要求30~50g或者0.3~0.5N的力量

压力区

细胞反应取决于使用力量的大小。一种轻的持续力作用，牙齿移动会在几秒钟内发生，伴随牙周膜和血管重塑，引起一个复杂的生物化学反应。2d内，破骨细胞引起骨吸收。

采用较重的力持续作用时，牙周膜将被压缩到一定程度，血液供应完全中断，产生一个无菌性坏死区域（透明玻璃样变性）。小区域的玻璃样变是不可避免的，即使轻的力量也会发生。但是玻璃样变区域会随着力量加重而扩大。在坏死牙周膜区破骨细胞分化是不可能的，但几天后破骨细胞会在邻近骨松质区域和内部出现。之后破骨细胞作用到邻近玻璃样变区域的骨，最终通过缓慢骨吸收实现牙齿移动。

张力区

开始时使用轻的力量，血管舒张，牙周膜纤维受到牵拉，成纤维细胞和前成骨细胞增殖。牵拉的

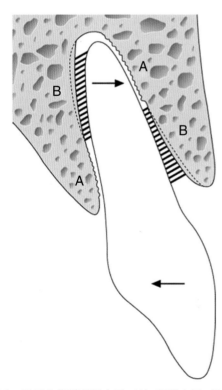

图20.1 矫正力作用下压力区（A）和张力区（B）的示意图

纤维进入类骨质内，然后矿化。通过刺激胶原纤维重建，最后重新获得正常的牙周膜宽度。

在较重的力量作用下，可能撕裂血管，切断牙周膜纤维，但两者在重建过程中得到修复。

关键点

> 持续的力量作用在牙齿上会使牙周膜产生压力和张力，最终分别引起骨吸收和沉积。

■ 牙齿移动的机制是什么？

组织学上的矫正力一直在广泛研究，机械刺激传递给细胞的机制是复杂的，至今也未研究清楚。它很可能是压力区和张力区的牙周膜内血管的重塑，作用力下的牙槽骨电信号改变，前列腺素和细胞因子的释放也参与其中。

■ 在市病例中你会怎样处理问题？

必须对患者和家长强调要全天佩戴矫治器。他们必须认识到如果不配合治疗将结束。

指导患者正确地放置矫治器上的弹簧，并解释弹簧的作用。

确保弹簧没有移动矫治器。

检查弹簧的弹性并适当调整。

除去塑料或弓丝对牙齿移动的阻碍。

可能需要调整矫治器的设计。

如果牙齿移动受阻，制作前牙平面导板或者𬌗垫，分离咬合。

询问患者，并且检查拔除右上第一前磨牙后出现的任何标记性的问题。如果可能，拍摄右上第一前磨牙拔牙窝的根尖周片，检查是否有牙根残留碎片。如果检查到牙根碎片，征求口腔外科医生的意见，是要拔除还是暂时不管，并且通过影像学检查观察它的情况。

检查右上尖牙没有骨粘连。本病例不可能发生骨粘连，因为拔除右上第一前磨牙后右上尖牙已经移动了。

Darren 愿意间断性佩戴矫治器，就餐时不戴。建议他按照上述所说进行。

关键点

> 全天佩戴上颌活动矫治器可获得最佳的牙齿移动速率。

■ 在另一个病例的根尖片上你注意到什么问题（图20.2）？

残留着右上第一前磨牙部分牙根。

■ 你会建议什么治疗？

因为牙根碎片的存在，右上尖牙完全移动是不可能的。然而，需要外科手术拔除残留牙根，会去除较多牙槽骨，并可能伤害邻近牙齿的牙根。牙根碎片可能及时被吸收，融合成为牙槽骨的一部分。

就外科风险而言，最明智的选择就是暂时不管，通过 X 线片观察牙根状况，并接受右上尖牙内收和排齐的局限性。应如实述告知患者。

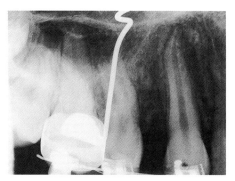

图 20.2 根尖周片

病例 2
病例概述

完成 2 年的上下固定矫治后，Alan 于 3 个月后复诊。他全天佩戴着上下颌活动矫治器。摘下矫治器后，检查发现上切牙Ⅱ度松动，前面的其他所有牙齿Ⅰ度松动以及上下第一恒磨牙Ⅰ度松动。口腔卫生状况良好，探诊无出血。拍摄曲面断层片。

■ 为什么要求拍摄 X 线片？

可以看到整个牙槽骨的高度和所有牙齿的牙根长度。

■ 放射片中你注意到什么（图 20.3A）？

广泛性牙根钝化（牙根吸收），除了第二前磨牙，包括前牙与第一磨牙。上颌前牙有严重的根吸收。

■ 什么危险因子可以引起正畸治疗的牙根吸收？

患者相关的危险因子包括年龄、性别、牙根

形态、创伤史、邻近牙根的骨皮质、基因和系统因素。

治疗相关的危险因子包括治疗时间、使用矫治器的方法、矫治力度、移动的方向、矫治器类型、治疗方法、牙根移动的范围。

■ 关于正畸治疗引起的牙根吸收现有的研究有哪些？

最近的一项研究表明以往的创伤和不正常的牙齿形态都不可能引起牙根吸收。治疗期间 2~3 个月停顿可以减少牙根吸收，适用于各种正畸治疗。托槽类型，自锁和弓丝曲不会影响牙根吸收。力量大时将会导致牙根吸收，有研究显示，正畸时应使用轻力，尤其是对于前牙。

Alan 正畸治疗前 3 个月，上中切牙冠方折裂，包括牙釉质、牙本质。

关键点

牙根吸收：
· 大范围的正畸治疗引起牙根吸收
· 施加的力量过大

■ 牙根吸收可以预防吗？

牙根吸收是正畸治疗不可避免的并发症。尽管 24 个月的正畸治疗过程中，牙根通常会丧失平均 1mm 长度，但是存在个体差异。确定正畸导致的牙根吸收的易感性以及能够降低其严重程度和发生率的发生，需要开展设计更优的临床研究。

在治疗中避免过度使用正畸力。早期牙根吸收的影像学图像，以及治疗中 6~12 个月拍摄的片子（图 20.3B）发现 2~3 个月的治疗停顿，牙根吸收减少。严重的牙根吸收区域（>4mm 或者超过 1/3 原来牙根的长度），考虑重新制订治疗计划或是寻找其他的方案。

■ 正畸医生在治疗开始前必须保证什么？

正畸治疗会有牙根吸收的风险，应该解释给患者/家长，并和他们讨论。另外，让患者/家长签署知情同意书，正畸医生必须解释牙根吸收的风险。如果预期的正畸获益大于牙根吸收的风险，治疗才可以实施。

应该拍摄适当的 X 线片，如有需要拍摄阶段 X 线片，并向患者解释清楚。

关键点

· 牙根吸收是正畸治疗一个普遍结果
· 治疗之前向患者解释可能存在的风险并获得一致意见
· 需要影像学上观察

■ 本病例你会怎么做？

询问患者是否意识到牙齿有明显的移动和（或）任何其他症状。

临床上所有牙齿移动应该要记录下来。Alan 发现上颌切牙移动。

询问有无磨牙或者其他不良习惯，如咬指甲。无不良习惯记录。

应该进行前牙的敏感测试。所有牙齿都进行敏感测试，牙齿之间和对颌牙均没有发现明显的差异。

■ 你会提供什么治疗？

Alan 应该继续 3 个月全天戴保持器，然后改为仅夜晚佩戴保持器，至少 6 个月。

因为上颌切牙出现了 II 度松动，所以拍摄根尖片（图 20.3C）。要在 6 个月后拍摄进度 X 线片并进行

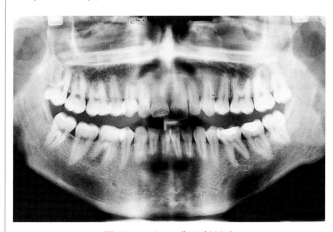

图 20.3（A） 曲面断层片

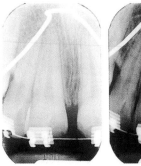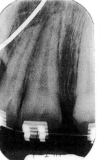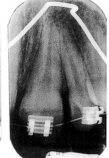

图 20.3（B） 治疗 6 个月上切牙根尖片。注上切牙没有牙根吸收，右上切牙轻微的牙根吸收

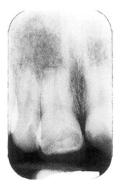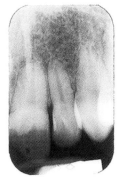

图 20.3 (C) 上颌切牙明显的牙根吸收根尖片

敏感测试，确保牙根吸收是否进展。在正畸治疗后很长一段时间里（10~25 年），要求稳定保持牙根长度≥10mm 和稳定的健康牙周组织。

推荐阅读

Brezniak N, Wasserstein A. Orthodontically induced inflammatory root resorption. Part Ⅰ. The basic science aspects. Angle Orthod, 2002, 72: 175-179.

Brezniak N, Wasserstein A. Orthodontically induced inflammatory root resorption. Part Ⅱ. The clinical aspects. Angle Orthod, 2002, 72: 180-184.

Hartsfield JK Jr, Everett ET, Al-Qawasmi RA. Genetic factors in external apical root resorption and orthodontic treatment. Crit Rev Oral Biol Med, 2004, 15: 115-122.

Jonsson A, Malmgren O, Levander E. Long-term follow-up of tooth mobility in maxillary incisors with orthodontically induced apical root resorption. Eur J Orthod, 2007, 29: 482-487.

Weltman B, Vig KWL, Fields HW, et al. Root resorption associated with orthodontic tooth movement: A systematic review. Am J Orthod Dentofacial Orthop, 137: 462-476.

病例 3

病例概述

Lisa，女，18 岁，既往拔除 4 个前磨牙后固定矫治，成功矫正Ⅱ类一分类错𬌗畸形。

■ 在图 20.4 中你发现了什么？

软组织健康；右上第一磨牙和右下第一磨牙颊侧轻度脱矿；

下牙弓排齐（注意舌侧保持器连接在下颌第二前磨牙带环上）；

右上第一前磨牙有间隙；

覆盖增加；

Ⅱ类磨牙关系。

■ 这表明什么？

治疗后，Lisa 的错𬌗畸形复发。

■ 为何这种情况会发生？

以下可能是造成正畸结果不稳定的因素。

来自支持组织的力量

在牙齿移动中止的 4~6 个月内牙周膜纤维和牙槽骨的重建。但是至少需要 7~8 个月让牙槽嵴上纤维重建，因为游离龈恢复缓慢。因此，扭转牙的矫正和间隙关闭易于复发。

来自口颌的软组织的力量

正畸治疗后，牙齿应该与软组织达到平衡位置。下颌牙弓形态不变，下切牙明显的倾斜将会复发。限制唇倾的下唇侧牙列可能稳定，但在Ⅱ类二分类错𬌗畸形中，下切牙通过吮指或者咬下唇可能舌倾。

如果吮吸习惯在治疗前不改掉的话，将会引起覆盖复发。

1/3 至 1/2 上切牙唇面应该被下唇覆盖，获得稳定的覆盖关系。而术后双唇无力，上切牙的位置变得不稳定，前部口腔的封闭将会进一步加剧这种不稳定。

咬合因素

颊侧牙列不良的牙间交错伴有移位的𬌗接触和不良的尖牙关系将会增加不稳定性。

治疗后面部生长发育

面部发育持续在成人中进行，尽管生长的变化程度较儿童时期少，但因个体差异而变。一般来说，女性表现出向后的下颌旋转，对于覆盖的稳定性是没有帮助的。后期面部发育也会影响后期下切牙拥挤。

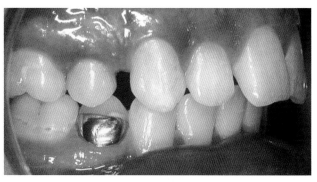

图 20.4 右侧颊面咬合关系

日常戴保持器的要求

牙齿移动后保持器的使用规则不是确定的，保持规则应该因人而异。目前保持器维持时间仍然未知。然而，固定矫治后常规全天戴活动的保持器至少3~6个月，然后再仅晚上戴6个月。但是，若要达到良好的长期稳定性，则建议长期戴保持器。不用可摘保持器，可以使用舌侧粘接保持器，适合下颌切牙和尖牙；长久的放置在舌侧，阻止后期下颌切牙拥挤的发生。

保持器不合理的设计，保持方法和（或）患者配合不够都会促使复发。

关键点

复发可能由于：
· 力量来自于：
　支持组织
　口面软组织
　咬合
　面部发育
· 不适当的保持器设计或者保持方法和（或）患者依从性不足

■ 这个问题的处理选择有什么？

存在以下选择：

1. 接受并定期检查。研究模型应该记录目前牙齿的位置和咬合关系，有助于治疗前后的研究对比，并作为基准评估未来咬合改变。如果复发就考虑选项2或3。

2. 再治疗。需要全部评估，适当的影像学检查和研究模型。加大间隙，可能是通过上颌牙弓拔牙获得，需要固定矫治全方位的矫正错𬌗畸形。治疗后需要延长保持器的佩戴时间。

3. 使用上颌固定矫治器重新牵拉上颌唇侧牙列，关闭第一前磨牙拔牙的间隙，轻微增加覆盖。然后需要延长保持时间来维持结果。

由于 Lisa 现在是一名大学生，她不喜欢进一步的固定矫治，选择接受和观察她的牙齿位置。

推荐阅读

Henneman S, Von den Hoff JW, Maltha JC. Mechanobiology of tooth movement. Eur J Orthod, 2008, 30: 299–306.

Littlewood SJ, Millett DT, Doubleday B, et al. Orthodontic retention: a systematic review. J Orthod, 2006, 33: 205–212.

Melrose C, Millett DT. Toward a perspective on orthodontic retention? Am J Orthod Dentofacial Orthop, 1998, 113: 507–514.

Ren Y, Maltha JC, Kuijpers-Jagtman AM. Optimum force magnitude for orthodontic tooth movement:a systematic literature review. Angle Orthod, 2003, 73: 86–92.

Roberts-Harry D, Sandy J. Orthodontics. Part II : orthodontic tooth movemrnt. Br Dent J, 2004, 196: 391–394.

为了便于复习，请参考思维导图20。

第 21 章

唇腭裂

病例概述

Karen 是一个 9 岁的小女孩，她对自己牙齿的外观并不满意（图 21.1）。原因是什么呢？你建议如何治疗？

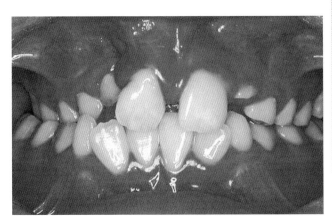

图 21.1 前牙咬合关系

病 史

主 诉

Karen 不喜欢她杂乱、有间隙的上前牙。Karen 的母亲发现她单侧咬合异常，而且咬合时下巴会向一侧偏斜。

主诉病史

Karen 的乳前牙也有扭转和间隙。Karen 的母亲几个月前就已经注意到她的咬合问题。

系统病史

Karen 出生时患有唇腭裂，现已修复。

家族史

患者无唇腭裂家族史。

■ **唇腭裂的患病率？**

白种人婴儿唇腭裂的患病率是 1/750，但在不同种族及地区其患病率不同，并且逐年增加。在所有发育裂中唇裂只占 9%，唇裂合并牙槽突裂约占 3%。单侧完全性唇腭裂是最常见的类型，占所有病例的 50% 以上。

■ **唇腭裂是否有性别和左右侧的差异？**

男性较女性发病率高，左侧较右侧更易发生。

■ **这种畸形是如何发生的？**

在胚胎发育第 4~6 周，侧鼻突和中鼻突与上颌突未融合会导致原发腭裂（切牙孔以前的上唇和前牙区的牙槽突）。继发腭裂（从切牙孔后方的硬腭至软腭）的发生是由于胚胎第 8 周左右侧腭突未融合。

遗传因素和环境因素（如类固醇治疗、叶酸缺乏或抗惊厥药物的使用等）之间的相互作用导致唇腭裂的发生。

关键点

唇腭裂：

· 白种婴儿患病率为 1/750

· 病因：遗传因素和环境因素

Karen 自出生时已经接受地区牙科教学医院的治疗。

■ **为什么呢？目前需要提供什么样的治疗？作为她的社区口腔医生应该承担什么样的角色？**

由于唇腭裂需要多学科治疗，经过专业团队在专科中心的协调合作，治疗过程对于患者及其家人变得十分便利。这个团队是由正畸医生、语言治疗师、卫生随访员和临床心理学家，还有整形、耳鼻喉和颌面外科医生联合组成的。

到目前为止，可开展以下序列治疗。

新生儿到 18 个月

由唇腭裂学会成员和（或）临床心理学家对父母提供咨询和辅导，正畸医生和外科团队成员对将来的治疗方案进行确认。

专业卫生随访员给予患者父母建议和支持，尤其是喂养方面的相关信息。本病例因为裂缝只涉及原发腭，喂养问题似乎并不严重。

唇修复：通常在婴儿 3 月龄时进行。本病例中可同时修复牙槽突裂。如患儿存在腭裂，一般在 9 月龄时修复。

乳牙列

约 18 个月龄时对患儿进行第一次正式语音和听力评估，然后根据需要进行语音治疗。

定期进行语音和听力评估；考虑关闭上腭瘘以帮助言语能力的发展。在 4~5 岁时考虑行咽成形术，减轻腭咽闭合不全，改善说话时的鼻音。如没有明显畸形，则在 4~5 岁才考虑行唇部修整术。

作为全科牙科医生，你的作用是：

与腭裂团队保持密切联络。

乳切牙萌出后定期为患儿提供饮食建议和口腔卫生指导。

如果当地生活供水的氟化物水平低于 1ppm，考虑使用氟片。

提供任何患儿需要的牙科治疗。

牙科护理的特定目标是促进和维护 Karen 的牙齿健康，避免修复治疗或龋病导致的乳牙缺失。

> **关键点**
>
> 唇腭裂需要多学科的序列治疗

■ 唇腭裂普遍存在的骨骼、牙齿、咬合问题是什么？

骨骼上存在上颌骨和下颌骨退缩的趋势，面上部高度减小，面下部高度增加，常见骨性Ⅲ类错𬌗畸形。

在裂侧 2 可能缺失，大小和（或）形状异常及发育不全，或是两颗锥形牙位于裂口的两侧。

在裂口的任一侧都可能有多生牙。

上切牙一般向裂侧旋转倾斜，并可能发育不全。

牙齿萌出延迟。

口腔中其他牙齿都较小。

常见Ⅲ类切牙关系，单侧或双侧后牙反𬌗，裂隙侧开𬌗。

> **关键点**
>
> 唇腭裂修复后，前牙和后牙反𬌗常见

检 查

口外检查

■ 你从图 21.2 中观察到什么？

Karen 是Ⅰ类骨面型，下颌平面角均角，没有明显的面部不对称。右上唇完整但有一瘢痕。

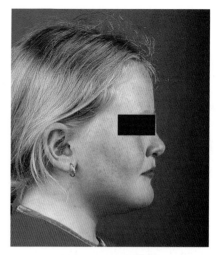

图 21.2(A) 侧面观

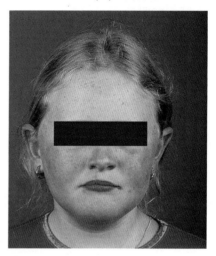

图 21.2(B) 正面观

颞下颌关节无弹响、闭锁或捻发音。

■ 如何实现唇部闭合？

Millard 或其改良修复法是使用最广泛、针对性最强的手术方法，将鼻翼区域和唇部肌肉恢复到正确的解剖位置。利用骨膜下切开、骨膜上切开或延长皮肤切口的方法来获得组织移动，但这些方法仍具有争议。鼻翼软骨的切除程度或者犁骨瓣的使用尚无定论。

口内检查

■ 根据图 21.1 和 21.3 所示的牙齿外观，你观察到了什么？

口腔卫生尚可。几颗牙齿上可见菌斑沉积，多数牙齿边缘龈充血红肿。

$$\frac{\text{C D C B 1} \mid \text{1 2 C D E}}{\text{6 E D C 2 1} \mid \text{1 2 C D E 6}}$$ 可见（6|6 已萌出，

但图片未显示）。$\overline{E}$ 已修复；$E\,|\,DE$ 可能患龋；$\underline{1}\,|$ 轻度发育不全。

下前牙中度拥挤。

上前牙存在间隙，$\underline{1}\,|$ 向远中唇侧扭转。

唇腭裂修复包括右上唇和牙槽骨——在 $\underline{2}\,|$ 区域骨凹陷明显。

切牙关系为Ⅲ类，覆盖正常；$\underline{B}\,|$ 反𬌗；下颌中线向右侧偏移。

右侧磨牙关系Ⅲ类，反𬌗牙包括 $\underline{EDC}\,|$；（$\underline{6}\,|$ 也包括在内，但图片未显示）；左侧磨牙关系为Ⅰ类。

■ 鉴于右侧后牙反𬌗，你应该做什么检查，怎样做？

检查下颌闭合过程中是否有移位非常重要。正如 Karen 的母亲所观察，Karen 在闭口过程中下颌有偏移，Karen 很有可能存在下颌的移位。为了查明情况，应指导 Karen 在闭合牙齿时使其舌尖与上腭的后部接触，仔细观察闭口运动中哪颗牙最先接触，并详细记录下颌偏移的范围及方向。

闭合运动中下颌向右侧偏移，导致 $\dfrac{C}{C}\,|$ 早接触。

进一步检查

■ 你将进一步进行哪些检查？请给予解释。

拍摄全口曲面断层片以确定未萌牙是否存在并明确其位置，确定是否有恒牙的缺失。

拍摄上颌前部咬合片确定牙槽突裂的程度和裂侧上颌恒尖牙的位置。

■ Karen 的全口曲面断层片和上颌前部咬合片如图 21.4 所示。你注意到什么？

全口曲面断层片显示：

· 除了牙槽突裂累及的 $\underline{32}\,|$ 区外，全口牙槽骨高度正常；

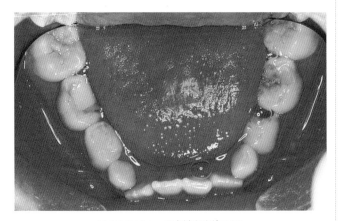

图 21.3(A) 下颌颌牙𬌗面观

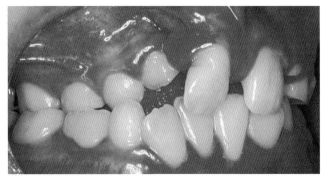

图 21.3(B) 右侧咬合关系

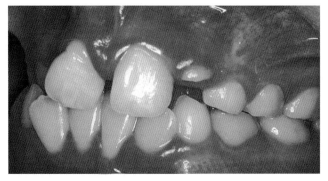

图 21.3(C) 左侧咬合关系

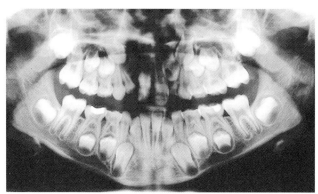

图 21.4(A) 全口曲面断层片

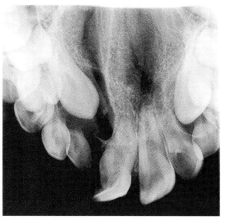

图 21.4(B) 上颌前部𬌗片

· 除了 2| 和第三磨牙外，所有恒牙都存在，ED | DE 轻微低咬合。

· 1| 发育不全，E | E 继发龋，并可能存在根分叉透射影。

· D | D 远中龋坏。

· 上颌前部咬合片显示了牙槽突裂的程度，而当与全口曲面断层片结合评估时，发现 3| 位于牙弓内。

诊　断

■ 诊断是什么？

右侧唇裂及牙槽突裂修复术后

Ⅲ类错𬌗，骨性Ⅰ类，下颌平面角为均角

闭口运动中下颌向右偏移，C | C 早接触

广泛轻度边缘性龈炎。

ED | DE 龋坏。

下前牙轻度拥挤。

上前牙间隙，1| 远中唇侧旋转；2| 缺失。

下颌中线向右偏移。

右侧磨牙关系为远中尖对尖伴后牙反𬌗，左侧磨牙关系为Ⅰ类。

■ IOTN DHC 分级是多少（见 206 页）？

5p——由于唇腭裂引起。

治　疗

■ 这个阶段的治疗目标是什么？

龋病控制。

消除下颌移位，矫正右侧后牙反𬌗。

修复牙槽骨缺损。

■ 在这个阶段你要做什么？

加强口腔卫生习惯，为接下来的正畸治疗做好准备。

修复下颌乳磨牙。

第一恒磨牙窝沟封闭。

联系该腭裂团队的正畸医生制订矫正计划。

■ 采取什么样的正畸治疗？

在牙槽突裂植骨修复之前，用四眼簧矫治器扩大上牙弓，矫正右侧后牙反𬌗。

■ 什么时候开始行二次牙槽骨移植术，有什么优点？

理想情况下，通常在 9~10 岁进行二次牙槽骨移植术，以便为 3| 的萌出提供骨支持，恢复牙弓的完整性，改善鼻翼基底支撑，并有助于关闭口鼻瘘和正畸间隙。

■ 骨移植前的咬合如图 21.5 所示，在这个阶段你考虑什么？

由于 C| 处于牙根吸收的晚期（图 21.4），应在骨移植前至少 3 周拔除以利于拔牙窝愈合，同时由于去除了潜在的感染途径而利于植骨的成功。

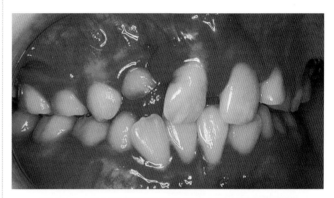

图 21.5　经四眼簧矫正反𬌗后的右侧后牙咬合关系

■ 牙槽骨移植后还需要哪些治疗？

3| 萌出后，推右侧上颌后牙向前，用 3| 替换 2|。

考虑解除非裂缝区域和下牙列的拥挤。如果后期考虑正颌治疗，下颌牙列可暂缓拔牙。

上述牙齿的移动需要借助固定矫治来实现。

上颌前牙排齐后需采用固定保持器保持，3| 需修整外形使其与侧切牙相似。若存在显著的前后向和（或）水平向的骨缺损，在青少年后期可考虑进一步的唇部修整，或正颌治疗合并鼻整术。

在 Karen 的案例中，由于面部发育还可以，可能并不需要正颌治疗。

关键点

二次牙槽骨移植：

· 为 3| 萌出提供骨支持

· 恢复牙弓完整性

· 改善鼻翼基底支撑

· 有助于口鼻瘘关闭

· 使正畸间隙关闭

推荐阅读

Bergland O, Semb G, Abyholm FE. Elimination of the residual alveolar cleft by secondary bone grafting and subsequent orthodontic treatment. Cleft Palate J, 1986, 23: 175-205.

Rivkin CJ, Keith O, Crawford PJM, et al. Dental care for the patient with a cleft lip and palate. Part1: Form birth to the mixed dentition stage; Part 2: The mixed dentition stage through to adolescence and young adulthood. Br Dent J, 2000, 118: 78-83, 131-134.

Thom AR. Modern management of the cleft lip and palate patient. Dent Update, 1990, 17: 402-408.

为了便于复习，请参考思维导图21。

第 22 章

喂养龋及低龄儿童龋

病例概述

Kelly-Ann 是一个 3 岁的小女孩，母亲带她来看牙医是因为上颌乳前牙"有磨损"（图 22.1）。造成这些问题的原因是什么？你建议如何治疗？

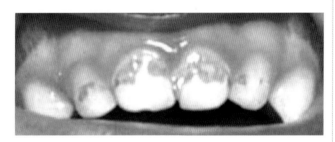

图 22.1 喂养龋的早期病损

病 史

Kelly-Ann 前面几颗牙齿一直不像其他牙齿般健康白皙，但没有疼痛，吃饭喝水正常。

系统病史

Kelly-Ann 很健康，接种了所有的计划免疫，并且没有任何疾病，未使用过任何药物。

检 查

口外无肿胀，面部对称。乳牙列，第二乳磨牙刚刚萌出。上颌乳前牙和所有第一乳磨牙有龋坏。

■ **这种类型龋齿的原因是什么?**

喂养龋，或奶瓶龋，或瓶口龋。

■ **这是什么原因造成的呢?**

用奶瓶喂甜味或者果味饮料，尤其是孩子经常将奶瓶含在嘴里或含着奶瓶睡觉。

孩子 12 月龄后晚上仍然随时用母乳给孩子喂奶，在特殊情况下也能引起此类龋齿。许多生物和社会因素共同调控这种复杂关系。可以看出"喂养龋"可能是最准确的说法，因为它包含了母乳喂养和奶瓶喂养。

■ **为什么在这种模式下牙齿会受到影响?**

除下颌乳切牙外，其他牙齿根据其萌出的顺序相继发生龋坏（图 22.2）。下颌乳切牙有两大保护机制：下颌下腺导管开口位于下颌乳切牙附近；吮吸时舌头会覆盖下切牙。

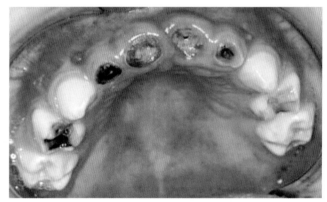

图 22.2 上颌喂养龋的典型分布

■ **什么额外因素使上颌乳切牙更易患龋?**

婴幼儿高弓形的上唇不能覆盖上切牙，使牙面上的唾液易蒸发。

由于重力作用使下颌下腺分泌的唾液储积在下颌切牙附近，下颌下腺唾液很少能覆盖上颌切牙。

关键点
喂养龋
·依照牙齿萌出顺序影响牙齿
·下颌切牙受唾液保护
·任何含糖液体都可导致

经常饮用带有糖分的饮料都能使牙齿长期浸泡其中而患龋。尤其晚上唾液分泌减少，唾液的保护

功能降低，即使是天然含糖量低的母乳、配方奶粉或牛奶也会导致龋齿发生。

■ 对于夜间喂养有什么建议？

12月龄以上的幼儿夜间只喂水。

低龄儿童龋是用来描述婴幼儿时期乳牙列龋坏的另一个专业术语。一些孩子在3、4或5岁时，可能出现跟喂养龋特点不一样的广泛性龋坏，并有多颗龋齿。

■ 怎样确定学龄前儿童需要牙科护理？

鼓励父母待孩子一长牙就带其去牙科检查。

通过当地的全科医疗机构与当地的卫生随访员、儿童诊所及母婴团体取得联系。

治 疗

Kelly-Ann属于龋病高危人群。列出所有你能想到的主要龋病危险因素（表22.1）。

■ 关于氟制剂的使用，你会给Kelly-Ann的母亲什么建议？

含氟牙膏。作为一个龋病高危个体，应该给她浓度为1000ppm或1450ppm的含氟牙膏，而不是450~600ppm的儿童牙膏。

氟化物补充剂。在龋病高危人群中应该考虑使用，也可用于牙科疾病对全身健康（例如感染性心内膜炎）构成严重风险的儿童。只有长期规律使用，这种方法才有效。

■ 氟化物补充剂开处方前需要了解什么必要信息？

当地饮用水中的含氟量。这些信息可电话咨询当地水供应商。

■ 在英国，当前推荐的氟化物补充疗法是什么？

见表22.2。

专业应用氟化物

特定位点应用氟保护漆对早期光滑面龋和邻面龋的控制很有价值。最近的证据表明，家长使用牙线清洁乳磨牙邻面可以有效预防邻面龋，并对邻面龋的早期治疗有益。5%氟化钠是最常用的氟保护漆，含氟量为22 600ppm，仅应用于某些特殊位点，每年3次。

■ Kelly-Ann为什么不能使用含氟漱口水？

对于6岁以下的孩子不推荐使用含氟漱口水，因为多半的漱口水将被孩子吞食。

■ 还需要采取哪些预防措施？

刷牙指导

学龄前儿童需要父母的帮助才能有效维持口腔卫生。第一颗牙齿萌出时就需要开始刷牙。给孩子刷牙的最好方式是在水槽或镜子前，站立或跪于孩

表 22.1 龋病高危因素

危险因素	病因
临床证据	新的病灶
	过早拔牙
	龋齿或修复
	多颗牙修复
	未行窝沟封闭
	使用固定矫治器正畸
	义齿
饮食习惯	频繁摄入糖
社会因素	脱离社会
	兄弟姐妹龋齿多
	缺乏口腔保健知识
	未定期就诊
	经常吃零食
	牙科期望低
氟化物使用	饮用水不含氟
	未使用氟化物补充剂
	未使用含氟牙膏
菌斑控制	未规律清洁或清洁不彻底
	清洁方式不正确
唾液	流量低
	缓冲能力差
	变形链球菌和乳酸杆菌数目多
病史	残障
	肢体残疾
	智力残疾
	口干
	长期使用致龋药

表 22.2 地方水氟含量低于0.3ppm时，氟化物补充剂推荐剂量时间表

年龄	氟化物剂量（mg/d）
6个月至3岁	0.25
3~6岁	0.50
6岁	1.00

子身后。监督孩子刷牙很重要，观察并指导孩子放置适量的牙膏在牙刷上可预防/减少牙膏误吞。每天至少刷一次牙。

饮食分析

3~4d 的书面分析才能有效防龋。因为周末和平时的饮食不同，所以获得周末全天的饮食记录很重要。现代社会普遍情况是父母外出工作将孩子交给家人或托儿所照顾。明确周末和工作日的照顾者很重要。任何时候父母都需要清楚，如果不得不将记录从父母手中转交给其他照顾者时，则必须进行简洁清楚的文字记录。频繁摄入含糖饮料和食物是学龄前儿童患龋的主要病因，减少含糖饮食的摄入频率是关键。如果孩子吃得少，则有必要让孩子在就餐时增加饭量，以减少吃零食的频率。儿童不需要大量的碳酸和果味饮料，这些饮料使孩子额外补充了卡路里而错过正常就餐时间。两餐之间只可以摄入一些牛奶和水，餐中少量饮用果汁饮料相对更安全。正如上面提到的，关键是要停止夜间喂奶。

你的饮食建议必须是实用的、个性化的和积极的。要避免家长感到过分内疚，并注重可操作性。给予 4 条以上的书面建议是不合理的。这些建议应集中于日间饮料、夜间饮料、餐间零食，确保孩子上床前 1h 内没有摄入饮料或者食物，睡前刷牙。

在图 22.1 中可以看到 Kelly-Ann 的上颌乳切牙有早期龋。在第一乳磨牙咬合面也有早期龋坏。

■ 你将怎样修复上颌切牙？

可以用聚合体或复合树脂材料修复。两者对牙釉质和牙本质都有很好的黏结力。聚合体有很好的机械性能，在这种情况下与复合材料一样耐用。

■ 如何恢复第一乳磨牙的早期龋坏？

聚合体或树脂改良性玻璃离子水门汀可作为修复材料。

这些病损较局限，可以用慢机头和挖匙去龋。但如果 Kelly-Ann 害怕"钻牙"，需要寻找一种替代去龋方法。

■ 这里适用哪种不用钻头去龋的方法呢？

伢典是一种化学去龋制剂。伢典是粉红色的凝胶，主要包含亮氨酸、赖氨酸、谷氨酸等氨基酸和次氯酸盐，此外还含有纤维素和着色剂、红霉素。氨基酸和次氯酸盐使龋坏的牙本质与健全的牙本质分离，然后借助有不同切削刃的特殊工具，搅拌、旋转、上下移动以去除掉龋坏的牙本质。该过程由于健全的牙本质不被温度、钻头的震动或三用枪温度的改变所刺激因而无痛。备好的窝洞在用黏结材料修复前，先用生理盐水湿棉球擦拭，再用干棉球擦干。与常规备洞相比，材料的黏结强度无差别。

■ 图 22.2 所示患喂养龋儿童缓解疼痛的最佳方式是什么？

这种情况适合选择全身麻醉下拔牙（第 26 章）。

推荐阅读

Ripa LW. Nursing caries: a comprehensive review. Paediatr Dent, 1988, 10：268–282.

为了便于复习，请参考思维导图 22。

第23章

患龋高危青少年

病例概述

Peter 是一个 13 岁的男孩，他很在意牙齿的外观，尤其不喜欢前牙之间的缝隙，希望得到改善（图 23.1）。他并不特别乐意接受复杂修复或正畸治疗。经检查，他被确诊为患龋高风险人群。你会给他怎样的治疗计划，尤其是在预防方面？

病史

主诉

Peter 想纠正前牙之间的缝隙（图 23.1）。

主诉病史

Peter 牙齿无疼痛，偶尔会检查牙齿。现在他热切期望前牙的外观能够得到改善，并且渴望了解这一愿望如何实现。

系统病史

Peter 体健，无服药史。

牙科病史

Peter 5 岁时，在全身麻醉下拔除了乳牙。

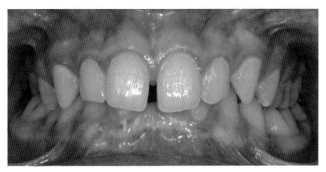

图 23.1 牙齿正面

先前的牙体修复治疗是几年前局部麻醉下进行的。Peter 至少 3 年没检查牙齿（图 23.1）。

■ 到目前为止，哪些临床表现和病史有助于确定其患龋风险类别？

社会史：不规律口腔检查较低的牙科就诊意愿（高患龋风险）。

系统病史：健康状况良好，低患龋风险。

牙科病史：曾在全身麻醉下拔除乳牙（高患龋风险）。

检查

口外检查

无明显体征。

口内检查

Peter 的口腔卫生不理想。唾液水平正常；恒牙列，下颌中切牙缺失，左下颌乳中切牙滞留。右上颌第一恒磨牙被拔除，其他第一恒磨牙和下颌的第一、第二恒磨牙已行充填修复治疗；未行窝沟封闭。下颌后牙轻度拥挤，左下颌第二前磨牙舌向位。左下乳中切牙滞留，双下中切牙缺失（图 23.2，23.3）。

■ 哪些进一步的临床表现有助于确定患龋风险？

临床表现：左下颌第二恒磨牙患龋。口内可见充填修复体和拔除的第一恒磨牙（高患龋风险）。龋病风险类别在整个患龋风险评估中占有最大的比重。

菌斑控制：口腔卫生差，尤其是上颌前牙区（高患龋风险）。

唾液：唾液水平正常（低患龋风险）。

关于龋病危险因素的完整列表，请参阅第 22 章，表 22.1。这将有助于建立一个患龋风险图，并

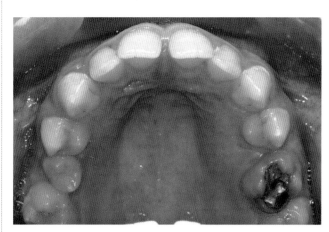

图 23.2 上颌牙牙合面观

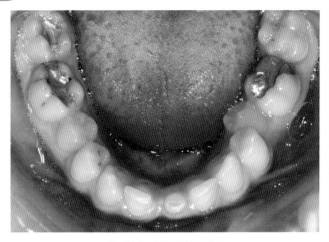

图 23.3 下颌牙𬌗面观

根据患者的要求制订预防计划。

■ 目前 Peter 处于哪种患龋风险类别？

　　高患龋风险。

■ 你会进一步向 Peter 提出什么问题以完成对他的患龋风险评估？

氟化物史

　　他使用什么级别的含氟牙膏？如果 Peter 不知道他使用牙膏的氟强度，你应该教他如何从牙膏管上去获得此信息。他应该使用含氟量为 1450ppm（6 岁及以上）的牙膏。他现在使用的牙膏含氟量和成人用的相当。

　　他一天刷几次牙？他一天刷两次牙，但是不能确保刷牙的效果。应建议每日刷牙 2 次，每次 3min，并且教会其正确刷牙的技巧。

　　刷完牙后用清水漱口吗？他刷牙后用清水漱口，应推荐他刷完牙后吐出泡沫而不漱口。

　　目前他在使用氟化物补充剂和漱口水吗？如果有，那他什么时候用呢？目前只使用牙膏。氟化物补充剂和漱口水应该在刷牙以外的特定时间使用。放学后或者晚餐后这两个时间点通常被许多患者熟记（高患龋风险者）。

饮食史

　　所有食物和饮料，包括牛奶和水的食用频率和时间？每周至少摄入 4 次碳酸饮料，每天摄取稀释果汁。

　　进食的频率和时间。Peter 是一个素食者，喜欢晚上多吃。根据 4d 的饮食记录给出饮食建议（高患龋风险）。

　　结合 Peter 的病史、临床评估和进一步的问询，给出一个最终的龋病风险评估结果，表明 Peter 属于龋病高危人群（表 23.1）。

> **关键点**
>
> 龋病风险评估
> · 占最大比重的龋病风险评估分类是临床证据
> · 一个患龋风险评估的完成有助于个性化制订患者的预防计划

表 23.1　Peter 的患龋风险评估

临床依据	饮食习惯	社会历史	氟化物使用	菌斑控制	唾液	医药史	患龋风险
LH	LH	LH	LH	LH	LH	LH	LMH

预防保健和治疗

　　Peter 目前属于高患龋风险。在进行修复工作之前，预防性治疗计划应该确保患者的患龋风险降低，使其处于低风险状态，从而不患龋。

■ 初次拍摄𬌗翼片（图 23.4）后，Peter 何时应再次拍摄 X 线片？

　　如果 6 个月内，他仍然处于高患龋风险。

■ 其他什么类型的预防保健措施会使他受益？

　　刷牙指导。
　　Peter 这个年龄的孩子应学会结合菌斑显示剂刷牙。睡觉之前使用菌斑显示剂可以提高孩子刷牙的技术。

含氟牙膏的浓度

　　除了最开始介绍的建议使用成人的含氟牙膏，如果 Peter 仍处于高患龋风险，例如新检测出的龋齿

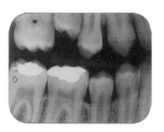
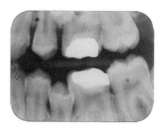

图 23.4　𬌗翼片影像

病变或开始正畸治疗，那么他需要使用高浓度的含氟牙膏（2800ppm）。

氟保护漆的应用

目前的证据表明，如果高患龋风险和低患龋风险的儿童每天都使用含氟牙膏、每年使用 3~4 次氟保护漆，那么高患龋风险儿童会从中额外受益。即使 Peter 的患龋风险状态后来降低为低患龋风险，也应该推荐他每年使用两次氟保护漆（5%氟化钠22 600ppm F）。

氟化物补充剂

建议每天在刷牙外的时间使用含氟 225ppm 的漱口水。向患者说明漱口水瓶上氟化物浓度信息，请患者根据自己日常生活，在众多漱口水品牌中进行选择。

饮食分析

正如第 22 章所述，一份为期 4d 的饮食日记可以明确食物的食用频率和时间，有助于提出以患者为主的实用建议。

对于中学生，可提供相关信息使他们对于自己的饮食和饮水做出正确选择。在许多情况下，简单的变化可以使患龋风险显著降低。

窝沟封闭

Peter 要求对他的前磨牙进行窝沟封闭（图23.5，23.6）。

表 23.2 强调在修复治疗前，Peter 应进行的所有预防保健措施。

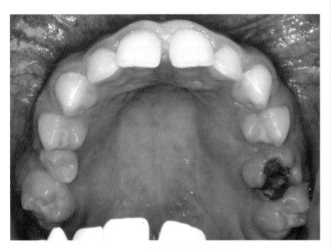

图 23.5　上颌前磨牙窝沟封闭

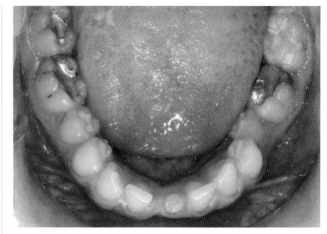

图 23.6　下颌前磨牙窝沟封闭

只有完成初始阶段的预防和简单的修复治疗，才可以考虑后期的复杂修复或其他黏结桥体修复（图 23.7，23.8）。在本病例中，评估了滞留的左下乳中切牙的状况，由于根长有限，告知患者其长期预后不佳，于是拔除乳切牙，进行了一个单位的马里兰桥修复。在后期治疗中，Peter 可进行更复杂的治疗，如固定矫治或种植等。

关键点

预防保健：

· 目前的证据表明，每年使用 3~4 次氟保护漆会使高患龋风险儿童额外受益。低患龋风险儿童每年使用 2 次

· 推荐在刷牙时间以外的时间使用含氟 225ppm 的漱口水

· 对于一些高患龋风险的青少年，应用较高强度的氟是恰当的

■ 如果 Peter 年龄稍大，你会提出什么建议以帮助他降低将来的患龋风险？

较高浓度含氟牙膏（含氟 2800ppm 或 5000ppm）。 含氟牙膏的效果取决于浓度。非处方产品最大含氟浓度 1500ppm。现在有两种新处方牙膏含氟2800ppm和 5000ppm，只允许牙科专业人员给龋病高危青少年使用。许多随机临床试验的结果表明氟含量在

表 23.2　Peter 的预防计划

影像学检查（频率）	刷牙指导	牙膏氟浓度（ppm）	氟涂剂（频率）	氟补充剂	饮食分析	窝沟封闭		无糖药物
6个月	使用菌斑显示剂并演示	1450	3~4 个月 1 次	每日使用氟化物漱口225ppm 氟	写 4d 的饮食日记	是　是　是　是		不适用

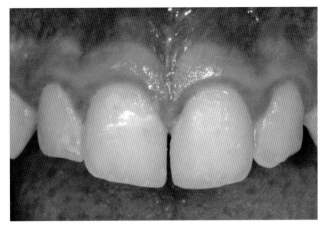

图 23.7　上颌切牙最终修复状态

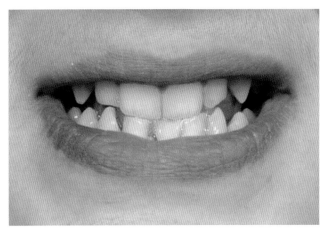

图 23.8　前牙的最终修复状态

1000~2500ppm，含氟超过 1000ppm 后，每额外增加 500ppm 氟将会减少 6% 的患龋风险。对于高患龋风险和超过 11 岁的儿童，这个剂量是最高的。然而，只有在适宜地评估和了解患者的依从性后，才能开具高浓度含氟牙膏的处方。应该强调年幼的儿童不能使用这种高浓度的含氟牙膏；对于使用者，应鼓励其刷牙后吐出。含氟量 5 000ppm 的牙膏适用于 16 岁以上的儿童和成人使用。

常规护牙素或加强型护牙素（CPP-ACP 或 CPP-ACFP）。护牙素是一种水溶性膏剂，含有 Recaldent（酪蛋白磷酸肽–无定形磷酸钙或 CPP-ACP）专利成分。加强型护牙素是一种更强的护牙素，推荐患有唾液功能不良、龋齿、牙齿侵蚀导致矿物质流失的患者在晚上使用。6 岁以上的儿童才能使用加强型护牙素。CPP-ACP 的防龋机制是通过提高牙齿表面钙离子和磷酸根离子水平，增强牙面再矿化作用。牙面上初期的 ACP 纳米团簇和氟离子与菌膜和牙菌斑紧密连接着，酪蛋白磷酸肽（CPP）可使牙面上的钙离子和磷酸盐离子维持高浓度，并起到输送介质到牙齿表面的作用。这些离子具有生物药效应，可从浓度高的位置扩散到釉质表层病变区，从而有效地促进再矿化作用发生。

无糖口香糖（木糖醇/CPP-ACP 纳米复合物）。现在许多口香糖都是无糖口香糖，仅含有 50% 糖替代品。口腔细菌不能利用这些代糖来代谢产酸，从而不能使牙釉质和牙本质脱矿。此外，咀嚼刺激唾液分泌，从而增加缓冲能力，增强清除食物残渣和口腔微生物的能力。口香糖含有木糖醇，一种多元醇 5 碳甜味剂，能减少菌斑唾液变异链球菌数目和龋齿的发生，并加强再矿化功能。24 个月的临床试验表明，与对照组相比，CPP-ACP 无糖口香糖试验组可显著减慢龋齿的进展，增加邻面龋损的修复。这项试验观察了 CPP-ACP 口香糖的防龋效果，把 2720 例受试者随机分配至 CPP-ACP 口香糖组或对照组，结果表明，与对照组相比，试验组龋齿率降低了 18%。

推荐阅读

Cochrane NJ, Saranathan S, Cai F et al. Enamel subsurface lesion remineralisation with casein phosphopeptide stabilised solutions of calcium, phosphate and fluoride. Caries Res, 2008, 42: 88–97.

Davies RM, Davies GM. High flouride toothpastes: their role in a caries prevertion programme. Dent Update, 2008, 5: 320–323.

Kiet AL, Milgrom P, Rothen M. The potential of dental–protective chewing gum in oral heath interventions. JADA, 2008, 139: 553–563.

Morgan MV, Adams GG, Bailey DL, et al. The anticariogenic effct of sugar free gum containing CPP–ACP nanocomplexes on approximal caries dermined using digital bitewing radiography. Caries Res, 2008, 42: 171–184.

Reynolds EC. Calcium phosphate–based remineralisation systems: scientific evidence? Aust Dent J, 2008, 53: 268–273.

为了便于复习，请参考思维导图 23。

第 **24** 章

不配合患儿

病例概述

Liam 是一个 5 岁的小男孩，他被带进牙科诊所时因害怕而颤抖哭闹。他的母亲说他的牙齿已经疼了很长一段时间，你将如何和 Liam 沟通并对他进行牙科治疗？

■ **你如何理解行为管理？**

行为管理基于科学原则，其正确实施需要掌握以下原则：换位思考、沟通、指导和聆听。

行为管理的目标是建立沟通，减轻患儿恐惧和焦虑，提供高品质的牙科护理，使牙医和孩子之间建立相互信任的关系，促使孩子对口腔/牙齿健康建立积极的态度。

所有的决定必须建立在利益与风险评估的基础上，父母/法定监护人要参与有关他们孩子治疗的决策过程。

■ **在 Liam 的案例中了解什么病史重要？**

Liam 的牙科病史。了解以往任何与牙医、医生和医院接触的信息都是至关重要的，一般提及打针就会把他吓坏了。如果没有以前的诱发因素，他有可能是被同龄人或家人的经历或言论所吓到。

家族牙科病史。家长的恐惧、对牙齿和口腔健康态度消极，这些因素可以很明显地影响孩子的配合程度。

Liam 的发育状况。发育迟缓和认知能力低下会影响孩子对你试图所做帮助的理解。如果孩子觉得自己做任何事情都不能成功，这种消极态度会增加治疗的难度。他们做什么事情都会放弃，因为他们从没有成功过，并被他们的父母和同龄人称作"失败者"。

沟通管理是行为管理最根本的形式。这是使你顺利完成牙科治疗并帮助孩子建立积极对待牙齿健康的态度的基础。

■ **沟通管理有哪些主要形式？**

语音控制。

非语言沟通。

告知—演示—操作。

正强化。

分散注意力。

家长的陪同/不陪同。

语音控制

说明：语音控制是通过语音音量、音调、节奏的改变来影响和指导患者的行为。

目标：为了得到患者的注意和配合。

为了避免消极或者逃避的行为。

建立适当的成人儿童角色。

适应证：可用于任何患者。

禁忌证：无。

非语言沟通

说明：非语言沟通是通过适当的接触、姿势和面部表情来加强行为指导。

目标：加强其他沟通管理技术的有效性。

避免消极或者逃避的行为。

得到或维持患者的注意和配合。

适应证：可用于任何患者。

禁忌证：无。

告知—演示—操作

说明：告知—演示—操作是被许多儿科专业机构使用的一种行为塑造技术。该技术包含对不同发育阶段的患者进行口头解释（告知）；在认真设定的、不具有威胁性的环境中，为患者示范该场景的视、听、嗅、触等（演示）；然后，按照之前的解释和示范，完成操作（操作）。告知—演示—操作技术是结合使用语言和非语言的沟通技术进行积极强化。

目标：

告知患儿看牙的重要性，并使患者熟悉牙科环境。

通过脱敏和较好的预期来塑造患者对治疗过程的配合。

适应证：可用于任何患者。

禁忌证：无。

正强化

说明：在建立理想的患者行为过程中，有必要给予适当的反馈。正强化是以有效的方式奖励积极配合的行为，通过正强化可以促使积极配合的行为再次发生。社会强化因素包括牙科团队所有成员积极的语音调节，面部表情，口头表扬或表达喜爱之情。非社会性因素包括记号和玩具。

目标：为了强化期望的行为。

适应证：可用于任何患者。

禁忌证：无。

分散注意力

说明：分散注意力是一种可以使患者的注意力从不愉快的操作上转移的技巧。

目标：为了减少不愉快的感觉。

为了避免消极或者逃避的行为。

适应证：可用于任何患者。

禁忌证：无。

家长的陪同或不陪同

说明：该方法通过利用父母的陪同还是不陪同来达到患者对治疗的配合。对于在儿童牙科治疗过程中父母陪同与否，牙科医生的执业理念与父母的态度有很大的不同。从业者统一于一个事实，即牙医和孩子之间的沟通是最重要的，而这种沟通需要着眼于双方的参与。孩子家长陪同与否，孩子的反应可以从非常有利转为非常不利。认识自己的能力，特殊孩子的能力和特殊家长的期望以确定最优化的治疗方案是从业者（牙科医生）的责任。

目标：为了得到患者的注意和配合。

为了避免消极或者逃避的行为。

建立适当的成人儿童角色。

提高沟通环境。

适应证：可用于任何患者。

禁忌证：无。

综合应用所有的这些沟通技巧以提高患者的依从性并使患者放松。这是一个持续的主观过程，而不是一个单一的技术，往往是牙医个性的延伸。

关键点

分散注意力的目的：

· 为了减少不愉快的感觉

· 为了避免消极或者逃避的行为

检查

在花一些时间和 Liam 交谈并表示你是真心想帮助他后，他给你看了他的牙齿。两侧的下颌第一乳磨牙是龋齿，其他牙齿良好。Liam 是被他朋友的经历吓坏了，他家人都非常支持并且定期到牙科就诊。

Liam 对沟通管理反应良好，尽管他想完成他的治疗，但他不能克服对未知的恐惧。

■ **你认为你能给 Liam 一些什么额外的帮助？**

镇静：有两种选择，口服或吸入镇静。

口服镇静应用咪达唑仑，使用率日益增长。最近的一些研究表明，根据儿童这一年龄段，使用 0.3~0.5mg/kg 的剂量能产生有效的镇静效果，保证后续牙科治疗顺利进行。其目标、适应证和禁忌证如下：

目标：

为了减少或消除焦虑。

为了减少对牙科治疗的不良动作和反应。

为了加强和患者的沟通配合。

为了增加后续治疗/长时间治疗的忍耐力。

为了帮助治疗精神障碍、残疾患者。

为了提高患者的疼痛阈值。

适应证：

在基本行为管理方面一直没有成功的恐惧、焦虑患者。

由于心理或情感上的不成熟、心理不健全或身体残疾而导致不能合作的患者。

使用镇静可保护其心智的发展和（或）降低医疗风险的患者。

禁忌证：

牙科需求小并能进行合作的患者。

使用镇静能够诱发其他疾病。

在过去 30 年中，吸入镇静一直被称作是减少焦虑与加强有效沟通的安全有效方法之一，其起效迅速，镇静深度容易设定和可逆，并且能够快速完全地恢复。此外，笑气具有不同程度的镇痛、健忘和降低咽反射的功能。

为了诊断和治疗的需要，也为了患者和医生的安全，在使用笑气前应慎重考虑。决定使用笑气时必须考虑到：

可替代的行为管理模式。

患者的牙科需求。

对牙科护理/保健质量的影响。

患者的情绪发展。

患者的生理因素。

在使用笑气前监护人应签写书面的知情同意书，并放置于患者的病程记录中。

患者的病程记录应包括：

知情同意书。

使用的适应证。

笑气的用量：

- 多少比例的笑气/氧气和（或）流速。
- 该过程的持续时间。
- 治疗后氧合过程。

目标：

减少或消除焦虑。

减少对牙科治疗的不良动作和反应。

加强患者的沟通和配合。

提高患者的疼痛阈值。

帮助精神、身体残疾的患者进行治疗。

减少呕吐。

适应证：

恐惧、焦虑或吵闹的患者。

某些精神、生理、医学上有损伤的患者。

患者的呕吐反射干扰了牙科护理/治疗过程。

不能获得深度局部麻醉的患者。

禁忌证：

某些慢性阻塞性肺疾病禁用。

某些患者有严重的情绪障碍或药物依赖禁用。

妊娠早期禁用。

镰状细胞贫血患者禁用。

使用硫酸博莱霉素治疗的患者禁用。

Liam 接受的是吸入镇静，这使他完成了治疗并帮助他克服了对局部麻醉的恐惧。不幸的是，对于一些孩子来说吸入镇静不起作用，全身麻醉是使疼痛缓解和完成牙科治疗的唯一选择。

关键点

吸入镇静患者的记录应包括：

- 知情同意书
- 使用的适应证
- 笑气的用量

■ **全身麻醉的适应证有哪些?**

由于心理或情感上的不成熟、心理不健全或身体残疾而导致不能合作的患者。

由于急性感染、解剖变异、过敏导致局部麻醉无效的患者。

极不合作、恐惧、焦虑、无法沟通的儿童或青少年。

患者需要接受极大的或长时间外科手术。

使用全身麻醉（GA）可保护患者心智发展和（或）降低医疗风险。

需要立即进行全面的口腔（牙齿）护理。

■ **全身麻醉的禁忌证有哪些?**

牙科需求小并能配合的健康患者。

使用全身麻醉可诱发疾病。

全身麻醉是一种意识丧失的控制状态，伴随保护性反射的丧失，自主通气功能受损，对外界物理刺激或语言刺激无应答。它只能在有复苏能力和重症监护的前提下应用。所有设备必须遵循当前的指导方针。

使用全身麻醉前必须获得由父母或法定监护人签订的知情同意书，应在病程中记录。患者的病程记录应包括：知情同意书；全身麻醉的适应证。

知情同意书

个人从业者无论利用怎样的行为管理技术，所有管理决策必须基于权衡孩子利益和风险的主观评价。关于需要治疗的注意事项，延迟治疗的后果和潜在的生理/心理创伤必须纳入决策过程中。

决定采用哪种牙科治疗方式往往是一个复杂的过程。决定进行行为管理而非沟通管理不能仅由牙医决定；决策过程必须包括法定监护人，如果可以的话，孩子也应参与其中。牙医作为牙科保健的专家，需要告知患儿及家属治疗的需要和治疗采用的技术。法定监护人和牙科医生就是否需要进行治疗展开交流，牙医必须告知治疗策略和潜在风险。因此，成功完成诊断和治疗需要牙医、法定监护人和孩子的共同合作。

虽然本章包含的行为管理技术在临床上经常使

用，但家长可能对其并不完全熟悉。重要的是，牙医要告知法定监护人即将使用的技术的特点、风险、利益和可供选择的替代技术。必须回答所有的问题，这是知情同意的本质。

推荐阅读

Guidelines for Behavior Mangement. American Academy of Pediatric Dentistry Reference Manual 1999–2000. Paediatr Dent, 1999, 21: 42–46.

Hosey MT. Managing anxious children: the use of consioussedation in paediatric dentistry. UK National Clinical Guideline. Int J Paediatr Dent, 2002, 12: 359–372.

Pinlham JR. Personality development. Managing behaviour of the cooperative pre–school child. Dent Clin North Am, 1995, 39: 771–787.

为了便于复习，请参考思维导图 24。

第**25**章

牙齿萌出和脱落异常

病例 1
病例概述

Beth 出生 20d 时，下颌前牙区有两颗牙齿（图 25.1）。

■ 这些早期萌出的牙齿的正确术语是什么?

如果婴儿出生时已有牙齿，正确的称法为"诞生牙"。如果出生时没有牙齿，在出生后 1 个月内萌出的牙齿叫作"新生牙"。

据报道，每 2000~3000 名活产婴儿中就有一个

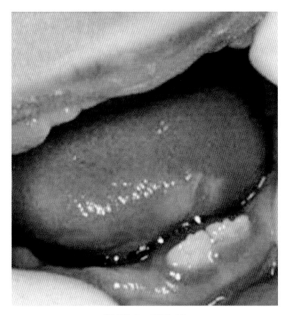

图 25.1 诞生牙

诞生牙或新生牙产生。诞生牙和新生牙多见于下颌中切牙，也有上颌切牙和第一乳磨牙的报道，但较为罕见。牙齿早萌被认为是由于胎儿时期牙胚位置异常引起的。诞生牙和新生牙病例自发的或具有家族性，可能与一些特殊的综合征有关：先天性厚甲症 (Pachyonychia congenita)，软骨外胚层发育不全综合征 (Elis-van creveld 综合征)，哈勒曼–斯特雷夫综合征 (Hallermann Streiff)。

■ 与诞生牙和新生牙相关的主要问题是什么?

松动。

舌腹溃疡。

乳头疼痛（母乳喂养的母亲）。

由于牙齿的发育与年龄增长相一致，此时萌出的牙齿牙冠只形成约 5/6 且一般无牙根，所以早萌牙齿会松动。有时候牙冠会弯曲，牙釉质发育不全或矿化不全。

极度松动的牙齿易被气道误吸，应及时拔除。拔除时应小心以确保整个牙齿包括牙髓组织都被去除，否则会形成牙本质和牙根，最终需要再次拔除。如果牙齿可以保留，牙根会持续发育。

喂奶时出现母亲乳头疼痛也可能需要拔除早萌牙齿。羧甲基纤维素钠膏可以用于处理舌腹溃疡；用抛光碟打磨切牙切缘也会有所帮助。

■ 哪些因素可引起广泛的牙齿早萌，但仍被视为"正常"?

家族性：家族史是一个常见因素。

出生时体重较大的儿童。

种族：一般来说黑人比黄种人萌出恒牙的时间早，黄种人又比白种人早。种族似乎并没有影响乳牙的萌出时间，但是乳牙列的萌出模式仍有不同。

性别：女性恒牙萌出时间比男性早几个月。

与牙齿早萌相反的为牙齿迟萌。

■ 什么时候会出现乳牙迟萌?

早产儿。

出生体重极低儿童。

■ 什么会导致乳牙列和恒牙列萌出都延迟?

染色体异常：唐氏综合征和特纳综合征。

营养缺乏病。

甲状腺功能减退症/垂体功能减退症。

遗传性牙龈纤维瘤病（HGF）。

获得性牙龈增生（药物引起）。

■ 恒牙萌出延迟或未能萌出的具体情况有哪些？

除了多生牙可导致乳牙脱落和恒牙萌出的延迟之外，颅骨锁骨发育不全也会导致恒牙萌出延迟。这是一种常染色体显性遗传疾病，常见锁骨远端发育不全或锁骨完全缺失。

■ 有哪些局部因素能导致恒牙迟萌？

多生牙或牙瘤。

恒牙胚异位。

恒牙胚囊性病变。

拥挤。

由于乳牙过早拔除而使黏膜增厚。

关键点

诞生牙和新生牙如果出现以下情况需要拔除：

· 牙齿松动存在误吸的危险

· 舌腹面存在溃疡

· 母亲乳头疼痛明显

牙齿可能提前或延迟脱落（与萌出情况相似）。

案例 2
病例概述

在 Geroge3 岁时，他的母亲发现他的下颌乳切牙松动。

病　史

Geroge 是正常怀孕和分娩的，但他出生后有复发性咳嗽和感冒、上下呼吸道感染、口腔溃疡等问题。经过全面的检查确认他有周期性白细胞缺乏症。

牙科病史

George 和他的母亲都接受过正规的刷牙指导，他的口腔卫生状况非常好。他晚上用 0.2% 的氯己定凝胶来代替含氟牙膏。尽管这样，在他 4~5 岁时下颌乳切牙开始脱落，在 6 岁时萌出了下颌中切牙和第一恒磨牙（图 25.2A、B）。

乳牙过早脱落是一个重要的诊断指征，因为大

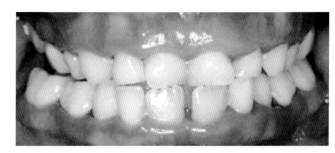

图 25.2 （A）周期性中性白细胞缺乏症

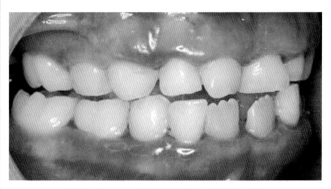

图 25.2 （B）周期性中性白细胞缺乏症

多数引起乳牙早脱落的情况可能较为严重，应立即进一步检查（表 25.1）。

通常导致牙齿早期脱落的原因：

代谢紊乱。

严重的牙周病。

牙槽骨支持的缺失。

自伤或非意外伤害。

框表 25.1　乳牙和恒牙过早脱落病因的鉴别诊断

· 中性白细胞缺乏症和中性粒细胞缺陷：
· 周期性中性白细胞减少
· 先天性中性粒细胞缺乏症（Kostmann 综合征）
· 青春前期牙周炎
· 青少年牙周炎
· 白细胞黏附缺陷
· 掌跖角化–牙周破坏综合征
· 先天性白细胞颗粒异常症候群
· 朗格汉斯细胞组织增生症：导致骨质破坏
· 低碱性磷酸酯酶症伴牙骨质发育不良
· 有精神疾病或先天性对疼痛不敏感综合征导致自残
· Ehler-Danlos 综合征（Ⅷ型）——胶原蛋白形成障碍导致进行性牙周破坏
· 牙齿坏血病——由于脯氨酸羟基化和胶原蛋白合成障碍导致牙齿缺失

George 将会继续进行定期的牙齿保健并监督其刷牙。即使能够很好地控制菌斑，但仍可预测，嗜中性粒细胞缺陷会使 George 易患牙周疾病，最终部分牙齿会过早脱落。

与过早脱落相反的情况为延迟脱落。

■ 什么原因能导致乳牙的延迟脱落?

双乳牙。

继承恒牙的发育不全。

继承恒牙位置异常。

外伤或乳牙根尖感染干扰了乳牙根的生理性吸收。

低咬合或牙齿固连。

恒牙数目异常的案例中 40% 与双乳牙有关。应告知家长这一点，并在患儿 6 岁左右时拍摄全口曲面断层片。

低咬合是"牙下沉"或"牙齿固连"的首选词，用来形容那些未能与相邻或相对的牙建立咬合关系的牙齿，最常见的是乳牙在低𬌗之前已经达到正常的咬合水平。比较少见的是同一个人的同一区域乳恒牙都萌出异常。

受影响最严重的牙齿是下颌第一乳磨牙，男性和女性发病率无差别。低咬合乳牙很可能伴有继承恒牙缺失。

> **关键点**
>
> 低咬合：
> - 下颌第一乳磨牙最常受到影响
> - 乳牙比恒牙更常见
> - 性别比例平等
> - 继承恒牙缺失的发生率较高

■ 低咬合是如何分级的?

Ⅰ级：咬合水平高于邻牙接触点。

Ⅱ级：咬合水平在邻牙接触点。

Ⅲ级：咬合水平低于邻牙接触点。

如果Ⅲ级低咬合程度继续加重，可能会出现牙齿被周围的软、硬组织完全包被的状况。

低咬合牙齿的 X 线片显示牙周间隙模糊或缺失。

■ 低咬合治疗选择

参见第 6 章。

推荐阅读

Crawford PJM, Aldred MJ. Anomalies of tooth formation and eruption. //Welbury RR, Duggal MS, Hosey MT （eds） Paediatric Dentistry. 3rd ed. Oxford：Oxford University Press, 2005: 297–318.

为了便于复习，请参考思维导图 25。

第 26 章

疼痛控制和乳牙龋

病例概述

Paul 是一个 5 岁的小男孩。他的上后牙疼痛，无治疗史。你将怎样处理 Paul 的问题？

■ 对于疼痛应该着重询问哪些问题？

位置：请 Paul 指出疼痛的牙齿。

程度：疼痛是否使 Paul 无法正常玩耍或睡觉？

诱因：冷、热、甜刺激是否使疼痛加重，是否为自发性疼痛，是否使 Paul 从睡梦中醒来？

特征：是锐痛、钝痛还是跳痛？

持续时间：疼痛持续多久？

可逆性与不可逆性乳牙牙髓炎的疼痛特征见表26.1。

儿童首次因疼痛就诊进行处理时往往受到某些限制，这些限制包括孩子缺乏睡眠或牙科医生缺乏时间来应对这种"额外的急诊患者"。

■ 哪些护髓剂能控制初始牙髓炎？

去除冠部软龋之后：

氧化锌丁香油水门汀 [如 Kalzinol 或暂时性修复材料（IRM)]

多联抗生素和类固醇糊剂，放置于氧化锌丁香

表 26.1　疼痛特征

可逆性	不可逆性
瞬间或短暂（几分钟）	持续较久
对冷、热、甜反应敏感	对压力反应敏感（咀嚼）
疼痛尖锐	自发痛
不影响玩耍或睡觉	跳痛
	影响玩耍或睡觉

油酚或玻璃离子（GIC）下方。

如果形成脓肿，通常牙冠部缺损较明显，用挖匙轻轻一挖就能触及牙，在髓腔内放置有 Ledermix（多联抗生素和类固醇糊剂）的棉花并暂封可以消除肿胀。

急性和（或）播散性或肿胀性牙髓炎需要使用抗生素，这将在第 27 章讨论。对于免疫抑制的患者，只有疼痛而无肿胀者才可使用抗生素；可以用止痛药控制疼痛（表 26.2）。

表 26.2　常用疼痛控制药物剂量

药物	剂量
对乙酰氨基酚	首次 20mg/kg，之后每 4h 15mg/kg
	24h 最大剂量为 90mg/kg
	多饮水
布洛芬 （非甾体类抗炎药）	每 8h 5~10mg/kg
	可以和对乙酰氨基酚联用
	最好在进食和饮水时用药

处理开放窝洞有很多优点：

牙科治疗操作简单；

去除龋坏组织后口腔变形链球菌群数下降，如果窝洞被玻璃离子完全充填后，剩余的微生物活力下降，龋坏的进展大大降低；使用暂时性材料充填后对牙齿进行评估，为牙医进行预防及行为管理赢得了时间。

玻璃离子水门汀是氟储蓄库。

刷牙和饮食更加舒适。

病　史

通过问诊提示为左上牙可逆性牙髓炎，但最近伴不可逆性症状。

检　查

Paul 口外无肿胀，面部对称。除刚刚脱落的 A̅ 和 |A̅ 外，全部乳牙都在位，下颌两颗恒中切牙刚萌。D̲| 近中𬌗面龋坏，边缘嵴缺失。|E̲ 严重龋坏（图26.1）。无相关软组织肿胀。

■ 什么检查对治疗方案的制订是必要的？

𬌗翼片对于邻接面积较大的乳磨牙邻面龋具有

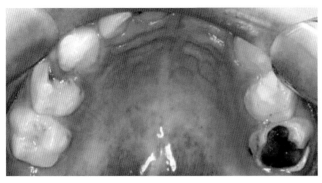

图 26.1　龋坏的 D| 和 |E

重要作用。放射片可以将龋坏诊断率提高 50%。殆翼片的拍摄频率依赖于龋危险分级：高危患者每 6~12 个月拍摄 1 次；中危患者 12~18 个月拍摄 1 次；低危患者 18~24 个月拍摄 1 次。在 Paul 的病例中发现 E| 有轻微殆面龋。

关键点

充填窝洞的优点有：

· 牙科治疗的入门操作
· 减少链球菌数目
· 玻璃离子是氟的储蓄库
· 饮食和刷牙更加舒适

治　疗

D| 和 |E 最初的治疗为使用氧化锌丁香油酚水门汀暂封，其下方放置 Ledermix（多联抗生素和类固醇糊剂），之后开始进行预防及行为管理。E| 使用黏结材料修复。

■ 对 D| 和 |E 的最终治疗计划是什么？

这两颗牙齿都需要牙髓治疗。虽然 D| 龋坏较轻微，但其近中边缘嵴已破坏，组织学检查，可发现冠部牙髓已有炎症。

■ 乳磨牙牙髓治疗有哪些方法？

活髓切断术：在局部麻醉下切除冠髓，剩余牙髓使用 15.5% 的硫酸亚铁处理 15s。然后用氧化锌丁香油水门汀充填髓腔。

牙髓失活术：当麻醉无效时，使用两阶段的治疗方法。将沾有 Ledermix 糊剂的棉球封入髓腔，暂封 7~14d。第二次就诊时牙髓即可被去除，根据临床检查行活髓切断术或牙髓摘除术。

牙髓摘除术：当根管中无生活牙髓组织时使用这种方法。使用根管锉将根管预备完成，将其用氧化锌或氢氧化钙甘油糊剂充填。

只有当治疗开始并充分考虑临床检查结果后才能决定采用哪种牙髓治疗方法。理想状态下，牙髓治疗最好在局部麻醉下进行（但在牙髓失活治疗中由于麻醉无效或其他行为原因不能使用麻醉除外）。

■ 甲醛甲酚在牙髓切断术中的地位

甲醛甲酚为传统药剂，其较持久的治疗效果得到了广泛认可。Buckley 的 1:5 稀释浓度被证明与全浓度的甲醛甲酚有同样好的治疗效果。然而，Buckley 在英国很难找到，其局部和全身毒性受到了国际社会的关注。最近 5 年，作为甲醛甲酚重要成分的甲醛可能与鼻咽癌相关的毒性受到极大的关注。近几年的研究试图寻找一种合适的替代品，在随机对照试验中显示 15.5% 的硫酸亚铁用于乳磨牙牙髓切断治疗与甲醛甲酚有相似的疗效。硫酸亚铁以前多在取印模前收敛血管减少牙龈出血，也用于根管治疗。它是一种很好的止血药，与血液接触后形成高铁蛋白复合物，后者使血管封闭而止血。然而，必须注意硫酸亚铁没有"固定"作用。因此，应对剩余牙髓组织（硫酸亚铁将应用于该组织上）的状态做出准确诊断。

■ 牙髓治疗后合适的重建材料是什么？

儿童牙齿最终充填技术应考虑儿童龋病的活跃性。黏结修复材料应该只应用于殆面龋和较小的邻面龋。具有较大龋洞的重度龋坏、伴有两个或更多面龋坏的牙齿，牙髓切除或摘除的牙齿都应行不锈钢冠修复。汞合金作为修复材料仍然被广泛应用，但它不具有黏结特性。黏结性材料，特别是多元酸加强型树脂和复合型树脂，如果在充分隔离的条件下合适使用可表现出更好的持久性，因而得到更多人的青睐。金属陶瓷水门汀不适合乳牙修复。

如果牙齿不能修复或有急性疼痛或感染则需要拔除（第 27 章）。学龄前儿童可以在口腔麻醉或吸入性镇静的条件下拔除一颗或两颗牙齿。然而，如果两个或更多区域的牙齿需要拔除，那么全身麻醉将会是最好的麻醉方式。当儿童进行全身麻醉时，治疗计划应该全面、完善以有效防止将来再次行全身麻醉。

在计划拔除患牙时，考虑平衡拔除很重要。将来持续就诊的可能性和儿童的合作性等因素都应该给予重视。具有广泛性龋的学龄前儿童在拔除第一乳磨牙后应做间隙保持，并应尽可能保留和修复第二乳磨牙。消除后牙邻接面接触区可降低将来龋病发生的风险。

关键点

乳磨牙牙髓治疗的主要方法：
- 活髓切断术
- 牙髓失活治疗
- 牙髓摘除术

推荐阅读

Cameron A, Wildmer R（eds）. Pain control for children//Handbook of Pediatric Dentistry. 3rd ed. Edinburgh: Mosby, 2008: 19-23.

Duggal MS. Day. Operative treatment of dental caries in the primary dentition//Welburry RR, Duggal MS, Hosey MT（eds）. Paediatric Dentistry. 3rd ed. Oxford: Oxford University Press, 2005: 149-174.

Fayle SA. Treatment of dental caries in the pre-school child// Welbury RR, Duggal MS（eds）. Paediatric Dentistry. 3 rd ed. Oxford: Oxford University Press, 2005: 134-139

为了便于复习，请参考思维导图 26。

第 **27** 章

面部肿胀和牙槽脓肿

病例概述

　　Peter 是一个 12 岁的男孩，因外伤 3 周后出现面部肿胀就诊。患者感觉不适，右眼睁开困难（图 27.1）。

　　Peter 表现出的急性感染明显不同于慢性感染。

■ 列出各型感染的四种症状和体征

　　急性：
　　病态，躁动不安。
　　体温上升。
　　面部红、肿。
　　局部淋巴结肿大。
　　慢性：
　　可能有颊部窦道。
　　牙齿松动。
　　口臭。
　　牙变色。
　　急性感染多表现为面部蜂窝织炎，而不是有脓

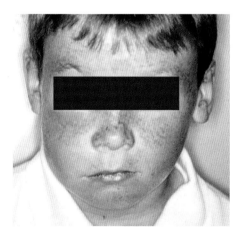

图 27.1　尖牙窝的严重感染

液的面部脓肿。因感染已经贯穿皮质骨板，所以 Peter 虽有发热现象但疼痛不明显。主要治疗思路为去除病因——清除牙髓或拔除牙齿。

病　史

　　3 周前，Peter 右上侧切牙外伤后出现较深的釉质牙本质折裂。暴露的牙本质和牙釉质使用氢氧化钙及复合体树脂覆盖安抚，1 周后到医院复查。

　　星期六早上他母亲发现他的面颊部开始肿胀，右眼部组织红软浮肿。到当地急诊科就诊，服用阿莫西林片（250mg，每日 3 次，持续 5d）。不幸的是，星期日傍晚 Peter 变得更加虚弱无力，面部肿胀加重，他感觉非常热。

检　查

　　口外检查显示，Peter 面部左右不对称，右侧上颌骨眶下尖牙窝区肿胀，表面皮肤充血，红、热；右侧眼裂几乎闭合；体温 39℃。上颌导静脉无瓣膜，尖牙窝感染可由此反流入颅内，导致颅内海绵窦血栓或脑脓肿。第Ⅲ和第Ⅵ脑神经控制眼周肌运动，而它们经过海绵窦壁、海绵窦血栓波及第Ⅲ和第Ⅵ颅神经可导致斜视。

■ 下颌感染可有哪些表现？

　　沿气道周围筋膜播散导致气道狭窄和喘鸣；沿纵隔筋膜扩散导致纵隔筋膜炎。

■ 感染的一般治疗原则是什么？

　　去除病因：拔除患牙或根管治疗；

　　局部引流和清创：经根管或切开引流；

　　如存在全身症状则口服抗生素：阿莫西林和青霉素 V 为首选。阿莫西林可进食时（后）服用，每日 3 次。如果感染严重，可以在使用青霉素或阿莫西林的同时，使用抗厌氧菌药物甲硝唑。多数情况下，拔除脓肿牙后不使用抗生素也可以消除症状。关键的一点，除非患者出现全身症状，否则单独使用抗生素不能作为治疗的第一步。当体温达到 39℃ 或更高时应使用抗生素（正常体温为 37℃）；免疫抑制或伴有心血管疾病的患者如怀疑有感染则应立即使用抗生素。

■ 颌面部感染入院治疗的标准是什么？

　　脱水：询问患儿在过去的 12h 中有没有排尿频

率下降。

重度感染或体温超过 39℃。

口底肿胀。

■ 严重感染入院后的诊疗原则？

拔除患牙。重度感染仅通过根管引流远远不够，任何脓液都要引流。除拔牙外，可能还需要脓肿切开引流，并留置引流通道几天以保证引流效果。如伴下颌肿胀或口底区肿胀，则可能需要经口外的皮肤切口引流或完全穿过感染区的贯通引流通道来引流。口外切口会留下瘢痕，如果不是必须则应尽量避免。可以通过脓液培养选择菌株敏感抗生素。

静脉输注抗生素，苄青霉素或阿莫西林是首选药。青霉素过敏者可改用头孢菌素，但是部分对青霉素过敏的患者可能有对头孢菌素交叉过敏的现象，尤其应当注意对青霉素重度过敏的患者。在重度感染中厌氧杆菌占主导作用，应加用甲硝唑控制感染。在患者能够正常饮水前应当及时补充体液。

温盐水漱口。

使用对乙酰氨基酚或布洛芬行疼痛控制（表 27.1）。

表 27.1 儿童牙科常用抗生素和镇痛药

药品	途径	剂量	频率	注释
抗生素				
阿莫西林	PO	25~50mg/(kg·d)	tid	加入果汁或咀嚼
	IV	100~400mg/(kg·d)	tid	
	PO, IV	50mg/kg，成人剂量 3g	1h 前	预防心内膜炎 对易感患者 6h 后给予半剂量
阿莫西林+克拉维酸	PO	20~40mg/(kg·d)	tid	β 内酰胺抵抗类细菌
氨苄西林	IV	50~100mg/(kg·d)	qid	
	IV	50mg/(kg·day)	stat	心内膜炎预防
苄基青霉素	IV	15~350mg/(kg·d) 20 000~50 000U/(kg·d)	qid	牙源性感染首选 IV 药
青霉素 V	PO	<5 岁 500mg/d >5 岁 1~2g/d	qid	进食前 1h 使用
头孢氨苄	PO	25~50mg/(kg·d)	qid	
头孢唑林	IV	25~50mg/(kg·d)		
红霉素	PO	25~40mg/(kg·d)	qid	琥乙红霉素易吸收
甲硝唑	IV	22.5mg/(kg·d)	tid	孕妇禁用
	PO	10~15mg/(kg·d)	tid	
克林霉素	PO, IV	15~40mg/(kg·d)	qid	警惕伪膜性结肠炎
	PO, IV	10mg/kg—成人剂量 600mg	1h 前口服 IV stat	预防心内膜炎；以后（6h 后）给予半剂量（5mg/kg 至 300mg）
庆大霉素	IV	2.5mg/kg（儿童）至 80mg，最大剂量	stat	同氨苄西林合用预防心内膜炎，要求阿莫西林或氨苄西林 6h 后使用
万古霉素	IV	20mg/kg，成人剂量 1g	1h 内滴入	对青霉素过敏患者 心内膜炎的预防
镇静镇痛药				
阿司匹林				6 岁以下儿童禁用以防止急性脑病综合征
乙酰氨基酚	PO，PR	15mg/kg	每 4h	过量使用有肝毒性
磷酸可待因	PO	每次 1~1.5mg/kg 1~3mg/(kg·d)	剂量间隔 4~6h	副作用同麻醉药，如恶心和便秘
哌替啶	IV，IM	1mg/kg	每 3~4h	最大剂量 100mg
布洛芬	PO	6~12 个月，50mg（5~10mg/kg） 1~3 岁，100mg 4~6 岁，150mg 7~9 岁，200mg	tid tid tid tid	

注释：仍需遵循目前的心内膜炎预防指南

PO：口服，IV：静脉注射，IM：肌内注射，PR：经直肠给药，tid：每日 3 次，qid：每日 4 次，stat：即刻

如果由尖牙窝肿胀造成眼睑闭合，则应给予 0.5%氯霉素滴眼液或 1.0%氯霉素软膏以预防结膜炎。

关键点

颌面部感染住院治疗的指征：

· 脱水

· 体温高于 39℃

· 口底部肿胀

治 疗

Peter 按以下原则进行治疗：

1. 疏通 2| 根管。根尖未发育完成，可以通过根管获得良好的排脓效果。

2. 牙齿开放引流 2d。

3. 给予阿莫西林 250mg，每天 3 次，连用 5d；甲硝唑200mg，每天 2 次，连用 5d。

4. 温盐水漱口。

2d 后 Peter 的症状有好转。右面颊肿胀消失，右眼可以正常闭合。用根管锉清理 2| 后使用弹性锉将非凝固型氢氧化钙导入根管，脓腔填入脱脂棉后用玻璃离子封闭。非凝固型氢氧化钙每 3 个月更换 1 次直到根尖形成，共历时 9 个月。最后使用牙胶充填牙齿。

推荐阅读

Cameron A, Widmer R（eds）. Paediatric oral medicine and pathology//Hankbook of Pediatric Dentistry. 3 rd ed. Edinburgh: Mosby, 2008: 164-214, 448-449.

为了便于复习，请参考思维导图 27。

第 28 章

乳切牙移位

病例概述

James 是一个 3 岁的小男孩，在户外玩耍时摔倒，前牙撞击在地面上。应该如何处理该情况，有关恒前牙的潜在伤害应该给其父母哪些建议？

病 史

主 诉

James 由母亲从家里带到诊室，他的母亲说 James 乳前牙外伤后牙齿向后移位（图 28.1）。

主诉病史

James 摔倒后前门牙着地，一颗牙齿向后移位。

系统病史

James 身体健康，到目前为止预防接种完备。

牙科病史

James 自 2 岁后定期到他的牙医进行体检，所有牙齿均做过预防，没有龋坏。

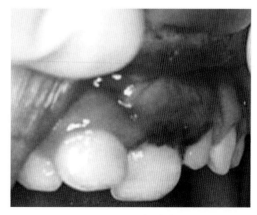

图 28.1 腭侧移位

■ 需要问诊哪些问题，为什么？

是否曾有意识丧失？如果有，则暗示可能有颅内损伤，患儿应立即送往急诊科。

事故何时发生？对非意外创伤后延迟就诊者应提高警惕。

事故在哪里发生？户外摔伤增加伤口感染的概率。任何在英国长大的儿童都应该进行破伤风毒素的预防免疫。如果外伤后没有加强免疫，则可寻求当地 GP 的建议或前往急诊科。

事故发生的地面性质如何？新建成的操场都符合英国标准，为高能聚合橡胶材料或草皮碎屑。早些时间建成的操场和正规跑道多为硬化表面，可能造成更大的伤害或潜在的损伤。

事故是怎样发生的？这使我们对发生事故时对牙龈撞击的力度有所了解。临床医生必须警惕表面简单损伤背后可能掩藏的严重撞击伤。除非能够排除对患者潜在的更深层次的损害，否则我们必须保持警惕。

检 查

口外检查

James 情绪低落，但是无明显的肿胀，面部对称。

口内检查

■ 上前牙的临床表现如图 28.1，你能了解到哪些基本情况？

A 腭侧移位伴相关龈组织创伤。

■ 进行临床检查时应该着重检查哪些特殊指征？

牙齿的动度：牙齿是否有异常动度，是否对气道有潜在的危险？有脱落进入气道的潜在风险？

咬合：受伤牙齿是否影响正常咬合。

某区域几颗牙有动度：这是牙槽骨损伤的指征。

■ 对儿童做检查时应该注意哪些问题？

检查到的损伤是否与病史相符；如果相符，这是否为常见现象？

儿童身体虐待 65% 的表现为口面部擦伤、撕裂伤、烧伤、咬伤、骨折。

牙医应持有当地儿童保护协会指南复印件，这可指导他们向谁寻求建议。

■ **哪些病史和临床体征暗示患儿受到身体虐待?**

需要考虑 10 个问题,其中 5 个问题是问医生自己的,另外 5 个是观察患儿和家长的行为举止:

· 事故是否是意外发生的,如果是,是怎样发生的?

· 对损伤的解释是否符合患儿年龄和临床检查?

· 如果对事故原因的解释和损伤一致,那么这种解释是否在儿童正常行为举止范围之内?

· 如果有延迟,延迟就诊的原因是什么?

· 对此次事故的解释是否相同?

· 患儿和家属的真实关系。

· 患儿对周围人的反应。

· 患儿对医疗行为和牙科检查的反应?

· 患儿的一般行为。

· 患儿及其父母的任何言论都可以使我们对患儿的养育方式和生活习惯有所了解。

进一步检查

■ **James 还需要哪些辅助检查,为什么?**

通过 X 线片可以观察损伤区,评估患牙及邻近牙是否有根折。是否有明显的牙槽突骨折?后继恒牙是否可见?患儿乳牙挫入性损伤可能被误诊为牙齿脱出。在这种情况下需要确定牙齿是否为挫入。临床上挫入牙齿可以再萌出,需要密切观察。如果 4~6 个月后乳牙没有萌出的迹象,则应及时拔除以最大限度地减小对恒牙萌出的影响。成人根尖片可以作为前部殆片使用,它是了解儿童上前牙区域根尖情况最简单的方法。James 的根尖片上未见根折或牙槽骨折。

不建议对乳牙行牙髓活力检测。

诊 断

■ **诊断是什么?**

James 左上乳中切牙腭侧移位。

治 疗

■ **病史中的 3 个重要因素和临床检查是什么? 这些将提示乳牙外伤是否需要采取积极主动的治疗。**

疼痛,无论是自发痛或是咀嚼痛。

松动度,牙齿是否对气道有潜在危害?

咬合干扰,脱出性损伤妨碍牙尖交错殆,影响正常的咀嚼功能。

■ **乳牙移位后的一般治疗原则是什么?**

震荡和亚脱位:观察。

侧方脱位:如果没有咬合干扰,可让牙齿自然复位;如果有咬合干扰则拔除。

挫入:如果根尖向唇侧移位,不予处理,观察。4~6 个月后若不能自行复位则应拔除。如果根尖朝向正在发育中的恒牙胚,则需拔除。

部分脱出:仅有轻微脱出可复位,否则拔除。

全脱出:不建议再植。

关键点

有以下指征时外伤乳牙需拔除:

· 影响进食和睡眠时疼痛

· 动度过大,有脱落阻塞气道的风险

· 有咬合干扰

■ **移位乳牙需要接受哪些 X 线检查?**

震荡和亚脱位:根尖片

侧方脱位:殆翼片显示牙周膜间隙增加

挫入:根尖片和口外侧位片

部分脱出:根尖片

全脱出:根尖片确认牙齿没有被挫入

■ **应该怎样告知家长可能对恒牙造成的伤害?**

已报道乳牙外伤后对发育中恒牙影响的概率可能是 17%~64%。为了便于记忆应在就诊第一时间告诉家长,可以告知家长影响率为 50%。最好在就诊一开始就降低家长的期望值,等继承恒牙开始萌出后再持乐观态度。

■ **对继承恒牙可能有哪些影响?**

低矿化,牙冠釉质发白或黄色。

釉基质发育不全。

牙冠弯曲变形。

牙冠牙根弯曲。

牙根弯曲。

牙瘤形成。

牙根部分或完全停止发育。

恒牙胚隔离。

萌出障碍。

■ 以上并发症中在根尖X线片上是否可全部观察到?

不可以。形态结构异常及牙根发育异常将来在根尖片上可以判断。白垩色、棕色牙冠只有在牙齿萌出后才能确定。

■ 如果保留脱位乳牙,复诊间隔是多久?

外伤后1周,1个月,以后每3个月复诊。

■ 复诊时怎样处理该乳牙?

病史:症状

临床:颜色,窦道,敏感度

X线片变化:第1年每6个月1次,之后根据临床需要进行拍摄。

关键点
乳牙外伤后: · 50%的病例会损害继承恒牙   · 大多数挫入性损伤会影响继承恒牙胚

■ 变色乳牙是否一定需要治疗?

如果乳牙有渐进性牙冠颜色变深,则很有可能牙髓活力已丧失。如果牙冠维持灰色并没有继续加深,则牙髓活力可能尚存。如果没有根尖病变,变色乳牙可定期随访观察即可;如果有根尖病变,则要求拔除乳牙或行根管治疗(图28.2)。

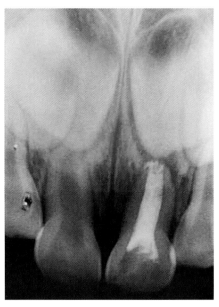

图 28.2　乳切牙根管治疗后

参考文献

Curzon MEJ (ed) . Handbook of dental trauma. Oxford: Wright, 1999.

Roberts G, Longhurst P. Oral and dental trauma in children and adolescents. Oxford: Oxford University Press, 1996.

Welbury RR, Whitworth JM. Traumatic injuries to the teeth//Welbury RR, Duggal MS, Hosey MT (eds) . Paediatric dentistry. 3rd ed. Oxford: Oxford University Press, 2005.

为了便于复习,请参考思维导图28。

第 29 章

年轻恒切牙冠折

病例概述

Shay 是一个 8 岁的小男孩，为避免校队罚球得分而与球门柱相撞，造成了上中切牙的复杂冠折及简单冠折。你将如何处理这种损伤？请简要概括一下后续的治疗。

病　史

主　诉

上颌左右恒中切牙折断（图 29.1）。

主诉病史

在足球比赛中造成损伤，无其他损伤。

系统病史

既往体健，免疫接种完备（包括学龄前的破伤风疫苗）。

牙科病史

Shay 定期进行牙科保健，曾接受过局部麻醉下的修复治疗。

■ 你会询问什么特殊的问题，为什么？

意外发生时是否有意识丧失？

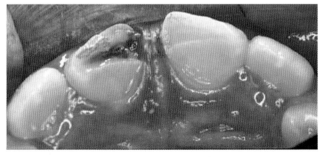

图 29.1　中切牙外伤

是否找到了折断的牙齿碎片？

若有昏迷史，且同时有牙齿碎片缺失/丢失应加拍胸部 X 线片以确定牙齿碎片没有吸入呼吸道。

意外是何时发生的？

意外发生距就诊的间隔长短可能影响治疗方案的选择。

之前的局部麻醉治疗 Shay 能否顺利配合？这可能会影响治疗方案的选择。

检　查

口外检查

■ 为什么会出现唇部肿胀并伴随黏膜撕裂？

这提示丢失的牙齿碎片可能进入了唇部。

■ 如何证实唇部有牙齿碎片？

通过两张角度相互垂直的软组织放射线片：一张是将根尖片胶片置于牙齿前方、嘴唇之后，沿前后向拍摄；一张是用侧向咬合片拍摄的侧向软组织照片。临床上，牙齿的碎片常可以通过探针探查定位。

> **关键点**
>
> 丢失的牙碎片：
> · 如果存在黏膜撕裂可能在软组织内
> · 如果存在意识丧失则可能被吸入

口内检查

■ 图 29.1 中是什么类型的外伤？

$\underline{1}$ 为釉质–牙本质折裂，$\underline{1}$ 为釉质–牙本质折裂–牙髓暴露，露髓孔直径大于 1mm。

■ $\underline{1}$ 和 $\underline{1}$ 牙根尖是开放的还是闭合的？

开放的。上颌恒中切牙根尖一般在 11 岁时闭合。

■ 如何确定根尖状态？

根尖片。

■ 在根尖片上必须排除何种其他损伤？

根折。

■ 检查中还需要注意前牙哪些特点？

松动度。颊舌向松动。牙齿过度松动提示牙周膜损伤或根折。

颜色。表明是否有直接的牙髓损伤导致出血渗入牙本质小管。

叩诊。叩痛提示根尖损伤和水肿。钝痛可能提示临床上未诊断的垂直型冠折或根折。

牙髓活力。损伤之后使用冷热刺激或电活力测试，不论牙齿是否伴有明显的牙冠折断，牙髓都可能在一段时间内失去牙髓活力。然而读数可为之后的测试提供参考。

■ 当损伤只波及上中切牙时，还应该检查哪些牙齿？

所有前牙区的损伤都应该检查上下颌的切牙。

进一步检查

之所提及的 X 线片是为了检查：

软组织内异物

牙齿根尖状态

是否存在根折

所有上下切牙的活力测试。

治　疗

■ 对上颌中切牙首先需要考虑的是什么？

维持根段牙髓活力，保持牙本质生理性沉积，促使牙根继续生长至正常长度，形成正常厚度的牙本质壁，从而使牙根不易折断。

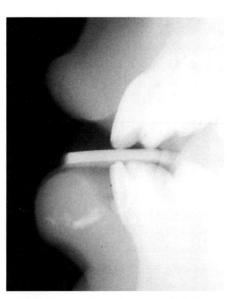

图 29.2　下唇部牙齿碎片(其他病例)

■ 对于 |1 (釉质–牙本质折裂)，恰当的即刻治疗方法是什么？

断片黏结或者黏结修复，通过黏结形成封闭。玻璃离子并不适合于此种黏结，因其可能折断或缺失而导致牙髓受到冷热等温度刺激。若黏结处接近牙髓，可在此处的牙本质上方垫一薄层氢氧化钙。

■ 对于 1| (牙髓暴露)有哪些治疗选择？

直接盖髓术。

牙髓或冠髓全切术。

牙髓部分切除术。

直接盖髓术，被很多人认为是不可控的。牙髓部分切除 (subtotal 或 Cvek) 只是去除了暴露牙髓的外层损伤和充血组织，并且有利于牙根的继续发育。部分牙髓切除术的成功率比较高。牙髓全切术 (冠髓) 是切除冠部牙髓并在根管口垫一层敷料。这样会停止髓腔内的牙本质形成，但是牙根部的牙本质继续发育。只有在将来做冠部修复需要根管封闭的时候才采取根管治疗。

■ 恒牙牙髓切除术有哪些适应证？

无自发痛史。

急性轻微锐痛，服用止痛药后可缓解。

叩诊无不适，无肿胀，无松动。

根尖片显示牙周膜正常。

在龋齿去腐过程中露髓或外伤露髓的牙齿。

组织外观正常。

用等渗盐水冲洗后，切髓处 2min 内止血。

■ 如何进行牙髓切除术？

采用局部麻醉和橡皮障。首先使用等渗生理盐水冲洗露髓处。然后使用高速金刚砂车针在喷水冷却下轻轻磨除牙髓表面 2mm 厚的暴露牙髓和牙本质 (牙髓部分切除)，使用等渗生理盐水冲洗余留牙髓。待出血停止后使用无菌棉球擦干断面，再在表面涂布一层生物相容性的氢氧化钙，冠部用黏结修复材料封闭。然而，如果未观察到出血或者出血不止，则应该使用锐利器械将髓室内的牙髓全部切除，即冠髓切除术，之后冲洗干燥，再评估。若出血、止血正常则按照上边提到的步骤操作；但如果在冠髓切除之后仍然不出血或是出血不止，剩余牙髓应该全部去除 (去髓术)。

损伤发生后到开始治疗的时间，对于牙髓部分切除术的成功有着重要的参考影响，因为在损伤后24h内进行治疗往往能取得最佳的效果。然而对牙髓组织的恰当治疗和仔细的病例筛选才是取得良好治疗效果的关键。必须去除感染或有炎症的牙髓以利于生理盐水冲洗时的生理性止血。到达健康组织的通路越大越深，感染就可能扩散得越广泛，这种情况是保存牙髓活力治疗的临床禁忌证。

■ 1| 的牙冠应该如何修复？

如果保存了牙冠碎片，可以浸泡在盐水中，待切髓术后黏结。

如果未找到牙冠的碎片或折裂深达龈下，则应采用复合材料黏结修复。

图 29.3 和 29.4 显示了 Shay 在黏结前和黏结后的情况，他采取了部分牙髓切除术。

■ 术后上颌中切牙应如何复诊观察？多长时间复诊？

牙齿外形应在紧急治疗后尽快修复，以建立与下颌切牙的正常覆盖关系。

术后 1 个月、3 个月、6 个月应复诊，通过临床检查和 X 线片检查牙髓活力和牙根生长情况。若显示牙髓活力丧失，则必须将牙髓完全去除，使用氢

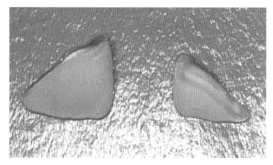

图 29.3 在现场找到的牙齿碎片

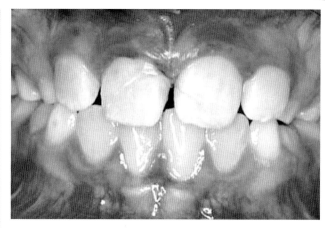

图 29.4 断片黏结后

氧化钙制剂诱导根尖封闭，之后才能使用牙胶充填。

关键点
部分或者全部牙髓切除术： ·成功率较高 ·在损伤发生后 24h 内成功率最高 ·保留牙髓活力，允许牙根继续发育

推荐阅读

Curzon MEJ（ed）. Handbook of dental trauma. Oxford: Wright, 1999.

Rdberts G, Longhurst P. Oral and dental trauma in children and adolescents. Oxford: Oxford University Press, 1996.

Welbury RR, Whitworth JM. Traumatic injuries to the teeth//Welbury RR, Duggal MS, Hosey MT（eds）. Paeditaric Dentistry, 3rd ed. Oxford: Oxford University Press, 2005.

为了便于复习，请参考思维导图 29。

第30章

恒中切牙根折

病例概述

Andrea 是一个 12 岁的女孩，在学校玩蹦床时摔落，造成上中切牙根中 1/3 折断。你将如何处理这种损伤？对于损伤牙齿的长期预后，你将给她什么样的建议？

病 史

主 诉

Andrea 由学校老师送来就诊。她说上颌恒中切牙松动，咬牙时感觉"好玩"。

主诉病史

Andrea 在玩蹦床时向前摔倒，牙齿碰到了蹦床边缘。之后她的母亲及时赶到医院。由于在玩耍时并没受到监护和泡沫护垫的保护，因此她的母亲并不满意老师的解释。

■ 这对你有何警示？

学校可能会面临法律投诉。有必要描绘面部外部伤害的图片，并对口内伤害、后续治疗认真进行记录。最好能提供照片记录。

系统病史

Andrea 定期进行牙科检查，曾顺利接受过局部麻醉。

■ 你会询问哪些特殊的问题？为什么？

是否有昏迷史？如果有，则应将 Andrea 转入急诊科。

在张口和闭口时是否伴有任何的疼痛或不适？如无明显症状则应排除髁突的损伤或骨折。如若造成伤害的力量很大，则应当怀疑有深部的潜在骨损害。与较小的力量造成牙折相比，Andrea 更有可能伴有骨的损害。

检 查

口外检查

上唇略肿胀，右眼下方有瘀青和肿胀。

■ 对于右眼下方的瘀青和肿胀你会提出什么问题并做出什么样的检查呢？

是否伴有复视？触诊眶下缘是否有"台阶"感，然后检查眶下神经分布区域的感觉改变。检查眼球运动范围是否受限，尤其是能否向上凝视。眶下缘和眶底的骨折可压迫下斜肌，妨碍眼球的向上向外运动。

脸颊处是否有感觉改变？眶下神经周围组织水肿会压迫神经，造成感觉异常。

若怀疑有骨折，前后向和枕颏向 X 线片可以显示眶下缘的移位，同时也能显示眶底的爆裂骨折。

口内检查

1|和|1 的牙冠向下和腭侧移位并伴有松动，其腭向移位导致无正中咬合。

■ 在复位牙齿之前首先应进行哪些检查？

X 线片。与牙齿脱位性损伤相比，牙根折断可以通过口内根尖片或者上颌前部咬合片诊断。上颌侧切牙也应当进行检查。因下颌切牙也可能受到直接或间接损伤，所以下颌切牙应考虑拍摄 X 线片。当牙齿发生根折时，牙冠的移位可能并不明显，但是上颌前部咬合片可以检查出，而根尖片不能很好地检查到。这些 X 线片将会为复位提供参考。

对全部上下切牙进行牙髓活力测试。

治 疗

■ 你会设计什么样的夹板治疗1|和|1 从 X 线片上你已经可以确定牙齿发生了根中 1/3 折断（图 30.1）。

应当选择活动或功能性夹板固定，夹板应包含根折牙齿两端至少一颗健康的邻牙。

■ 夹板应当佩戴多长时间？

在根尖和根中 1/3 根折的病例应固定 4 周，直到大部分的牙周膜纤维愈合。对于近冠 1/3 根折的病

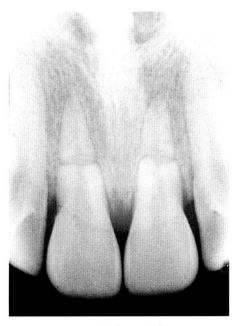

图 30.1　根中 1/3 根折

例，固定时间可延长至 4 个月。旧式的刚性夹板固定并没有什么益处。刚性固定的目的是提高根折区域实现硬组织愈合的机会。研究发现，只有在损伤发生时没有发生较大移位的情况下才有可能形成硬组织结合，而并不是所使用的夹板的作用。换句话说，损伤时在骨折线处的移位越大，在调殆和夹板固定后就越不太可能形成断端间的硬组织愈合。

■ 哪种牙槽损伤需要用到刚性固定？

　　只有牙槽突骨折才需要 3~4 周的坚强内固定。坚强内固定夹板至少有一端要有两颗健康的基牙。所有其他的牙齿移位、根折和全脱位都需要活动或功能夹板。

> **关键点**
>
> 牙槽外伤的夹板固定：
> · 全脱出需要使用活动夹板固定 2 周
> · 牙脱位和根尖、中部 1/3 根折采用活动夹板固定 4 周
> · 近冠 1/3 根折采用活动夹板固定 4 个月
> · 牙槽骨折使用刚性夹板固定 3~4 周

■ 逐步描述对 Andrea 的 1| 和 |1 复位及夹板固定过程。

　　在唇腭侧行表面麻醉及局部麻醉。

　　当局部麻醉起效后，根据 4 颗上切牙的唇侧形态，用直径 0.6mm 的不锈钢丝弯制夹板。

　　轻力复位 1| 和 |1，并在腭侧用蜡固定，蜡边缘覆盖 1| 和 |1 的切端。

　　酸蚀 2| 和 |2 的唇侧表面，冲洗、干燥、涂布黏结剂，在唇面中央放置适量树脂。

　　将直径 0.6mm 的不锈钢丝置于 2| 和 |2 上。使用小毛刷将复合树脂塑形使之包住钢丝，如有需要另加树脂。将其固化。用手去除封蜡，将 1| 和 |1 在不锈钢丝上准确定位。保持位置，酸蚀、冲洗、黏结、添加树脂、固化。

　　用砂纸或金刚砂打磨粗糙处。

■ 拆除夹板之后，Andrea 应多久复诊 1 次？

　　1 个月，3 个月，之后每 6 个月 1 次。

■ 每次复诊的时候你都会进行什么检查？

　　对于所有外伤牙齿，都应制订复诊计划。如果所有牙齿都进行下述检查，则很少会发生漏诊。

　　临床检查：
　　　　颜色（最好检查腭侧颜色）
　　　　颊沟对电子压力计的敏感性
　　　　是否有窦道
　　　　叩痛
　　　　松动度
　　　　牙髓活力测试
　　影像学检查：根尖片

■ 牙髓活力测试准确么？

　　没有哪一种牙髓活力测试是精确的。牙髓电活力测试可能是最准确的，但只有在同一台设备上行数次读数，才可以进行比较。将来，多普勒的广泛应用将更准确地侦测外伤牙齿血流状态以判断牙髓是否坏死，以及是否有必要行去髓术。

> **关键点**
>
> 在牙折中存在着何种愈合方式？
> · 硬组织愈合
> · 结缔组织愈合
> · 骨组织愈合

■ 当根折牙的牙冠部分失去活力之后，X 线片上根折线附近将表现什么样的影像？

　　在根折断端两侧会出现逐渐增宽的透射影像。

■ 如果根尖和根中 1/3 折断的牙齿冠部牙髓失去了活力，你将如何治疗牙根？

去除根折线冠方的牙髓组织。

确定到根折线的工作长度。

在根折线处充填 1mm 厚的氢氧化钙，诱导硬组织屏障形成。

每 3 个月更换氢氧化钙直到形成钙化屏障。

使用牙胶充填。

每年拍摄 X 线片。

■ 根尖段发生了什么变化？

几乎所有病例中会出现根尖段的根管钙化，不需要治疗。如果根尖残片伴有感染，则需要手术去除。由于很难保证根尖段根管的干燥，因此穿通整个根管的根管治疗可能很难完成。

近冠 1/3 根折的牙齿预后好吗？

不好。应尽早做出选择。这种损伤的牙齿很少能维持长期稳定性，很难长时间保存整个牙齿。

■ 近冠 1/3 根折的牙齿都有哪些治疗选择？

使用穿过根折线的根管桩暂时保留牙冠。

去除冠部残片，根管治疗根尖段，使用正畸的方法将根尖段向外牵拉，再做桩核冠修复。

去除冠部残片，根管治疗根尖段，用黏骨膜瓣覆盖其上，为日后种植修复维持了牙槽骨的宽度和高度。

拔除整颗牙齿，后期修复治疗或种植治疗。

■ 根折牙能否维持活力？

大多数根折牙都是可以保持活力的。图 30.2 和图 30.3 显示了 Andrea 外伤 3 年后的牙齿情况。牙齿仍然保有活力并且根管内有钙化。另外，远端的碎片正在吸收，重要的是并没有感染。

■ 根折的牙齿是否能被正畸移动？

可以，但要很小心。如果断端没有硬组织结合则只有冠部移动而根部保持不动。在所有的正畸治疗中，有规律地复诊拍摄 X 线片是非常必要的。

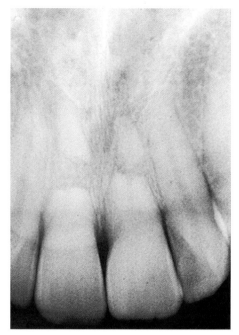

图 30.2　3 年后的 X 线影像

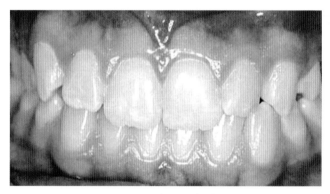

图 30.3　3 年后临床外观

推荐阅读

Curon MEJ （ed）. Handbook of dental trauma. Oxford: Wright, 1999.

Roberts G, Longhurst P. Oral and dental truama in children and adolescents. Oxford: Oxford University Press, 1996.

Welbury RR, Whitworth JM.Traumatic injuries to the teeth//Welbury RR, Duggal MS, Hosey MT （eds）. Paediatric Dentistry, 3rd ed. Oxford: Oxford University Press, 2005.

为了便于复习，请参考思维导图 30。

第 31 章

切牙全脱出

病例概述

Kathryn 是一个 9 岁的小女孩。她和她的朋友参加女童军夏令营，在玩跳绳时绳子击中了其中一颗上颌中切牙并发生全脱出。她的老师找到了这颗牙齿，你将如何处理这个问题？

■ Kathryn 的老师打电话向你寻求帮助。牙齿放在手绢里，事故发生在 10min 前。你有什么建议？

检查 Kathryn 有没有其他损伤，比如头部损伤，是否需要转诊到急症室。

检查是否有任何已知病史。

手持牙冠，在冷水下冲洗 10s 以洗掉污染物。

最好再植入原来的牙槽窝中。

咬住手帕以保持牙齿在牙槽窝中，带 Kathryn 到诊疗室。

如果不能再植，将脱落的牙齿放入牛奶或生理盐水（急救箱）中，带 Kathryn 到诊疗室。

■ 如果带到诊疗室时牙齿是放在牛奶中的，你将如何处理？

1. 检查病史。心脏缺陷、免疫抑制和风湿热史等都不是再植的禁忌证。

2. 将牙齿放在生理盐水中。去除其他杂质，检查牙根的发育状态。

3. 在牙齿唇、腭侧进行局部麻醉。

4. 用生理盐水冲洗牙槽窝。

5. 如果需要的话使用合适的平整塑形器械或 Couplands 牙挺修整唇面骨板。

6. 轻柔稳固地将全脱出牙齿重新植入。

7. 用直径 0.6mm 的不锈钢丝弯制夹板，钢丝覆盖全脱出牙齿两侧邻近一颗牙齿。

8. 夹板的放置位置参见第 30 章。

9. 洗必泰漱口水和抗生素。比较适合选用的抗生素是阿莫西林（125mg，每天 3 次，连服 5d）。如果患者对阿莫西林过敏，则使用红霉素（125mg，每天 4 次，连服 5d）。每天使用 0.2% 氯己定 2 次以维持正常的口腔卫生。

10. 14d 后复诊。

■ 在 Kathryn 的病例中，决定是否进行根管治疗的重要因素是什么？

根尖的发育状态。

牙齿离开口腔的时间（牙槽外的时间）。

根尖闭合的牙齿很少会发生血管再生。唯一有机会发生血管再生的是在 30~45min 内再植且根尖孔开放未发育成熟的牙齿。其他牙齿应在夹板去除之前先行去髓术，夹板固定时间为 7~10d。

■ 去髓的牙齿根管内应该暂封什么药物？

一些体外研究表明，如果不慎将非凝固型氢氧化钙通过根尖孔推到受损的牙周膜（PDL）间隙中，则有可能发生替代性吸收，而不是发生正常的牙周膜纤维愈合。基于这一想法，一些专家主张如果在外伤发生 14d 以内进行去髓术，Ledermix/polyantibiotic 多联抗生素糊剂是牙周膜受损牙齿根管内封药的首选或首次封药。但是，某些专家声称上述结果在体内实验中并未得到证实，因此，只要不超出工作长度，去髓后的根管内首次封药可以选择非凝固型氢氧化钙。

■ 哪些因素在预测吸收方面很重要？

牙槽外干燥时间（EADT）。

总牙槽外时间（ETA）。

最近的研究表明，牙齿的干燥时间大于 5min 时，发生牙根吸收的风险显著增加。首选储存媒介为牛奶和生理盐水，因其为等渗溶液。但是，即使在这些媒介里，牙周膜也不能长期保持活力。

■ 吸收的类型有哪些？

表面吸收：一般见于过度矫正后牙尖变圆钝或者阻生尖牙造成上颌侧切牙牙根吸收。通常来说这些牙齿的牙髓活力正常。

炎性外吸收：始发于外伤的牙周膜。具有多分化潜能的牙周膜干细胞分化为破骨细胞，吸收牙骨质和牙本质，在牙根表面形成虫蚀样凹陷。根管壁完好无损。牙髓坏死会加重吸收。

炎性内吸收：起源于根管。通常是由死髓牙根管内机械和化学预备不足导致。

替代性吸收：外部替代吸收的特点是没有正常的牙周间隙，牙槽骨与牙骨质和牙本质融合。牙齿成为骨骼的一部分并不断发展，导致进行性牙根吸收。从创伤学上讲，当对牙周膜产生永久性伤害，外部替代性吸收必然会跟随炎性内吸收而发生。内部替代性吸收或进行性牙髓腔闭塞或钙化是活髓牙对创伤的反应。

关键点

有关全脱出的关键病史信息：
· EADT
· EAT
· 储存媒介

■ 外伤后发生炎症吸收该如何治疗?

唯一有可能阻止炎症吸收的药物是非凝固型氢氧化钙，其为强碱性（pH11~12），具有抗菌、消炎作用，每3~6个月换药1次，吸收停止后使用牙胶充填根管，否则牙齿将发生进行性吸收，最终导致牙缺失。

Kathryn 牙齿全脱出的 EADT 是 10min。之后牙齿在再植之前一直放在牛奶里。总的 EAT 为 1h 50min。第 14d 拆除夹板，在此之前摘除了牙髓，将非凝固型氢氧化钙放置在根管内（图 31.1）。每 3 个月更换 1 次，牙齿发生了正常的牙周膜重建、持续的根尖形成和根尖发育。之后用牙胶充填，正常行使功能、保留终生。

■ 如果 1̲ 的吸收进一步发展，并可能最终缺失，你将如何处理?

尽可能长时间保留 1̲，它的存在能够帮助维持牙槽骨的高度和宽度。这对于未来的修复非常重要。1̲ 最终缺失后采用即刻义齿进行修复，直到上颌尖牙萌出。

18 岁用树脂固定桥修复 1̲。

18~20 岁考虑行骨结合种植术。

关键点

· 表面吸收;
· 炎性吸收——内部和外部
· 替代性吸收——内部和外部

■ EADT 会如何影响你对全脱出切牙的治疗?

最近的指南建议 60min 作为一个临界时间。如果牙齿干燥保存的时间不到 60min，牙周膜有可能存活，应遵循常规治疗，包括夹板固定 14d，去除夹板前除了根尖未发育成熟且体外保存时间少于 30~45min 的牙齿外，其他全脱出牙齿都要进行牙髓摘除。

如果牙齿干燥时间大于 60min，则应该制订以下治疗计划。如果根尖几乎未发育，则不应该行再植术。在这种情况下，发生牙齿固连和吸收的风险高，牙齿很快就会缺失。这是由于在这个年龄骨转换率

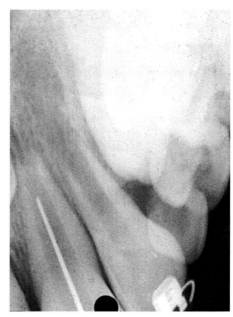

图 31.1 再植切牙牙髓摘除

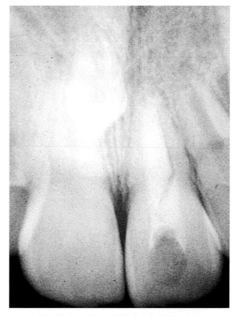

图 31.2 根尖闭合和牙周膜正常

较高。如果根尖发育成熟，那么应该用锐利的挖匙将牙周膜从牙根表面刮除，然后将牙齿浸泡在 2.4% 的氟化钠溶液中，有条件的话再植前将牙齿浸泡在 pH5.5 的酸中酸化 5min。氟化钠溶液会增强牙根抵抗进一步吸收的能力。在这些情况下，再植之前刮除牙周膜，可以选择口外完成牙髓摘除和根管充填后再植或者先将牙齿复位之后再行牙髓摘除、根管充填。牙周膜去除后夹板固定 4 周。

推荐阅读

Curzon MEJ （ed）. Handbook of dental trauma. Oxford: Wright, 1999.

International Association for Dental Traumatology. Guidelines for the management of traumatic dental injuries Ⅱ. Avulsion of permanent teeth.Dent Traumatol, 2007,23:130–136.

Roberts G,Longhurst P. Oral and dental trauma in children and adolescents. Oxford :Oxford University Press, 1996.

为了便于复习，请参考思维导图 31。

第32章

第一恒磨牙发育不全

病例概述

Lisa 是一个 9 岁的小女孩。她新萌出的恒磨牙颜色发棕，新萌的切牙有白色和棕色斑点，因此她母亲带她来就诊。变色的原因是什么？你建议如何治疗呢？

病　史

过去几个月 Lisa 的牙齿在进食冷热食物时疼痛。疼痛持续 1~2min。刷牙时后牙也有敏感症状。咀嚼和进食时无疼痛。最近，Lisa 感觉有一颗后牙开始崩解/破裂。她的母亲在帮助她刷牙时也注意到了这个问题。

Lisa 牙齿的不适还不需要服用止痛剂来缓解。

系统病史

Lisa 全身状况良好，从未住院。

牙科病史

Lisa 和她的家人定期就医检查牙齿。家族患龋率低。Lisa 的乳牙无修复体。之前使用儿童牙膏（含氟量 500ppm），现在她和她的父母使用相同的成人牙膏（含氟量 1450ppm）。

检　查

口内检查

4 颗第一恒磨牙（FPMs）全部萌出，牙釉质棕色、粗糙、矿化度低。另外，有些部位发育不全，

牙釉质脱落，暴露出下面的牙本质。发育不全最严重的是上颌磨牙。6| 有银汞充填物。另外，在新萌出的上下恒中切牙唇侧可见白色和棕色低矿化区（图 32.1，32.2）。

矿化不全指牙釉质矿化低。

发育不全指牙釉质厚度降低。

上下牙弓无拥挤，下牙弓每一象限侧切牙远中到第一磨牙近中为 21.5mm，上牙弓每一象限为 22mm。通常来说，上下牙弓这一距离的要求分别为 21mm 和 22mm。1|1 为 I 类关系；双侧磨牙为 I 类关系。

■ 恒磨牙和切牙的牙釉质矿化不全和发育不全的形成是否受时间因素影响？如果有，是几岁受影响的？

可能与时间因素相关。第一恒磨牙牙尖在怀孕 8 个月开始矿化。切牙切缘和尖牙牙尖从出生后 3 个月开始形成（上侧切牙稍晚，在 10~12 个月时开始）。恒牙的矿化时间见表 32.1。

关键点
第一恒磨牙矿化始于出生前后

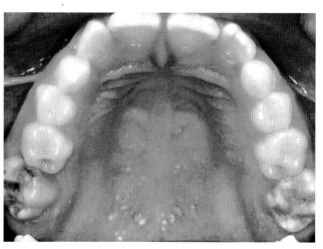

图 32.1　上颌第一恒磨牙发育不全、矿化不全

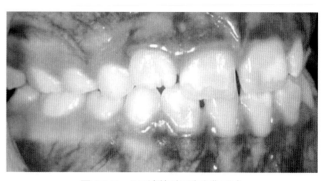

图 32.2　上下颌恒切牙矿化不全

表 32.1 恒牙矿化时间表

牙位	矿化开始的时间(月)
上颌	
中切牙	3~4
侧切牙	10~12
尖牙	4~5
第一前磨牙	18~21
第二前磨牙	24~27
第一磨牙	出生时
第二磨牙	30~36
第三磨牙	84~108
下颌	
中切牙	3~4
侧切牙	3~4
尖牙	4~5
第一前磨牙	21~24
第二前磨牙	27~30
第一磨牙	出生时
第二磨牙	30~36
第三磨牙	96~120

■ 应向 Lisa 的母亲询问什么特殊问题?

产前。母亲妊娠期间的健康状况。是否有妊娠高血压和蛋白尿?

围生期。是否存在生产困难、产程延长或晚产。是否使用产钳、吸引器助产或剖宫产?这些可以提示生产困难。

产后。Lisa 是否曾入住儿科特殊监护室(SCBU)?出生后 2 年内是否患有脑膜炎、麻疹、呼吸道感染、水痘。

以上疾病可以提示牙釉质缺陷发生于出生前后或出生后两年内。

进一步的询问得知 Lisa 是正常分娩的,但在 1 岁时有多次呼吸道感染史。这支持了与时间相关的发育不全的诊断。Lisa 的诊断为磨牙切牙矿化不良(MIH)。

■ 还要考虑什么不同的诊断?

龋齿。新萌出牙齿在釉质完全成熟前易患龋。然而,Lisa 的乳牙没有龋齿,因此即使窝沟较深的恒牙也不太可能发生龋。另外恒磨牙的整体颜色与患龋的牙齿颜色不一致。暴露的牙本质稍软、有龋,

但牙齿整体的破坏表明龋坏继发于其他易感因素,如矿化不全或发育不全。考虑到其他因素也与龋的诊断相矛盾,即切牙白色低矿化区域。白色斑块或龋前病损的分布并不位于口腔卫生较差的区域。

釉质发育不全。虽然可能出现的是牙釉质发育不全的表现,但是有一系列的因素显示此病例并非是釉质发育不全:无家族史;乳牙列不受影响;具有时间相关性。这些都表示并非是遗传性异常。

氟牙症。磨牙氟牙症只发生于有高氟区生活史的患者,高氟区氟浓度大于 6ppm。轻微氟牙症见于吞咽牙膏或在吞咽牙膏的同时有其他摄氟途径的儿童。然而,氟牙症的患牙通常有白色釉质横纹和小的不规则透明釉质,有的斑融入釉质的颜色中。氟牙症的不透明区界限不清楚,而非病例中切牙所示。

关键点

磨牙切牙矿化不全的患者,应询问以下问题:
- 产前期状况
- 围生期状况
- 产后状况
- 出生后两年内系统疾病史

■ 这种磨牙是否普遍存在疼痛?

是的。有证据表明这类牙齿的治疗需求是正常牙齿的 5~10 倍,更难实施麻醉,需要进行腭侧和颊侧浸润麻醉。同样有证据表明,有第一磨牙矿化不全(HFPM)的儿童比其他儿童在行为管理方面存在更多问题,必须联合镇静治疗。近年来,欧洲 HFPM 的发生率在 10%~20%(表 32.2)。

被拔除的 HFPM 的组织学检查显示黄色和棕色区域有更多孔状结构,并且分布于整个釉质层。白色区域仅分布于釉质层内侧。受累区域为高碳、低

表 32.2 欧洲第一恒磨牙矿化不全的发生率研究

国家	发生率	患儿年龄(岁)	发表时间
芬兰	19.3%	7~13	2001 年
荷兰	0	11	2000 年
瑞典	15.4%	8~16	1987 年
瑞典	18.5%	7~8	2001 年
英国	14.5%	7	2002 年
希腊	10.2%	5.5~12	2008 年

钙、低磷区。

进一步检查

■ 你将进行哪些进一步检查？请给予解释。

为了评估冠部缺损邻近区域和牙髓腔的状况，应拍摄口内片。鉴于第一磨牙长期预后较差，有必要拍摄全口曲面断层片以确定其他恒牙是否存在及其发育情况。

全口曲面断层片显示：全部恒牙都存在，包括第三磨牙。第二磨牙根分叉区正在钙化。第一恒磨牙都有明显的继发龋，以 $\frac{6|6}{|6}$ 尤为明显。

治 疗

■ 此病例的主要临床问题是什么？

继发龋。
牙齿敏感。
外观问题。

关键点

磨牙切牙矿化不全的患儿：

· 非常需要治疗
· 有明显的行为管理问题

■ HFPM 病例中的治疗方案有哪些？

复合体树脂/玻璃离子修复治疗。
不锈钢冠。
黏结修复。
拔除。

复合体/玻璃离子修复治疗

当矿化不全的区域不包括牙尖或行临时修复时，可选择此治疗方案。在修复这类牙齿时，完全去除所有低矿化区域是至关重要的。

不锈钢冠

此方案是最持久的修复方式，可以维持至成年后或计划拔除时。

黏结修复

此方案适用于矿化不全不太明显的牙齿。在磨除了缺损位置和玻璃离子修复后，可以用黏结修复覆盖咬合面和牙尖处。

拔 除

可选择此方案的原因如下：

HFPM 长期预后较差。虽然可以采取全冠修复来维持患牙，但这对 9 岁的儿童是巨大的痛苦。毫无疑问，由于在边缘可能存在微渗漏和龋，所以在未来需要行修复治疗。这会给患者带来额外的不便和费用。

由于第二磨牙根尖周开始钙化，可以考虑在适当时期拔除第一磨牙，将第二磨牙整体前移。由于近中移动的趋势在上牙弓更显著，因此准确把握拔除下颌第一磨牙的时间比上颌第一磨牙更关键。

第三磨牙也处于发育期，在将第二磨牙前移取代第一磨牙的位置后，第三磨牙应该可以完全萌出（图 32.3）。

磨牙关系为双侧Ⅰ类关系。建议拔除上下第一磨牙来维持磨牙关系，这就是代偿性拔除（相对牙齿拔除后出现相等的位置或同时拔除对颌牙）。

关键点

· 在考虑拔除 FPM 牙齿前拍摄影像学照片，确保无牙齿缺失，特别是第二前磨牙和第三磨牙有牙胚
· 下第一磨牙拔除的时间比上第一磨牙更关键
· 考虑平衡和（或）代偿性拔牙

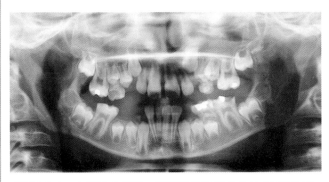

图 32.3 A 在拔除全部第一恒磨牙前拍摄的全口曲面断层片

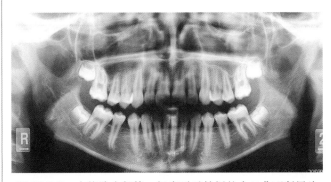

图 32.3 B 在拔除全部第一恒磨牙后拍摄的全口曲面断层片

■ 此病例中切牙的治疗方案有哪些?

微打磨。

局部复合材料修复。

复合树脂贴面。

控制牙釉质打磨的量，未将白色区域完全磨除就可能已经产生了理想的结果。这可能是因为在微打磨后的釉质层是无釉柱釉质、排列紧凑，其光学性质改变，白色区域就不易被察觉。在釉质厚度减小了的病例中不适合采取此方案。

局部复合材料修复可以达到理想结果，但这种方式对釉质来说是有破坏性的，磨除区域较大时可能会削弱牙齿的抗性。

薄层复合贴面可以在不损害或很少损害牙釉质的前提下产生理想结果。

推荐阅读

Beentjes VEVM, Weerheijim KL, Groen HI. Factors involved in the aetiology of molar-incisor hypomineralisation (MIH). Eur J Paediatr Dent, 2002, 1:9-13.

Jalevik B, Klingberg GA. Dental treatment, dental fear and behavior management problems in children with severe enamel hypomineralsation of their permanent first molars. Int J Paediatr Dent, 2002, 12: 24-32.

Mackie IC, Blinkhorn AS, Davies PHJ. The extraction of permanent first molars during the mixed dentition period-a guide to treatment planning. J Paediatr Dent, 1989, 5: 85-92.

Zagdwon AM, Toumba KJ, Curzon MEJ. The prevalence of developmental defects in permanent molars in a group of English schoolchildren. Eur J Paediatr Dent, 2002, 3: 91-96

为了便于复习，请参考思维导图 32。

第33章

牙齿变色、矿化不全和发育不全

病例 1

病例概述

Simon 是一个 8 岁的小男孩。他母亲带他来到了你的诊室，因其牙齿颜色很黑而被学校同学取笑。你将如何判断牙齿变色的病因？

病　史

主　诉

Simon 说他的恒牙自从牙齿萌出后颜色就一直是这样的（图 33.1）。

■ 关于牙齿你还需要问其他的问题吗？

牙齿是否有裂纹或者磨损？

乳牙列期牙齿也是这样吗？

家族中其他成员是否有相似的情况？

如果对于这些问题的回答是肯定的，那么可以

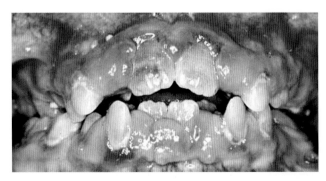

图 33.1　内源性着色牙

初步判断为牙齿异常的遗传疾病，如牙釉质或者牙本质发育不全。

■ 你是否同时注意到他的牙龈增生？

系统病史

■ 关于牙齿变色的一些潜在原因，你需要问他的母亲哪些特殊问题？

妊娠史

当评估第一恒磨牙的状态时，必须询问 Simon 的母亲在妊娠期的健康状况和 Simon 在出生和分娩时的健康状况。第一恒磨牙是唯一在出生前（约怀孕第 8 个月）开始矿化的恒牙。提示胎儿可能发生宫内窒息和矿化不全的情况有：产妇高血压；早期入院；早产；产程延长；助产（如产钳或吸引器助产），急诊剖宫产；婴儿出生后特殊保育箱。

儿童时期疾病

儿童时期疾病可能会导致一种与时间相关的发育不全的疾病，影响在这个时间内矿化的牙齿。尽管与时间相关的发育不全通常包括一些釉质基质发育缺陷表现为牙面上明显的线条或者纹路，也可能表现更轻微，只能用探针来感觉，还有一些是因为外源性色素更容易沉积而引起关注。

儿童时期用药史

发达国家的儿童不会发生四环素牙，但在四环素仍然被使用的发展中国家的儿童中，四环素牙还是很普遍的，因为四环素是非常有效、便宜、广谱的抗生素。在发达国家仅仅只有患囊性纤维症的儿童目前还在使用四环素，这类患者是由于反复的呼吸道感染导致对多种药物耐受，只能选用四环素。

Simon 出生时伴有原发性胆汁闭锁，导致渐进性肝衰竭，循环胆红素升高，在 2.5 岁时就进行了肝移植。由于高胆红素的作用，所有发育先于移植手术的恒牙将会出现内源性着色，乳牙列受累较轻，这是因为染色主要位于继发性牙本质。他出现了牙龈增生是因为用了抑制免疫力的环孢素。图 33.2 为 Simon 13 岁以后的照片，可见最新长出的第二恒磨牙完全正常。第二恒磨牙大约在 3 岁开始矿化，这时肝功能正常并且胆红素水平正常。

牙科病史

■ 如果考虑所有的内源性着色的可能原因，需要考虑哪些其他方面的问题？

■ 是否有乳牙感染史和（或）因龋拔除？

乳牙局部感染可导致恒牙局部的釉质形成和矿

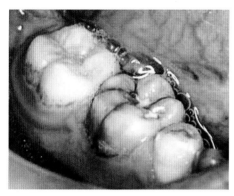

图 33.2　正常颜色的第二恒磨牙

化异常。

■ 乳牙是否有外伤史？

乳牙外伤后 50% 的继承恒牙会出现釉质矿化不全。这些只会导致局部的异常。

■ 氟化物使用史

儿童氟化物使用史包括孩子居住的地区、氟化物供应情况和刷牙习惯。过度使用氟化物，对发育的牙齿结构产生的影响具有系统性或时间相关性。

对于牙齿内源性着色和发育不全主要的分类和病史方面的问题见表 33.1。

检　查

需要重点关注的关于一些牙齿内源性着色或发育不全的特征：

是广泛的或者是局限的？

影响乳牙列还是恒牙列？

■ 在表 33.1 中所示的分类中，哪些可能引起广泛性着色，哪些可能引起局限性着色。

广泛性：药物，家族，氟中毒。

局限性：妊娠，牙科病史，外伤史。

Simon 是因为胆道闭锁后胆红素水平升高导致牙齿广泛性内源性着色。

■ 改善 Simon 牙外观的唯一方法是什么？

贴面：16 岁以前可使用复合材料的贴面，16 岁之后可用瓷贴面。如果不使用不透光材料，复合材料的贴面可能不能掩饰牙面严重的绿色染色。瓷贴面可能是唯一的最佳替代性方案，在年龄较小时即可使用，通过磨除少量的釉质，在可接受范围内形成一个尺寸略大的牙齿。

表 33.1　内源性牙齿着色和发育不全

孕产妇和新生儿史
- 妊娠史——母亲的问题
- 出生史——剖宫产，产钳分娩，胎儿窘迫

家族史
- 家庭中是否有类似情况

医学病史
- 病程较长疾病（如儿童时期感染、血液疾病、营养疾病等）的具体发生时间
- 药物使用

牙科病史
- 变色牙影响所有牙齿或者仅仅影响部分牙齿
- 变色牙是否同时影响乳牙列和恒牙列
- 牙齿情况变得更糟还是保持原样
- 乳牙列的脓肿病史
- 牙齿有无疼痛
- 牙齿有无切削或者磨损

外伤史
- 乳牙列和恒牙列是否有外伤史

氟化物使用史
- 儿童在哪里居住
- 氟化物供应史
- 开始刷牙的年龄
- 牙膏的数量和类型
- 吞食含氟牙膏

关键点

牙齿变色，矿化不全和发育不全的可疑线索：
- 母亲问题
- 外伤史
- 医学病史
- 氟化物使用史
- 牙科病史
- 家族史

■ 如果患者的切牙根充后变色，首选什么治疗？

无髓牙漂白术：这项技术有它特定的优势，特别是对年轻人和青少年：

对牙体组织无破坏（已经做过根充）。

与贴面修复不同的是，无髓牙漂白术对牙龈无刺激。

没有牙齿外形的改变，更容易维持良好的口腔卫生。

不需要实验室处理。

对无髓牙漂白术而言，唯一的禁忌证就是牙齿有大范围的树脂充填物、由于在开髓入口处放置了汞合金导致牙齿染色和根管填充封闭效果不好的牙齿。

目前有许多漂白产品可用于冠内漂白。这些产品大部分含有过氧化氢。然而，通过下面描述的技术，单独使用过硼酸钠也可达到漂白效果。

材料：

橡皮障

玻璃离子水门汀

37%的磷酸

过硼酸钠粉：蒸馏水

脱脂棉

玻璃离子水门汀

白色牙胶

复合树脂

技术：

1. 拍摄术前根尖片，检查根充是否完善。

2. 用浮石粉磨光清洗牙齿，并且记录变色牙齿颜色的深浅记录。

3. 放置橡皮障隔离牙齿，确保对患者、手术医生和牙科护士眼睛的保护。

4. 去除腭侧及髓腔内的充填材料。

5. 将根充物去除至龈牙结合部水平，你可以使用成人牙钻，有个小的禁忌——使用弯头。

6. 在牙胶上覆盖1mm厚的玻璃离子水门汀。

7. 用球钻清洁牙本质，不要过度清除健康牙本质。

8. 使用37%的磷酸酸蚀牙髓腔30~60s，清洗、干燥，这将有助于漂白剂的渗入。

9. 在放置高硼酸钠前必须将其快速混成厚糊状。放置时可单独使用平的塑料装置或脱脂棉。

10. 在高硼酸钠混合物上方覆盖一层干脱脂棉。

11. 用玻璃离子水门汀或中级修复胶合剂将洞口封住。

12. 重复上述步骤（每周1次），直到牙齿轻微过漂白。

13. 在牙髓腔内放置非固化氢氧化钙2周。用玻璃离子水门汀暂封。

14. 最后用白色牙胶（这有助于日后必要时再次打开牙髓腔）和复合树脂修复牙齿。

如果牙齿的颜色在三次漂白后没有显著的改善，那么不再继续漂白。牙齿漂白的失败可能是没有将牙髓腔里的填充物充分去除所致。

轻微的过度漂白是可取的，但是如果有明显的过度漂白，则应该告知患者及时就诊。

无髓牙漂白术会导致牙齿脆性增加。这可能是由于先前牙本质去除不当（仅仅需要用球钻来清洁），而不是漂白过程本身的直接影响。

这种漂白的方法可能与颈部外吸收有联系。这种联系的确切机制尚不明确，可能为漂白剂通过牙本质小管扩散，导致牙颈部牙周膜的炎症反应。一小部分牙齿的牙釉质和牙骨质之间有一个间隙，在这些病例中以上的解释也是站得住脚的。1mm水门汀的目的是覆盖可能和牙周韧带有交通的开放的牙本质小管。非凝固型氢氧化钙髓室内暂封2周是为了消除牙周韧带中的一切炎症。

临床研究已经证明使用此漂白技术可能会复发。最长的研究显示8年失效率是21%。然而，如果白色牙胶放置在髓室里，其很容易被移除，同时牙齿也很容易再漂白。

关键点

变色牙的修复技术：

· 微打磨

· 漂白

· 局部复合材料

· 贴面

病例 2

病例概述

Tony 是一个14岁的男孩，他前来就诊因为他非常重视他的牙齿颜色和口臭（图33.3）。

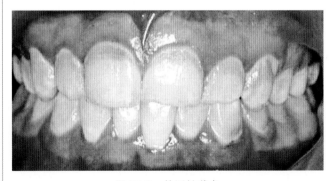

图33.3 外源性着色

病　史

在过去的 1 年中他注意自己牙齿颜色的变化。在此期间他的朋友们也都在评论他的口臭。

如图 33.3 所示，牙齿着色是由于不良口腔卫生习惯导致产色细菌在牙面上的外源性着色，着色通常在牙龈和牙颈部。

■ 有其他原因引起牙齿外源性着色吗？

食物和饮料：茶、咖啡和菜肴（例如咖喱）可以引起牙齿的染色，最初通常发生在牙龈和牙颈部，但是如果口腔卫生不好，它会影响大部分牙面（图 33.4）。

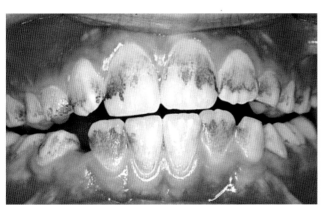

图 33.4　外源性食物着色

静止龋：由于产色细菌的原因使牙齿呈棕色。

健康状况：胆道闭锁和黄疸患者胆色素进入龈沟液引起外源性染色，使牙齿呈黄色或绿色。

药物：硫酸亚铁制剂可导致黑染。利福平（一种抗结核药物）排溢于龈沟液，使牙齿呈橘红色。经常使用洗必泰漱口水可引起黑褐色染色。

所有这些外在的污渍最初堆积在牙龈或牙颈部区域，但可以发展到大部分牙齿表面。

■ 你怎么确定外源性牙齿着色的诊断？

外在的污渍可通过打磨去除。应开展预防。

■ 在图 33.3 还有哪些临床症状支持你继发于不良口腔卫生的外源性着色的诊断？

边缘性龈炎；

前牙唇侧釉质颈 1/3 处可见白色脱矿病损。

治　疗

■ 如何治疗 Tony 的口臭？

鼓励他。记得十几岁的青少年不接受批评！告诉他，不止他一个人，很多"忙"的年轻人都会忘记每天刷两次牙。

利用菌斑染色剂或者是公开的药水进行刷牙指导。每天刷牙两次，早餐后上学前，晚上临睡前用 1500 ppm 的含氟牙膏。

将"白斑"的病变展示给他看。告知他如果不纠正刷牙习惯，这些病损将进展成龋坏。

每日用含 0.05% 氟化钠的含氟漱口水促进釉质再矿化。

■ 儿童和青少年口臭（口气）的重要因素有哪些？

菌斑指数。

牙龈出血位点。

食物嵌塞。

鼻感染。

扁桃体和腺样体感染。

舌苔尤其是舌后部。

■ 除了提高刷牙质量及改善牙龈健康外，还可以对他提出什么建议？

刷舌头背面！有多种方法可用于清洁舌头表面，并且可买到各种类型的"舌刮器"。儿童或青少年口臭很少是由于食管或胃溃疡。如果是的话应该转诊。

推荐阅读

Kilpatrick NM, Welbury RR. Advanced restorative dentistry//Welbury RR, Duggal MS, Hosey MT (eds). Paediatric Dentistry, 3rd ed. Oxford: Oxford University Press, 2005, 205–230.

Wray A, Welbury RR. UK national guidelines in paediatric dentistry: treatment of intrinsic discoloration in permanent anterior teeth in children and adolescents. Int J Paediatr Dent, 2001, 11: 309–315.

为了便于复习，请参考思维导图 33。

第 34 章

氟斑牙

病例概述

Sophie 是一个 8 岁的小女孩。她主要关心的问题是她所有恒牙都有白色斑块，尤其是上颌中切牙，而因为上颌中切牙也有棕色斑块，因此在学校被取笑。造成这些问题的原因是什么？你建议如何治疗呢？

病　史

Sophie 注意到恒牙有白色和棕色斑块（图34.1）。它们自萌出后就一直如此。

■ 现在你会问她的母亲什么重要的问题？

乳牙正常吗？

如果答案是肯定的，那么疾病不可能是遗传性的，而可能是全身性的。

■ 家里还有其他成员患病吗？

如果兄弟姐妹有同样的疾病和状况，那么可能就意味着疾病来自遗传缺陷。

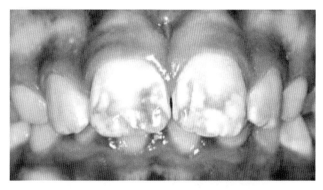

图 34.1 外观不良的氟斑影响上颌恒中切牙

Sophie 的乳牙是正常的，她没有兄弟姐妹，而且她的父母亲的家族中都没有类似的表现。

■ 儿童时期有无疾病和感染？若有是什么时候？

时间相关的矿化不全或者发育不全提示一个全身性的来源，而没有重大疾病。

■ Sophie 的氟化物使用史？

这必须包括她的住处，任何氟补充史，使用牙膏类型、数量，吞食牙膏史。

Sophie 从没使用过任何氟化物补充剂，也没有过多使用牙膏。但是她住在农场，有自己的井水供应系统。随后分析发现水中含氟量超过 1ppm，诊断是氟中毒的一种。

■ 你在图 34.1 中可以看到斑块的分布情况是怎样的？

白色和棕色斑块在唇面切 1/2，白色斑块在唇面切 1/3。

■ 你知道上颌恒中切牙唇面为什么更容易染色？

研究表明这些牙齿在 24~30 个月极易过度吸收氟化物。

轻微的氟中毒会引起弥散的斑块，斑块会显示为弥散的线条或者斑块融入牙釉质。当氟中毒变得更明显，斑块合并一起产生融合的白色表面。在严重病例中，也会出现点状釉质缺损。没有系统或时间相关性的、被局限于某一位置界限清楚的斑块，不能诊断为氟中毒。

■ 轻度氟中毒影响牙釉质哪一部分？

釉质外层 200~300μm。

■ 在临床检查中如何运用这些知识？

寻找容易被侵蚀或者磨损的位置，例如第一恒磨牙的咬合面。如果这些牙面的着色釉质已经被磨损，可以明确着色是在釉质外层，就可能诊断为氟中毒。

关键点

采集怀疑氟中毒的历史：

· 居住地的水含氟量

· 牙膏的使用量和开始刷牙的年龄

· 氟化物补充

· "食用" 牙膏

■ 在一些氟中毒的病例中，除了白色斑块外还有一些棕色斑块。引起棕色斑块的原因是什么？

这通常是由于外用药剂渗入较多孔的白色釉质区域使其着色。棕色染色随着时间变得严重。

■ 对Sophie氟化物中毒着色你会考虑选择什么治疗？

微量磨除

复合贴面

有多种方法可以达到微量磨除，磨除时应控制在釉质表层，以改善局限在釉质外层的着色，这种方法不适用于深层釉质或者牙本质变色。最可靠的方法之一是盐酸（HCl）–浮石微量磨除技术，此技术从1986年一直广泛沿用至今。通过磨除和酸蚀联合使用获得良好效果——有时会使用"磨蚀"一词。临床操作中，不超过100μm的釉质被磨除。一旦完成这个操作，未来不应再次重复操作。过多的釉质磨除对牙髓具有潜在的损伤，美学方面牙本质颜色会变得明显。

适应证：

氟中毒。

先天性染色。

正畸治疗后脱矿。

界限明显的染色贴面修复之前。

白色或棕色表面染色，例如继发于乳牙感染或者外伤后（特纳牙）。

材料：

含碳酸氢盐的苏打水或水。

黄脂石亮光漆或凡士林。

含氟牙膏。

非酸化氟化物（氟滴液）。

浮石粉。

橡皮障。

橡皮预成帽。

砂纸抛光碟。

18%盐酸。

技术：

1. 进行术前牙髓活力测试，拍摄X线片和照片。

2. 用浮石粉和水清洁牙齿，清洗和干燥。

3. 用橡皮障隔离准备治疗的牙齿，在橡皮障颈部周围涂抹黄脂石亮光漆（可用凡士林替换，涂抹在牙齿颈部橡皮障下方）。

4. 在牙齿后方的橡皮障上放置碳酸氢钠和水的混合物作为保护，以防泄漏。

5. 浮石粉混合18%盐酸制成悬浮液，采用橡皮预成帽缓慢旋转的方式，取少量用于唇侧表面，或者用木棒擦拭表面5s，然后冲洗5s直接用吸引器吸走。重复上述步骤直到染色变淡，每个牙最多冲洗105s。经过这个冲洗时间都可以看到效果。

6. 滴氟化物于牙齿上，停留3min。

7. 移除橡皮障。

8. 用精细的砂纸抛光碟抛光牙齿。

9. 用含氟牙膏抛光牙齿1min。

10. 1个月内复诊，进行牙髓活力测试和拍摄临床照片。

11. 每半年复诊1次，检测牙髓状态。

对本操作的有效性评价不应马上进行，至少延迟1个月再进行。因为牙齿的外观会在这段时间内得到持续改善。经验显示，棕色染色比白色染色更容易消除，即使白色染色不能完全消除，但会变得不明显。这种现象归因于"磨蚀"造成釉质表层相对没有釉柱，改变牙齿表面的光学特性。

长期研究发现，这一技术与牙髓损害、龋病易感性或明显延长热敏感没有相关性。患者配合，满意度良好。存在不满意一般是由于术前解释不到位所引起的。对于医生和患者而言，该技术较易操作，不花费很多时间，能够永久去除着色区，釉质丧失非常少。即使使用盐酸–浮石微量磨除技术不能改善牙面外形，该方法不仅对牙齿没有损伤，而且可以使贴面修复遮蔽缺损变得更容易。

关键点

微量磨除：

· 改善牙表面缺损着色，如氟中毒
· 不可改善深部缺损着色，如釉质发育不全

图34.2显示了经盐酸–浮石微量磨除1个月后Sophie的牙齿外形。

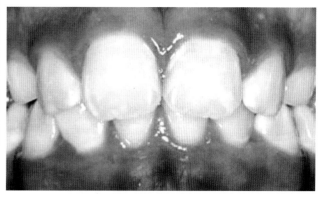

图34.2 酸性浮石悬液微量磨除后

■ 釉质表面着色的治疗中，漂白牙齿有效果吗?

答案是肯定的。外漂白一直被用作氟中毒着色的初始治疗，微量磨除后剩余棕色染色的二次治疗方法。但是一般多用于随着年纪增大的牙齿黄染的漂白——即所谓的"夜晚防护活力漂白"。这一技术需要每日戴上放有过氧化脲乳胶的上颌或者下颌个性化托盘。正如名字所说的那样，患者在家操作，成为日常行为。

材料:

取上颌印模，制作工作模型。

软的防护牙托——避开牙龈。

10%过氧化脲乳胶。

技术:

1. 取准备治疗的牙弓的藻酸盐印模，制作工作模型。

2. 在牙齿唇面留有0.5mm的间隙，利用一个软的胶片透过下拉式真空成型的方法制作防护牙托。牙托厚度不能超过2mm，且不应覆盖牙龈，它只能作为漂白凝胶的一个载体，而不是用来保护牙龈。

3. 告知患者如何使用牙线彻底清洁牙齿。进行全口预防，告知他们如何利用牙托盛放凝胶。

4. 牙托佩戴的时间取决于所使用的产品。

5. 2周后复诊，检查患者是否有敏感症状。之后6周后复诊，此时牙齿颜色的80%已经去除。

过氧化脲凝胶（10%）在口内会分解为3%过氧化氢和7%尿素。两者均为低分子量物质，可以透过釉质和牙本质快速扩散，这可以解释在家庭漂白操作中偶尔出现的短暂性牙髓敏感。

这些物质对牙髓组织的影响尚未做出评估，但是超过75年的临床应用中，应用35%过氧化氢除了牙齿过度受热或者受到外伤外未出现临床问题。因此推断，含3%过氧化氢家庭漂白系统是安全的。

尽管大多过氧化脲材料含有微量磷酸和柠檬酸作为稳定剂和防腐剂，但是扫描电子显微镜技术分析没有发现酸蚀迹象或者牙面釉质形态学上明显的改变。早期人们担心当pH下降到临界值，pH5.2~5.8以下，漂白溶液pH低会引起釉质脱矿。然而，迄今为止临床试验或者实验室测试都没有关于这一过程的相关证据支持。这可能是由于二氧化脲降解释放的尿素和二氧化碳提升了pH。

家庭漂白后釉质与复合树脂的黏结力会下降。但是在7d内会恢复正常。这是由于残留在漂白牙齿表面的氧会抑制复合树脂的聚合。家庭漂白系统不会影响修复材料的颜色。任何可见的现象可能是由于表面清洗引起的。

初始治疗时可能会引起轻微的溃疡或者刺激。重要的是检查防护牙托有没有延伸到牙龈位置，牙托边缘是否圆滑。如果溃疡持续存在，有必要减少凝胶接触的时间。如果仍然持续存在，可能是过敏的表现。

漂白技术的确切机制仍然未知。已经提出氧化原理，氧化物摄入和离子交换的理论。相反，引起再着色的原因也是未知的。这可能是由多方面的协同作用引起的，包括之前产生的氧化产物减少，修复体边缘微渗漏导致细菌及其化学副产物侵入牙齿，唾液或者组织液通过具有渗透性的牙齿结构污染牙齿等。

密集的白色氟斑和釉质发育不全在临床上比较容易混淆。在这种情况下使用微量磨除技术有助于诊断。牙齿外观的改善支持氟中毒的诊断，因为氟中毒影响的是釉质的外层，而釉质发育不全一般影响釉质全层。

掩盖密集的白色氟斑需要复合树脂贴面，微量磨除难以消除这种白斑。大部分用于儿童或者青少年的复合修复体都是直接在椅旁制作成型，而不是间接制作或者技工室制作。

在进行美容贴面修复之前，必须确定是否需要减少唇面釉质厚度。应考虑以下因素:

增加牙齿唇腭侧的体积会影响口腔卫生状况的维持，对于口腔卫生不好的青少年而言是一场灾难。

当去除200~300μm釉质表层后，复合树脂对釉质有较强的黏结能力。

如果牙齿着色严重，需要用一层较厚的复合树脂来掩饰明显的染色，那么可以适当磨除唇面釉质。

如果牙齿已经突出或者旋转，可以透过较厚的唇面贴面来改善它的外形。

新一代高度抛光混合复合树脂能够修复大量的牙体组织缺损，也可在缺损少的地方做贴面使用。多种颜色组合可以模仿自然颜色的渐变层次和色调。

复合树脂贴面的适应证:

着色。

釉质缺损。

牙间隙。

牙齿位置不正。

大面积修复。

禁忌证：

没有足够的釉质作为黏结。

口腔习惯，例如木管表演音乐家。

材料：

橡皮障或波浪形的成型片。

预备和修整车针。

新一代高度抛光的混合复合树脂。

Sof-Lex 打磨抛光碟和邻间抛光条。

技术：

1. 使用锥形金刚砂钻磨除 0.3~0.5mm 的唇面釉质。磨除的边缘线与龈缘齐平，近远中边缘在接触点的唇侧。

2. 用浮石粉悬浮液加水清洁牙齿。清洗、干燥、选择适当的贴面外形。

3. 用橡皮障或者波浪形的成型片隔离牙齿。在牙龈方向用非充填的树脂固定成型片抵挡牙龈，光固化 10s。

4. 酸蚀釉质 60s，清洗和干燥。

5. 若牙本质暴露，使用牙本质黏结剂。

6. 牙齿唇面使用一薄层黏结树脂，用塑料器械初步在整个牙面铺满塑形，然后用醮有非充填树脂的刷子"涂布"，使得牙面平滑，达到理想外形。沿龈缘使用光固化灯照射 60s，近中切端照射 60s，远中切端方向 60s，如果切端已经用树脂修整则从腭侧方向照射 60s。不同颜色的复合树脂能够混合使用以获得与邻牙良好的颜色匹配，达到从相对暗的牙龈区域到较明亮半透明的切端区域的过渡。

7. 去除固定成型片的非充填树脂并去除成型片。

8. 用抛光金刚砂钻和邻间抛光条修整边缘，使用分级的砂纸抛光碟抛光唇侧表面。牙面修复体中添加个性特征，提高光反射性质。

复合树脂贴面的设计取决于每一个临床病例的特征，但一般是以下四种类型中的一种：釉质内或者唇面磨除；切端斜面；覆盖切端边缘；或者羽毛状切缘。

牙齿的预备一般不会使牙本质暴露，但是在一些局部釉质发育不全或者龋齿的病例中难以避免。此时，健康的牙本质需要用玻璃离子水门汀覆盖后再用复合树脂贴面修复。

推荐阅读

Croll TP, Cavanaugh RR. Enamel colour modification by controlled hydrochloric acid-pumice abrasion. Ⅰ. Technique amd examples. Quintessence Int, 1986, 17: 81–87.

Heywood VB, Heymann HO. Nightguard vital bleaching, Quintessence Int, 1989, 20: 173–176.

Kilpartrick NM, Welbury RR.Advanced restorative dentistry// Welbury RR, Duggal MS, Hosey MT（eds）. Paediatric Dentistry. 3rd ed. Oxford: Oxford University Press, 2005, 205–230.

为了便于复习，请参考思维导图 34。

第 35 章

牙齿酸蚀症

病例概述

Tom 是一个 9 岁的小男孩。他是你诊所的新患者。经过检查你注意到他的下颌乳磨牙咬合面的外观异常。造成这些问题的原因是什么？你建议如何治疗呢？

■ 从图 35.1 你观察到什么？

Tom 的乳磨牙牙尖腐蚀，牙尖表面釉质丧失形成杯状缺损，暴露底层牙本质。

■ 如何定义酸蚀症？

由化学过程造成的、不可逆性的牙体组织丧失，其中没有细菌参与。

■ 什么食物和饮料有引起酸蚀症的可能？

见表 35.1，虽然大量食物和饮料有引起酸蚀症的潜在可能性，但是软饮料引起牙齿损伤的量较大，尤其是碳酸饮料，越来越多的学校贩卖机和娱乐休闲场所都可以买到碳酸饮料。所有碳酸饮料和水果制作饮料的 pH 较低，但是 pH 和酸蚀之间的直接关系仍不清楚。其他因素例如滴定酸度、牙菌斑 pH 值和唾液的缓冲能力都会影响牙齿的酸蚀。但有三点是明确的：

如果大量摄取软饮料，牙齿酸蚀会更严重。

如果睡前摄软饮料，牙齿酸蚀会更严重。

如果饮用软饮料后直接刷牙，牙齿酸蚀也会更严重。

表 35.1　可能造成牙齿酸蚀的食物和饮料

· 柑橘类水果，例如柠檬、橙、葡萄
· 酸苹果
· 醋和腌菜
· 酸奶
· 所有果汁，包括新鲜果汁和含果汁的饮料
· 碳酸饮料，包括各种低热量饮品、"运动型饮料"和发泡矿泉水
· 维生素 C 片

病　史

Tom 的主诉是因牙本质外露而导致的后牙偶尔敏感。

■ 获得 Tom 饮食的最好方法是什么？

3d 或者 4d 以上的书面饮食记录可以准确说明哪种饮食成分可能造成牙齿酸蚀。

■ 饮食成分引起的牙齿酸蚀类型与摄入方式有关吗？

确实如此。饮料的"泡沫"停留在上前牙唇侧之间，可以导致腭侧、邻间和唇侧的牙齿酸蚀。饮料仅滞留在口腔的一侧则可以导致该侧牙齿酸蚀。

■ 你已经询问过 Tom 的饮食史。现在你要书写的病史是已经完成还是另有其他关于牙齿酸蚀的问题要提问？

重要的是要考虑到胃酸可能是引起牙齿酸蚀的原因之一，这种情况甚至会发生在较年轻的患者身上。儿童与慢性胃酸反流相关的情况见表 35.2。胃容物的 pH 低于 1.0，因此任何情况的反流或者呕吐对牙齿都存在损害。

■ 什么问题可以提示患者存在反流？

"你曾经感觉到嘴里有苦味吗？"有一类患者患有胃食管反流病（GORD）。对于这些患者，嘴里有

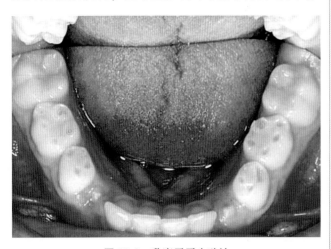

图 35.1　乳磨牙牙尖酸蚀

表格 35.2　与儿童慢性胃酸反流相关情况

胃食管反流
食管狭窄
慢性呼吸系统疾病，例如哮喘
肝脏/胰腺/胆管系统疾病
饮食过度
喂养问题/缺乏促进身体发育的条件
心智障碍
脑瘫
反刍

苦味可能是症状之一，患者知道什么会引起反流。更隐蔽的就是无症状的 GORD，患者没有意识到该情况的出现。后者更多发生在晚上，当患者平卧时更容易促使胃酸通过较低的食管括约肌反流出来。在本病例中，关于嘴里有苦味的问题应该多加一个"醒来后"的条件。

■ **当存在胃酸反流的情况时，酸蚀的形式是什么？**

一开始上颌切牙、尖牙和前磨牙的腭侧面发生酸蚀。随着时间推移，会扩展到下颌磨牙和前磨牙的咬合面和颊面。

如果存在不能解释的牙齿酸蚀，都应怀疑是由饮食紊乱引起的。有三种类似的紊乱症：神经性厌食症、暴食症和反刍。反刍是食物自动反流到口腔或者呕吐出去或者再次吞咽的一种情况。

■ **在反复呕吐的情况下是否存在特殊的牙齿酸蚀形式？**

所有牙齿表面都会受到侵害，除了下颌牙齿舌侧面（受舌和唾液的保护）。

■ **在询问 Tom 和他的父母后，如果你怀疑 Tom 可能有无症状 GORD，这时你会怎么做？**

最适当的做法就是把患者转诊至专业研究胃肠疾病的儿科医生。儿科医生会寻找消除器官疾病的方法，然后尝试量化问题。后者可能要通过探入食管上段和下段检测食管 24h 的 pH。附加探头加上口内装置可以测量口腔 pH。可能需要药物和（或）外科治疗控制 GORD。慢性反流会导致食管疤痕和发育异常，因此这是需要诊断和治疗的重要症状。

Tom 的病史概述

没有关于胃肠道疾病的证据，但是 Tom 确实饮用大量气泡饮料，尤其在每餐之间及在本地运动中

心时。除此之外他也喝了水和牛奶。

■ **对于 Tom 大量摄取发泡饮料的举动你会给出什么建议？**

当面对儿童和青少年时，最重要的一点是不能太过严格教条式的建议他们该做什么。期望一直大量摄取碳酸软饮料的青少年去停止饮用一切软饮料是不现实的。

应该改掉每餐之间饮用发泡饮料的习惯，但是可以在用餐期间饮用并最好用吸管饮用。在进餐时咀嚼食物会产生额外的唾液，这有助于中和口腔酸性。另外吸管会将大量碳酸储存起来避开牙齿。

确保餐间没有进食碳酸饮料以外的替代食物，例如新鲜果汁或者果汁饮料。

牛奶和水是每餐之间最好的饮品。如果两种饮品都没有，那么可以选择极度稀释过的"无糖"饮料。

不能在晚上睡前喝碳酸饮料或者果汁类饮品。

提倡餐后马上食用中性食物，如奶酪。

治　疗

处理 Tom 酸蚀牙齿最重要的一点是在恒牙受损前的早期诊断。随后寻找病因，消除引起该情况的原因。

> **关键点**
>
> 酸蚀症的处理：
> - 早期诊断
> - 确定病因
> - 消除病因

■ **Tom 只有咬合面敏感。如果可以进行治疗的话，他需要什么治疗？**

可能不需要任何治疗。首先以下情况会比较切实可行：

日常生活中使用中性氟化钠漱口，尝试给余下牙釉质提供最大限度的抵抗力，使牙本质不敏感。

涂布高浓度的氟化钠（Duraphat），每年 3 次。

如果敏感加重，那么釉质丧失区域和暴露的牙本质需要黏结树脂来保护。在许多病例中，如果酸蚀症早期被诊断出来，那么给出预防性的建议和上述建议就足够了。给有酸蚀症、磨耗或者磨损症状的患者取研究模型以检测进展速度是一个不错的主意。在比 Tom 还要严重的病例中（图 35.2A，B）存

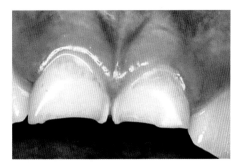

图 35.2A　上颌恒中切牙唇面受酸蚀引起的牙齿表面缺失

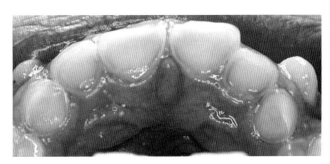

图 35.2B　上颌恒中切牙腭面受酸蚀引起的牙齿表面缺失

在明显的敏感和美学问题，需要较积极地介入治疗。表 35.1 显示了不同治疗的效果。

表格 35.1　牙齿表面缺失的治疗技术

技术	优点	缺点
金属预成冠/铸造金属（镍/铬或者黄金）	制作成薄层截面——只需要 0.5mm 厚度	在美观方面患者可能不能接受其表现出来的金属灰色
	非常准确合适	操作技术要求高
	非常耐用	
	适合功能异常的后牙修复	
	不磨对颌牙	
复合体：直接修复	最便宜	腭侧贴面技术有难度
	可以口内添加和修复	咬合面和邻间外形修整较困难
	美学方面优于金属	后牙修复存在不足
复合体：间接修复	可以口内添加和修复	需要磨除较多牙体组织–至少 1.0mm
	美学方面优于金属	持久性不确定
	可控制咬合面外形和垂直距离	
烤瓷冠	最好的美学修复方式	可能造成对颌牙齿的磨耗
	抗磨耗能力强	适合龈下边缘
	牙龈组织耐受	非常易碎–必须用作全牙面修复体
		难以修复

关键点

酸蚀症的治疗目的：
- 解决敏感
- 修复缺失牙面
- 防止牙体组织进一步的丧失
- 获得平衡𬌗

■ **酸蚀症只是牙齿表面丧失和磨损的因素之一。其他因素又是什么呢？**

磨耗：牙齿磨耗是牙与牙机械摩擦作用的结果。

磨损：生理性磨损，是由某些物质引起的，而非牙齿相互接触摩擦所造成的。

在儿童中，磨损一般由于过度刷牙引起，随着年龄的增加刷牙过度的问题突出。必须改正不正确的刷牙方法，避免牙体组织磨损、牙髓暴露。由正常咀嚼运动所引起的磨耗是正常现象，尤其在成熟的乳牙列中可以看到明显的磨耗现象。到乳牙替换时，几乎所有乳牙都具有磨耗的表现。

■ **什么类型的患者比正常人更易出现磨耗？**

存在明显功能异常的患者，例如脑瘫和颅内病变引起的其他生理和发育紊乱的患者。控制这些患者的磨耗十分困难。一些药物能减少这些异常的活动，尽管对四肢的活动能有效控制，但是一般来说口腔还存在异常的活动。这可能是由于口腔结构和神经元敏感引起的。

■ **对于功能异常造成的牙齿磨耗来说，使用什么修复材料最为持久？**

银汞和不锈钢全冠。

推荐阅读

Kilpatrick NM, Welbury RR. Advanced restorative dentistry// Welbury RR, Duggal, Hosey MT(eds) Paediatric Dentistry. 3rd ed. Oxford: Oxford University Press, 2005, 205–230.

Shaw L, O'Sullivan E. UK National Clinical Guidelines in Pea-diatric Dentistry.Diagnosis and prevention of dental erosion in children. Int J Peadiatr Dent, 2000, 10: 356–365.

为了便于复习，请参考思维导图 35。

第 **36** 章

多颗牙缺失和形态异常

病例 1

概 述

Ellen 是一个 11 岁的女孩。她想成为一名女星，因此非常在意上下前牙之间的缝隙。她是你诊所的新患者，她和母亲一起来的。造成以上问题的原因是什么？你建议如何治疗？

病 史

Ellen 定期就诊看牙，没有龋齿，她的口腔卫生非常好。乳牙列和恒牙列都没有拔牙史。

系统病史

Ellen 全身状况良好，她是一个乐观积极的女孩，和家人一起参加过定向越野赛，并加入了当地业余戏剧协会。

■ 你会向 Ellen 的母亲询问什么问题？

家族中有无牙齿缺失或牙间隙病史？

在和 Ellen 母亲的交流过程中发现，她的右上颌侧切牙缺失，尖牙突出。同时她承认不仅她的牙齿有缺失，她的哥哥和侄子（哥哥的儿子）要么上颌侧切牙缺失，要么就是过小。

■ 牙齿缺失在人群中的发病情况怎么样？

0.1%~0.9%——乳牙列

3.5%~6.5%——恒牙列（不包括第三磨牙）

女性高于男性（1.4~4 倍）。每个区的最后一颗

牙齿为好发牙位（如侧切牙、第二前磨牙、第三磨牙）。牙弓一侧存在锥形牙常伴随对侧牙齿缺失。通常有家族史。

■ 许多头颈部疾病表现为牙齿缺失，你能试着举出几例吗？

外胚叶发育不全。

唇腭裂。

唐氏综合征。

软骨-外胚叶发育不良（艾-范综合征）。

莱特尔综合征。

色素失调症。

口面指综合征（Ⅰ、Ⅱ型）。

外胚叶发育不全主要表现为外胚层衍生结构（如头发、牙齿、指甲、汗腺等）发育紊乱。最常见类型为 X 连锁缺汗型，男性多并发以下症状：

多发性先天缺牙。

毛发稀疏伴毛干异常。

皮肤干燥。

额部隆突。

上颌发育不全。

表现为唇红缘较窄的薄嘴唇。

杂合子女性可表现为过小牙和牙齿缺失。

唐氏综合征由染色体异位造成，发生率为 1/700，好发于高龄产妇，除具有综合征形态学特征改变外，常伴有牙齿迟萌、遗传性过小牙和个别牙齿缺失。

所有牙齿异常的诊断和治疗非常重要且刻不容缓。遗传咨询很必要，不仅可以用来确定诊断，而且有助于患者了解子孙后代发病风险。但是，遗传学者可能需要儿童口腔科医生的帮助以明确诊断。

关键点

牙齿缺失：

· 恒牙列（不包括第三磨牙）发生率为 3.5%~6.5%

· 可能与许多综合征有关

· 需要多学科治疗

■ 在对异常牙齿的治疗中，你认为哪种因素最重要？

安慰孩子和家长。

消除疼痛。

遗传咨询。

美学修复。

恢复功能。

维持垂直咬合高度。

跨学科制订最终治疗方案。

检 查

口外检查

Ellen 呈现 I 类骨型，面型正常。

口内检查

牙列式： $\dfrac{6\,E\,D\,C\,B\,1\ |\ 1\,B\,C\,D\,E\,6}{6\,E\,3\,2\,1\ |\ 2\,3\,4\,E\,6}$ 。$\dfrac{D|D}{}$ 松动，其他乳牙不松动。乳磨牙拾面低于拾平面。

■ 还需要哪些进一步的检查？

拍摄全口曲面断层片（图 36.1）检查其他恒牙存在或缺失情况。

■ 在 X 线片上你能观察到什么？

$\dfrac{8\,7\,5\,3\,2\ |\ 2\,3\,4\,5\,7\,8}{8\,7\,5\,4\ |\ 1\ \ \ \ \ 5\,7}$ 缺失

■ 这种情况怎样命名？

严重缺牙。

■ 你将如何处理？

取印模并用石蜡记录咬合关系作为研究模型。安排儿童口腔科医生、正畸医生、修复科医生会诊。

■ 下列哪些治疗方法可能是必需的？

尽力保留乳磨牙，越久越好。

处理低位咬合（第 8 章）。

固定矫治器关闭上颌正中缝，黏结腭弓式保持器保持。

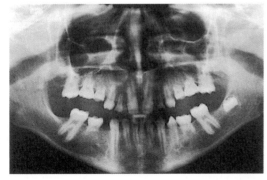

图 36.1 严重牙齿缺失（经许可，引自 Millett 和 Welbury，2000 年）

评估 $\underline{1|1}$ 近远中宽度。通过在切牙远中添加复合树脂，使其宽度保持在 8.5~9mm。

$\underline{B|B}$ 预后不良。考虑到 Ellen 比较关注缝隙，因此拔除 $\underline{B|B}$，用 $\underline{2|2}$ 局部义齿修复。

成年后，种植修复上下颌缺失牙齿。

病例 2
概 述

Cameron 是一个 3 岁的小男孩。他母亲发现他的两颗牙齿融合（图 36.2），所以带他来诊室。造成这些问题的原因是什么？你建议如何治疗呢？

系统病史和牙科病史

Ellen 是一个乐观积极的孩子，全身状况良好，没有龋齿。

■ 你从图 36.2 中可观察到什么？

上颌乳中切牙和乳侧切牙牙冠发生融合。

许多术语可用来描述乳牙或恒牙的双牙形成过程：融合牙、双生牙、双歧牙、联合牙、牙裂和合生牙。老版教科书上关于不同命名的发展模式并不清楚，也没被证实。中性术语"双牙"命名既没有争议，又能正确描述临床上牙齿外形。

■ 你认为双牙畸形发生率是多少？

0.5%~1.6%——乳牙列

0.1%~0.2%——恒牙列

无孟德尔遗传特征

这种异常的临床表现多样，从异常宽度的切牙的切缘处有一小切口，到两分离的牙冠。牙冠、牙根或者两者之间可能存在连续的硬组织。同样的，冠髓和根髓可能是联合的或独立的。

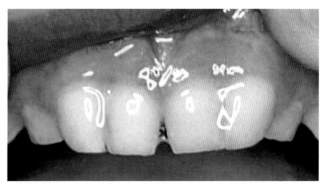

图 36.2 双切牙融合

在乳牙列，双牙畸形常发生于下颌前牙。在恒牙列，双牙畸形可以发生在牙弓任何位置，但最常累及切牙。

■ **在乳牙列，双牙畸形最重要的临床特征是什么？**

牙冠融合的地方，因牙刷不易达到，而易发生龋坏。

恒牙列牙齿数目异常

在乳牙列将双牙看成一颗牙齿，现有牙齿的数目计数有利于预测恒牙列数目异常的类型。乳牙列少牙常发生恒牙缺失。若乳牙列牙齿数目正常则恒牙列常为多生牙。乳牙是双牙畸形，其继承恒牙发生牙齿数目异常的概率为30%~50%（高加索人）、75%（日本人）。

在恰当时间进行影像学检查有助于为患者后期治疗、预后及确定治疗方案提供依据。如果生理性牙根吸收明显延迟，可以考虑拔除乳双牙畸形。采用外科方法拔除多生牙将有利于牙齿的正常萌出。

关键点

乳双牙畸形可能：
· 与恒牙列牙齿数目异常有关
· 增加患龋风险
· 很难发生正常的生理性吸收

■ **考虑保留还是拔除恒双牙畸形的重要影响因素是什么？**

牙弓长度。

美学。

髓室和牙根形态。

如果双牙畸形中牙冠融合而牙根不发生融合，那么可以分离牙冠，拔除一部分牙冠及连带牙根，保留另一部分牙冠及相应牙根。保留部分应行根管治疗，随后全冠修复。

■ **你还知道哪些其他的牙冠形态异常？**

副牙尖。

牙内陷。

牙外突/外翻。

乳牙中额外的牙尖常见于上颌第一磨牙的近中颊侧和上颌第二磨牙的近中腭侧。

恒牙中额外的牙尖好发于舌面隆突处，上颌比下颌常见。额外牙尖常命名为畸形舌侧尖（图36.3）。

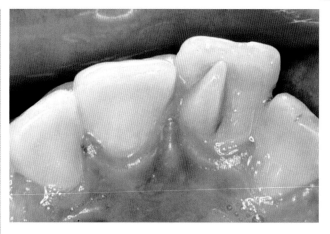

图36.3 畸形舌侧尖

牙尖由牙釉质、牙本质和充满的牙髓组成。如图36.3所示上颌前牙畸形尖可以带来一系列问题：

外观。

咬合干扰。

牙尖和牙齿的深沟发生龋坏。

在恒牙列，副尖常见的是上颌第一磨牙近中腭侧的卡氏尖（10%~60%）。

■ **上颌牙齿畸形舌侧尖的治疗方法是什么？**

选择性磨除牙尖，激发继发性牙本质封闭髓角。

使用橡皮障在无菌操作下去除牙尖，然后行部分牙髓切断术（牙根发育未成熟或已成熟）。

牙根发育未成熟的年轻恒牙，牙髓切断术失败后采用可降解或非凝固型氢氧化钙行根尖诱导成形术。很多临床医生倾向于待牙根发育完成后再磨除牙尖。

内陷或釉上皮内陷于其下方的牙乳头中被称之为"牙中牙""牙中复合牙瘤"和"扩张复合牙瘤"。正确的术语是"牙内陷"或"内陷牙"。这些异常可以表现多样，从正常牙面上一条带状凹陷（图36.4）到严重扭曲的牙根和牙冠。恒牙牙内陷很常见，发生率为1%~5%，乳牙罕见。

牙内陷最常见的问题是感染。内陷的牙釉质发育不成熟或非常薄，很容易被破坏，造成牙齿龋坏，很快感染到牙髓，继而形成急性面部蜂窝织炎或急性牙槽脓肿。不常见的巨型畸形牙常常阻生或造成邻牙的阻生。牙内陷和多生牙之间存在着某种联系，因此，在发现牙内陷牙齿时，常规全口X线检查是很有必要的。

冠部外形正常的内陷牙应在萌出后立即行预防性封闭治疗。内陷部分很容易被牙钻去除，暴露正

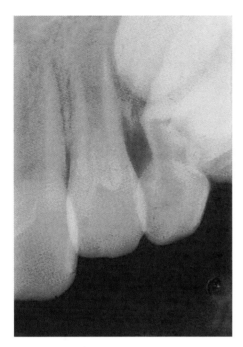

图 36.4 侧切牙窝状凹陷（牙中牙）

常根管。因此，如果这些高风险的内陷涉及牙髓，应行根管治疗。其他类型的内陷牙应考虑拔除。

外突牙、牙齿外突或者牙结节常表现为中央窝的咬合面或颊尖的舌侧面向外凸起的锥形结节，常见于前磨牙，磨牙和尖牙则发生较少。这种情况主要见于蒙古人（1%~4%），高加索人很少见。

外突包括牙釉质、牙本质及牙髓。如果一颗前磨牙刚萌出不久就发生根尖周病变，却没有龋坏，则很可能是由于牙外突造成的。

治疗方法同畸形舌侧尖。

■ **你知道有哪些根管异常吗?**

牛牙症。

副根管。

锥形根管。

牛牙症（牛牙样牙）常见于多根牙齿，牙冠增大而牙根变短，影像学检查发现髓室明显增大，根分叉常延伸到牙槽嵴以下，受累牙齿釉牙骨质界处的正常交界不存在。乳牙中不常见，但是可发生于恒磨牙，发生率为 6%。

■ **牛牙症和哪些因素有关?**

釉质发育不全。

毛发-牙齿-骨综合征。

外胚层发育不全伴牙齿缺失。

软骨-外胚层发育不全（艾-范综合征）。

软骨发育不全。

克兰费尔特综合征。

副根管可以发生在任何牙齿中，很少一部分是由于牙根发育过程中外伤造成，大多数认为是遗传因素决定，但仍处于推测阶段。

锥形根管是指多根牙中牙根数目减少，可发生于任何磨牙中。

推荐阅读

Cameron A, Widmer R (eds). Dental anomalies.In:Handbook of Pediatric Dentistry. 3rd edn. St Louis: Mosby –Wolfe, 2008, 217–277.

Crawford PJM, Aldred MJ. Anomalies of tooth formation and eruption. //Welbury RR,Duggal MS , Hostey MT (eds). Paediatric Dentistry. 3rd ed. Oxford: Oxford University Press, 2005, 297–318.

Millett D, Welbury R. Orthodontics and Paediatric Dentistry: Colour Guide. Edinburgh: Churchill Livingstone, 2000.

为了便于复习，请参考思维导图 36。

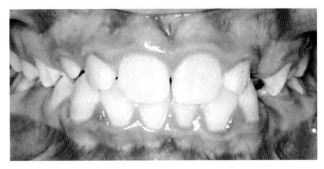

图 37.1 牙釉质发育不全

表 37.1 釉质发育异常

全身因素
· 基因
· 主要涉及牙釉质的牙釉质形成缺陷
· 广泛性的缺损
· 系统（与时间相关的）
· 营养缺乏
· 代谢或生化障碍
· 毒性物质
· 感染性疾病：产前、围生期、新生儿期、婴儿期、儿童早期
· 特发性
局部因素
· 创伤
· 感染

第 37 章

牙釉质发育不全

病例概述

Mark 是一个 10 岁的男孩。他的牙齿看起来很粗糙并且容易染色，这让他和父母非常担心。造成这些问题的原因是什么？你建议如何治疗呢？

■ 你从图 37.1 看到了什么？

所有萌出牙齿釉质发育不全。

病　史

Mark 的母亲发现当 Mark 第一颗牙齿萌出时，就表现为牙齿粗糙不平、容易染色且染色不易清除。你还需要询问哪些关键问题？

■ 从出生到婴幼儿早期是否曾患有系统性疾病？

Mark 未患有系统性疾病。

■ 乳牙也是这种情况吗？

乳牙有轻微的粗糙不平，但没有恒牙严重。

■ 家人中是否还有其他人有类似情况？

Mark 的父亲和堂兄（叔叔的儿子）也有类似的情况。

通过病史的收集，Mark 很可能患牙釉质发育不全的遗传性釉质缺陷。然而，釉质形成缺陷可以由基因或环境造成。釉质缺陷可以表现为基质形成障碍所致的釉质发育不全和基质矿化不良所致的釉质矿化不全。釉质发育不全的牙釉质比较薄、表面有沟槽或者凹坑，釉质矿化不全表现为表面斑驳，但厚度正常。釉质发育异常的原因见表 37.1。

基因来源的釉质缺陷，既可以表现为主要累及牙釉质、伴其他牙体组织或颅面结构的继发缺损，也可以是众多复杂系统性疾病中的一种异常表现类型。

系统病史

Mark 全身状况良好。他在学校表现很好，热爱篮球。

检　查

口内检查示：所有已萌出恒牙表面粗糙不平或凹坑状（图 37.1）。第二乳磨牙未脱落，表面同恒牙一样粗糙不平，虽然视诊不明显，但是探针探诊时很明显。无牙齿磨损。

■ 为什么此种类型的釉质发育不全不可能是由系统性（时间）造成的？

乳牙受累。

所有牙齿的釉质表面受累。

牙釉质发育不全（AI）属于单基因突变，遵循

153

常染色体显性遗传、常染色体隐性遗传或 X 性连锁遗传模式。在瑞典北部发生率约为 1/718，在美国密西根约 1/14 000。全球范围内的发生率为 1/10 000。

■ 牙釉质发育不全主要有哪几种类型？

牙釉质形成不全。

釉质矿化不全：钙化不全或成熟不全。

混合型。

目前，根据遗传模式、临床及影像学特点和组织学改变，有 14 种不同的 AI，如表 37.1 所示。

表 37.1　牙釉质发育不全（AI）类型

类型	描述
类型 I	形成不全
I A	常染色体显性，釉质薄且光滑，伴萌出障碍
I B	常染色体显性，釉质薄但粗糙
I C	常染色体显性，局限凹坑状
I D	常染色体显性，局部凹坑状
I E	常染色体隐性，局部凹坑状
I F	X 连锁遗传
I G	常染色体隐性，釉质薄且粗糙（发育不全）
类型 II	钙化不全
II A	常染色体显性，钙化不全
II B	常染色体隐性，钙化不全
类型 III	成熟不全
III A	X 连锁遗传
III B	常染色体隐性，色素沉着型
III C	常染色体显性，雪帽型
类型 IV	成熟-形成不全伴牛牙样牙
IVA	常染色体显性，釉质成熟不全伴凹坑状和牛样牙
IVB	常染色体显性，釉质成熟不全伴形成不全和牛样牙

遗传性釉质缺陷与一系列少见或罕见的基因遗传病和临床综合征伴发的广泛性障碍存在一定的关系。这些疾病和复杂的临床综合征包括：大疱性表皮松解症、结节性硬化症、假性甲状旁腺功能减退症，毛发-牙齿-骨综合征、眼-牙-骨发育异常、维生素 D 依赖性软骨病、釉原蛋白-脑-少汗综合征、釉原蛋白-指甲-少汗综合征和黏多糖贮积症的部分类型。

Mark 很有可能属于 I B 型，即常染色体显性型，釉质薄但粗糙。图 37.2 举例说明牙釉质发育不全中的釉质成熟不全。

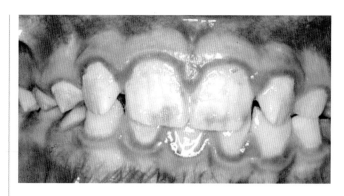

图 37.2　牙釉质成熟不全

进一步检查

■ 还需要哪些检查？

全口曲面断层片

全面展现所有恒牙是否都存在，还可以帮助诊断是否存在牛牙样牙。这在牙釉质发育不全 IV 型中尤为明显，可能影响恒磨牙。在高加索人群中，上颌其他类型的牙釉质发育不全要比其他类型更容易累及恒磨牙。

家系分析

如果能检查 Mark 父亲及堂兄的牙齿状况，将有利于你的诊断。

治　疗

为了提高治疗的长期预后效果，早诊断对于釉质和牙本质发育不全的治疗非常重要。让父母了解并发症很有必要，做好预防（饮食咨询、涂氟化物、口腔卫生宣教）是修复治疗成功的关键部分。

对于遗传性牙釉质和牙本质发育障碍，临床上存在 4 种问题：

美学效果差。

牙釉质脱落与磨耗。

牙本质磨耗与暴露造成牙髓敏感。

口腔卫生差、牙龈炎和龋坏。

对于所有病例，设计一个确切的治疗计划不太可能，但是对于此类患者制订治疗原则是可行的。必须认识到并不是所有的牙釉质或牙本质形成缺陷患者，临床表现都一样。许多患牙并不表现为明显的磨耗或症状，也不需要早期干预。表 37.2 依据儿童或青少年的年龄来阐述治疗原则，涉及预防、修复和美学 3 个方面。

表 37.2　牙釉质发育不全的治疗方法

	修复	美学
乳牙列 (0~5 岁)	黏结修复	最小干预
	不锈钢预成冠,尤其 是乳磨牙	复合体或复合材料贴面
混合牙列 (6~16 岁)	乳磨牙黏结修复或者 不锈钢冠	复合材料贴面
	恒磨牙不锈钢冠或铸 造黏结修复	
恒牙列 (16 岁以上)	前磨牙铸造黏结修复	瓷贴面
	全口冠修复	全冠
	冠延长术(必要时)	

关键点

牙齿异常主要治疗目的:

- 减轻症状
- 维持或恢复咬合高度
- 改善美学效果

Mark 的主要担忧是前牙着色和表面粗糙,因其后牙无磨耗,因此他的唯一问题就是美观。可以直接用薄的复合贴面修复上下切牙凹坑或发育不全部分。如果全牙列发育完成,修复治疗需要延伸到尖牙和第一前磨牙。微笑露齿较多时,可以延伸至第二前磨牙。当患者年满 18 岁,牙龈外形接近成人时,可以用瓷贴面替换复合贴面。

若为矿化不全伴有大量牙釉质缺损,前牙应考虑使用全瓷冠修复、后牙不锈钢预成冠修复或铸造黏结修复。后者需要在患儿成年后改用全瓷冠黏结修复(表 37.2)。

推荐阅读

Cameron A, Widmer R (eds). Dental anoma lies//Handbook of paediatric Dentistry. 3rd ed. St Louis: Mosby-wolfe, 2008, 217–277.

Crawford PJM, Aldred MJ. Anomalies of tooth formation and eruption. //Welbury RR, Duggal MS, Hosey MT (eds). Paediatric Dentistry. 3rd ed. Oxford: Oxford Univerty Press ,2005: 297–318.

为了便于复习,请参考思维导图 37。

第 38 章

牙本质发育不全

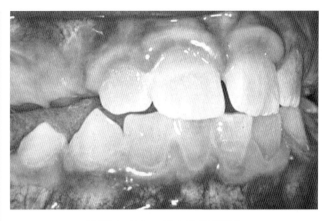

图 38.1 (A)　牙本质发育不全

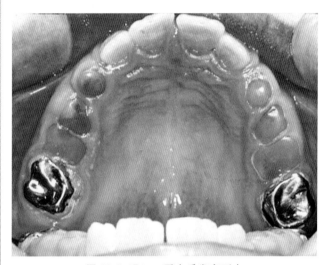

图 38.1 (B)　牙本质发育不全

病例概述

　　Siobhan 是一个 9 岁的小女孩，她恒牙的颜色比正常人的暗，因此在学校受到了嘲笑，她和她的父母对此非常担心。造成这些问题的原因是什么呢？你建议如何治疗呢？

病　史

　　Siobhan 的母亲注意到 Siobhan 的恒牙在萌出时就颜色发暗，因此 Siobhan 在学校很不开心，拒绝拍微笑的照片。Siobhan 说话时习惯用手捂住嘴巴，以免别人看到她的牙齿。从图 38.1A 可以看出什么？需要询问什么问题？

■ 从出生到儿童早期是否有系统性疾病？

　　无。Siobhan 无系统性疾病。

■ 乳牙是否也有类似表现？

　　乳牙正常萌出，但很快剥脱磨损至与牙龈齐平。

■ 家族里其他人是否出现类似问题？

　　Siobhan 父母的牙齿都有问题。Siobhan 的哥哥今年 14 岁，后牙戴了牙冠，前牙贴面修复。Siobhan 的父亲在年轻时就需要治疗牙齿，现在有几颗牙都戴有牙冠，很多后牙已经被拔除了。

　　在检查口内情况之前，通过病史已经提示Siobhan 有遗传性缺陷。图 38.1A 肯定了你的怀疑——牙本质发育不全 (DI)

■ 为何诊断是 DI，而不是牙釉质发育不全 (AI)？

　　牙齿是半透明的。

　　牙釉质与其下的牙本质连接不紧密，很容易剥落磨损。图 35.1A、B 中可见剩余的乳尖牙和乳磨牙磨损至牙龈水平，呈透明乳光的外观。

■ 需要做什么检查来证实你的怀疑？

全口曲面断层片

　　如果此病例是 DI，全口曲面断层片可以显示如下现象：

　　球状牙冠，颈部缩窄。

　　牙根短。

　　牙髓腔和根管渐进性闭塞 [图 38.2（另一病例的照片）]。

　　自发形成的根尖周脓肿。

家族检查

　　检查受影响的家族成员。

　　和牙釉质一样，牙本质缺陷的病因按遗传和环境来源可分为两大类。

　　遗传性牙本质异常可能仅限于影响牙本质，或是更复杂的全身紊乱综合征的一部分表现（表38.1）。

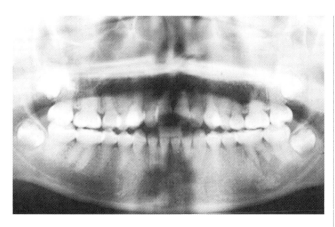

图 38.2 牙本质发育不全的根管和髓腔闭塞

表 38.1 遗传性牙本质缺陷

仅累及牙本质
· 牙本质发育不全Ⅱ型（遗传性乳光牙本质）
· 牙本质结构不良Ⅰ型（根部牙本质结构不良）
· 牙本质结构不良Ⅱ型（冠部牙本质结构不良）
· 纤维性牙本质结构不良
相关的全身性疾病
· 成骨不全（牙本质结构不良Ⅰ型）
· Ehlers-Danlos 综合征
· Brachioskeletogenital 综合征
· 抗维生素 D 佝偻病
· 维生素 D 依赖性佝偻病
· 低磷酸酯酶症

最常见的遗传性牙本质缺陷是牙本质发育不全Ⅱ型（遗传性乳光牙本质），此型仅影响牙齿。牙本质发育不全Ⅰ型牙齿异常伴骨发育不全。

Ⅱ型牙本质发育不全

双牙列都受影响，但受影响程度在家族内和家族间有显著差异。乳牙比恒牙更严重，最后形成的恒牙受影响最少。牙釉质从釉牙本质界剥脱，暴露出异常的、较软的牙本质，牙本质迅速被磨损。这种现象在乳牙列更显著，2 年内牙冠可磨损至龈缘，剩余组织呈琥珀色（图 38.1B），易感染出现脓肿。恒牙萌出后牙釉质看起来似乎是正常的，但组织学研究发现大约 1/3 的病例中有矿化不全现象。影像学指征如上述。组织学研究发现釉牙本质界变平，近釉质的一薄层罩牙本质可以是正常的，剩余组织有明显异常，无定型区域的球间牙本质有钙化、形态和大小异常的牙本质小管及细胞内容物。

■ 牙本质发育不全是否比牙釉质发育不全更"普遍"？

可能是。牙本质发育不全的发病率是 1/8 000

（牙釉质发育不全大概是 1/10 000）

■ 牙本质发育不全是否同牙釉质发育不全一样，有很多遗传表型？

不是。通常来说，牙本质发育不全是常染色体显性遗传，表现为完全显性和不全显性两亚型。可观察到两种临床表现不同的牙本质发育不全。

壳状牙。少见，常见于乳牙列。牙髓腔大，牙釉质薄，牙本质迅速脱落导致牙髓感染。

牙本质发育不全Ⅲ型（白兰地型）。最早报道于美国马里兰州，可以追溯到英格兰的东安格利亚。这种疾病可能是被水手移民带到美国马里兰州。最近，牙本质发育不全Ⅲ型被报道与染色体 4q21 区段有关，这与牙本质发育不全Ⅱ型是相同的位点。

■ 与成骨不全相关的牙本质发育不全Ⅰ型

成骨不全是一类结缔组织疾病，伴Ⅰ型胶原遗传性异常，常伴骨脆性增加，这可能导致关节松弛、蓝巩膜、乳光牙齿、听力丧失和不同变化程度的骨畸形。遗传方式是常染色体隐性或显性。常染色体隐性的病例出生前后通常死亡。

存活下来的常染色体隐性的患者中乳光色牙齿较罕见，但在显性患者中此为较常见的特征表现，同时伴有骨脆性增加、骨畸形和蓝巩膜。

牙本质发育不全Ⅰ型与Ⅱ型的乳牙列表现相似。但恒牙列表现十分多变。很多病例中，上颌前牙颜色和外观都正常，下颌切牙和尖牙却呈乳光色、蓝棕色且切缘磨损。与牙本质发育不全Ⅱ型不同，大多数病例中牙釉质并未从牙本质上剥脱。

正如上文所述，影像学显示上颌牙齿的髓腔比下颌牙齿保存时间更久。牙本质发育不全Ⅰ型的组织学表现与牙本质发育不全Ⅱ型区别不大。

牙本质缺陷与环境有关，但并不像牙釉质缺陷有明确的证据。牙本质缺陷相关的病因包括：创伤、营养缺乏（矿物质、蛋白质和维生素）、药物（四环素、化疗药物环磷酰胺）。这些因素可导致球间牙本质、前期牙本质和类牙骨质生成减少。

关键点

牙本质发育不全发生率 1/8 000
· 可能与成骨不全相关

治 疗

牙本质发育不全和牙釉质发育不全的主要临床问题和治疗关键见第 37 章。牙本质发育不全的治疗原则与牙釉质发育不全相似，但是冠延长术更适用于 16 岁以后的恒牙牙本质发育不全，覆盖义齿和全口义齿并不常用。目前尚无确切证据显示这些患者应进行种植义齿。

Siobhan 主要关注的问题是恒切牙变色，第一恒磨牙有磨损。第一恒磨牙用微机械固位的黏结剂黏结金属冠（图 38.1B）。上下颌切牙用复合树脂贴面修复。如果牙齿已全部萌出，尖牙和前磨牙也可以用树脂修复。18 岁左右时可以用瓷修复替代树脂材料。

牙本质发育不全的少年通常呈现出很严重的问题。过度磨损的牙齿可能磨损至龈缘位置，此时难以修复治疗。牙本质发育不全的牙齿由于髓腔进行性闭塞，有自发形成脓肿的倾向。在这些病例中，牙髓治疗成功的可能性不大，此时有必要拔除受累的牙齿。

对于遗传性牙釉质牙本质异常，建议早期进行正畸咨询，以便简化正畸治疗过程。对这些患者进行正畸治疗是可行的，而且很多患者在治疗过程中并不会出现什么问题。如果有条件的话可以选择使用活动矫治器。正畸带环比托槽更有利于降低对异常釉质造成损害的概率，但也可能出现两种问题：治疗过程中出现带环脱落的情况或在重新黏结带环过程中进一步破坏牙釉质。有些正畸医生倾向于前牙也使用带环，也有医生使用玻璃离子代替传统树脂作为黏结物。在另外的一些病例中，美学修复（贴面和冠修复）比正畸治疗更恰当。

推荐阅读

Cameron A, Widmer R （eds）. Dental anomalies//Handbook of Peadiatric Dentistry. 3rd ed. St Louis: Mosby-Wolfe, 2008, 217–277.

Crawford PJM, Aldred MJ. Anomalies of tooth formation and eruption //Welbury RR, Duggal MS, Hosey MT （eds）. Paediatric Dentistry. 3rd ed. Oxford: Oxford Univerty Press, 2005, 297–318.

为了便于复习，请参考思维导图 38。

第 **39** 章

牙龈出血和红肿

病例概述

Kayleigh 是一个 15 岁的女孩。她注意到她的上牙龈看起来不正常，刷牙时牙龈会出血（图 39.1）。

病　史

去年 Kayleigh 注意到自己刷牙时牙龈出血。因为出血，她害怕刷牙，并且感觉出血情况越来越严重。她也意识到自己牙龈的外观与别人不一样，牙龈看起来很红，比正常人要"大"。

系统病史

Kayleigh 患有胰岛素依赖型糖尿病。她每天07:30 和 17:30 皮下注射胰岛素。在 7:30、11:00、13:00、15:00、17:30 和 21:00 按照常规计量摄取碳水化合物。除了这些，在学校她是一个喜欢打篮球和曲棍球的积极乐观的女孩，并且知道适当增加碳水

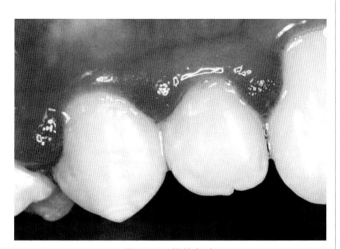

图 39.1　慢性龈炎

化合物来满足她的运动消耗。她的母亲告诉我们，Kayleigh 偶尔会对自己的身体状况有"叛逆"态度，那时她的糖尿病就会控制得很差。但一般情况下她的血糖控制得很好，每 2 个月复诊一次，在家里她自己检测血糖和尿糖。

牙科病史

Kayleigh 和她的家人定期到牙科诊所检查牙齿，最近因为父亲工作调动而搬到这一区。这是你第一次与她见面。

检　查

口外检查

正常，没有任何感染。口内检查：广泛边缘性龈炎，上颌右侧前牙区尤为明显（图 39.1）。临床和X 线检查示：龋坏率低，下颌第一恒磨牙因修复体折裂和缺损引起继发龋，只需重新修复。

■ 引起慢性边缘性龈炎的因素有哪些？

口腔卫生不良。
青春期激素的改变。
糖尿病控制不佳。

> **关键点**
>
> 牙龈出血可能是由于：
> · 局部原因
> · 全身原因

儿童/青少年中引起牙龈出血最常见的局部和全身因素如表 39.1 所示。

■ 你认为是什么导致初期牙龈炎？

牙龈炎可能与糖尿病控制不良同一时期发生。进一步询问发现，大约 1 年前 Kayleigh 终于接受治疗胰岛素依赖性糖尿病。她曾经拒绝常规注射胰岛素，结果因为酮症酸中毒昏迷被送往医院救治。当时她的血糖非常高，她呼出的气体有"烂苹果味"，这是由于酮体引起的高血糖症性昏迷。因为严重脱水，在使用胰岛素重新稳定血糖以前需要经静脉输液恢复知觉。

■ 引起糖尿病昏迷的其他原因是什么，有什么表现？

低血糖症昏迷的发生是由于碳水化合物的摄入不足（错过用餐）、锻炼或者过度注射胰岛素引起

表 39.1 儿童/青少年中引起牙龈出血最常见的局部和全身因素

局部原因
- 萌出性龈炎
- 急性/慢性牙龈炎
- 慢性牙周炎
- 异物滞留
- 急性坏死性溃疡性龈炎
- 血管瘤
- 反应性增生，例如化脓性肉芽肿
- 人为损伤

全身原因
- 激素改变，例如怀孕或青春期
- 糖尿病——控制不佳
- 贫血
- 白血病
- 任何血小板紊乱症
- 凝血缺陷
- 药物（例如抗凝剂）
- 坏血病
- HIV 相关的牙周疾病

的，其发作比高血糖昏迷快，其表现类似于喝醉了，可以归结入肾上腺素释放和大脑血糖过低两种情况：

肾上腺素释放：

皮肤多汗温暖

脉速

扩大（瞳孔反应）

焦虑、颤动

口周刺痛

大脑血糖过低：

困惑、无定向能力

头疼

构音障碍

无意识

局部神经系统体征，例如痉挛

如果患者有低血糖症状但意识清醒，可以口服 25g 葡萄糖。如果发生昏迷，需要 20mg 20% 的葡萄糖静脉注射，清醒时再口服 25g 葡萄糖。如果难以进行静脉注射，可以给予 1mg 胰高血糖素肌内注射作为替代。实际上，10g 葡萄糖近似于：

2 茶匙的糖

3 块方糖

3 块葡萄糖片剂

60mL 葡萄适

15mL 利宾纳（全糖型）

90mL 可乐（非减肥型）

1/3 品脱牛奶（1 品脱 ≈ 568mL）

治　疗

Kayleigh 的牙龈炎可能是由于糖尿病控制不良而造成的，不幸的是她的牙龈炎还受到不良的口腔卫生和青春期激素改变的影响。

■ 为什么上颌右侧前牙区牙龈炎最严重？

她是右撇子，习惯使用右手刷牙的人在口腔中从左到右的刷牙会出现右侧卫生状况较差的状况。对于左撇子来说情况相反。

■ 你知道其他引起牙龈肿大的全身因素吗？

存在许多原因，可以分为先天性的和获得性的（表 39.2）。

表 39.2　牙龈肿大的全身因素

先天性
- 遗传性牙龈纤维瘤病
- 黏多糖贮积症
- 婴儿全身性透明变

获得性
- 青春期/妊娠期龈炎
- 浆细胞龈炎
- 感染——HSV
- 血液病：急性粒细胞白血病、白血病前期白血病、再生障碍性贫血、维生素 C 缺乏（坏血病）
- 药物：苯妥英钠、环孢素、钙离子通道抑制剂、氨己烯酸
- 储积症：黏膜与皮肤的淀粉样变
- 慢性肉芽肿疾病：结节病、克罗恩病、口面部肉芽肿

■ 为什么根治 Kayleigh 的牙龈炎很重要？

糖尿病合并不良口腔卫生可以导致快速的牙周破坏和附着丧失。图 39.2 所示为另一糖尿病患者的牙周状况。有证据表明严重的牙周炎会影响血糖的有效控制。

Kayleigh 需要确保她的口腔卫生得到改善后，牙龈出血可减少和停止。她需要意识到良好口腔卫生的重要性和口腔卫生不良所带来的问题。

■ 糖尿病患者为何要处理龋坏？

任何来源的感染都可能增加胰岛素的需要量。若没有增加胰岛素的量，血糖会上升，最后发展为

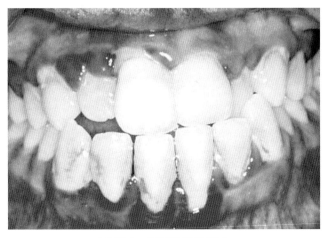

图 39.2　牙龈和牙周疾病

酮症酸中毒。因此，糖尿病患者的任何感染，包括口面部区域，都应该积极使用抗生素治疗。龋齿应该早期进行治疗，防止发生感染。

关键点

糖尿病：
- 不良的口腔卫生会加速附着丧失
- 感染可干扰糖尿病的控制

■ **为什么修复 Kayleigh 第一恒磨牙的时机选择很重要？**

为了不干扰 Kayleigh 碳水化合物的摄入，导致低血糖症的发生，最好的方法就是给她预约时间，要么早饭后第一时间过来处理牙齿，要么在午饭后。对于糖尿病患者而言，如果需要较长的手术时间或者全身麻醉（GA）治疗，则需要将患者转诊到医院进行治疗。GA 需要术前输液来稳定胰岛素和葡萄糖需求量，避免术前空腹发生低血糖症昏迷。

■ **应该给予糖尿病患者什么饮食建议？**

按照规定摄入量进食碳水化合物，这对糖尿病的控制十分重要。

具体患者给予具体建议。例如，如果可以的话带上你的牙刷到学校，吃完零食和午餐后清洁你的牙齿；尽量食用可以提供必要糖量的零食，但是不要太黏；如果一天里不能刷牙就食用无糖口腔糖。

■ **糖尿病患者的其他口腔表现有哪些？**

口干
唾液腺肿大（涎管狭窄）
舌炎
舌头烧灼感
口腔念珠菌病，口腔卫生控制不良引起
这些表现更常见于成人

推荐阅读

Firatli E, Yilmaz O, Onan U. The relationship between clinical attachment loss and the duration of insulin dependent diabetes mellitus（IDDM）in children and adolescents. J Clin Periodontol, 1996, 23: 362–366.

Karjalainen KM, Knuuttila MLE, Kaar M–L. Relationship between caries and level of metabolic balance in children and adolescents with insulindependent diabetes mellitus. Caries Res, 1997, 31: 13–18.

Position paper. Diabetes and periodontal diseases. J Periodontol, 1996, 67: 166–176.

为了便于复习，请参考思维导图 39。

第40章

口腔溃疡

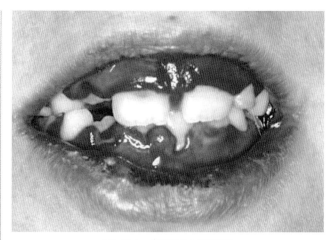

图 40.1　牙龈肿大和溃疡

病例概述

Alan 是一个 8 岁的小男孩，因为口腔疼痛难忍，影响进食，因此被母亲带到诊疗室检查（图 40.1）。造成这些问题的原因是什么？你建议如何治疗呢？

病　史

Alan 几周前开始感到不舒服。他因病毒感染需要休息而不能上学，而情况有所好转时，开始感到口腔疼痛。3d 以来他不能吃固体食物，只能吃流质食物。他自觉发热，昏睡，而且刷牙时牙龈出血。

医学病史

Alan 是一个健康的男孩，曾因耳朵感染服用几个疗程的抗生素，除此之外无其他任何疾病，从未住院，也未服用药片或医生开具的药品。

■ **上下颌牙龈的外观**（图 40.1）。

牙龈充血红肿，龈边缘有小溃疡。

■ **诊断是什么?**

原发性疱疹性龈口炎。

单纯疱疹病毒有两种类型：1 型单纯疱疹病毒（HSV-1）和 2 型单纯疱疹病毒（HSV-2），经典的 HSV-1 引起口腔疾病，HSV-2 引起生殖器疾病。尽管在复发率上有差异，但是两种病毒相似，都能引起口腔和生殖器疾病。口腔首次接触 HSV 引起急性原发性疱疹性龈口炎（图 40.1）。这些病毒可引起毒血症、发烧、身体不适及淋巴结肿大。所有口腔表面，包括硬腭和附着龈都会受累，开始会出现一种

成簇小水泡，随后变成溃疡，转变为双重感染（并能造成继发感染）。病程持续 10~14d，可自愈。一般根据临床表现做出诊断，但确诊可依据在急性期患者的抗体滴度检测，如果是正常人的 3 倍即可确诊，或者通过使用特殊的抗血清对囊泡液进行直接免疫荧光法检测。

关键点

HSV 的全身症状：

· 发热；

· 全身不适；

· 淋巴结肿大。

在大多数幼童中，原发性感染较轻微，感染该病毒后临床症状不明显，但是免疫功能不全的患者病情较重，有时可导致疱疹性肝炎或脑炎，若不及时治疗甚至可致命。

口腔感染的发生是由于直接接触患原发性或复发性 HSV 感染者的分泌物所致。在皮肤或手指直接接种沾有病毒污染的分泌物或液体可以导致局部感染，例如疱疹性化脓性指头炎。

HSV 是一种神经源性病毒，初次感染痊愈后，病毒会潜伏在三叉神经节或大脑基底核，随后可能会被再活化，引起二次感染。二次感染会引起唇疱疹或面神经麻痹。

治　疗

Alan 对水合作用和止痛药物的反应良好，例如扑热息痛（对乙酸氨基酚），抗菌漱口液如氯己定（Corsody1）或盐酸苄达明（Difflam）。如果 Alan 不

能维持水合作用平衡，就要接受静脉注射治疗。没有证据显示全身服用阿昔洛韦对于 Allen 后期阶段的身体状况有任何帮助。如果发现 72h 内感染发作而且临床病情需要，可以开处方使用阿昔洛韦。2 岁以上患儿服用 200mg，每天 5 次，服用 5d。2 岁以下患儿服用 100mg，每天 5 次。尽管阿昔洛韦可以缩短原发感染的病程，但是没有证据表明其可以降低复发率。

■ 什么原因使 HSV 再活化产生唇疱疹（图 40.2）？

HSV 活化的原因见表 40.1。

表 40.1 HSV 再活化

· 外伤
· 化学物品
· 烫伤
· 激素
· 日晒
· 情绪
· 免疫抑制
· 合并感染

■ 如何治疗唇疱疹？

在前驱症状期感到刺痛后就马上使用 5% 阿昔洛韦乳膏涂抹唇部损伤部位，此症状一般发生在水泡和疼痛前 24h。

■ 还有什么病毒感染能够发生在儿童患者的口腔内？

水痘-带状疱疹病毒（VZV）：VZV 是一种神经源性的 DNA 病毒，可以水痘的形式引起原发性感染，以后病毒会处于静止状态，直到再次被活化，皮肤呈现带状的疱疹。

人类疱疹病毒（EBV）：EBV 是一种偏向感染 B 淋巴细胞的疱疹病毒。感染这种病毒以后会使得 B 淋巴细胞再次活化，产生相应的抗体。EBV 的原发性感染可引起腺体发热或传染性单核细胞增多症。

巨细胞病毒：该病毒是与儿童腺体发热疾病相关的病毒，偶尔会在 HIV 患者严重的非典型口腔溃疡中发现。

疱疹病毒 8 型：HIV 感染的卡波西肉瘤中可见。

柯萨奇病毒：是一种 RNA 病毒，引起疱疹性咽峡炎或手足口病。

疱疹性咽峡炎：是 A 型柯萨奇病毒引起的疱疹样咽峡炎，溃疡主要出现于扁桃体、软腭和悬雍垂。

轻度患者会感到发热和身体不适，但只会持续几天。

手足口病：也是 A 型柯萨奇病毒引起的，主要发生于儿童及其家人，以牙龈、舌头、脸颊和上腭部溃疡为特征表现。手掌和脚底会出现水泡和溃疡，大约持续 2 周。

人类乳头瘤状病毒（HPV）：目前越来越多的 HPV 类型被发现。儿童一般见于因咬手指或手部疣状物感染 2 型和 4 型病毒引起，两者均为普通疣状病毒。尖锐湿疣或性病疣可发生于口腔黏膜，与 6 型、11 型、60 型 HPV 相关。

还有许多其他原因造成儿童和青少年与感染无关的口腔溃疡（表 40.2）

表 40.2 口腔溃疡的其他原因

· 阿弗他溃疡
· 胃肠道疾病
· 血液病
· 感染
· 皮肤黏膜病变
· 放射疗法
· 外伤
· 肿瘤

■ 阿弗他溃疡有什么类型？

轻型

重型

疱疹型

白塞综合征

复发性阿弗他溃疡影响 20% 的人群。

轻型阿弗他溃疡是最常见的一种口腔溃疡，占复发性阿弗他溃疡的 85%。溃疡直径小于 1cm，一般只有 2~3mm。溃疡单一出现或不多于 10 个的成簇出现，持续 3d 至 3 周，痊愈后没有瘢痕。溃疡圆形或椭圆形，基底部呈黄灰色，被环状红斑围绕。溃疡只侵犯非角化黏膜。

重型阿弗他溃疡较严重，一般溃疡直径大于 1cm，轮廓不规则，通常单一出现，常累及咽喉部。溃疡一般较深，出血，可以持续几周或几个月，痊愈后留下瘢痕。溃疡同样只侵犯非角化黏膜。

疱疹样阿弗他溃疡与原发性疱疹性龈口炎的症状相似。溃疡直径在 1~2mm，数量多，同时出现。持续 2d 至 2 周，痊愈后不会留下瘢痕。溃疡只侵犯非角化黏膜。

白塞综合征被描述为口腔、生殖性溃疡和前葡萄膜炎的三联征，在英国和美国罕见。

■ 复发性阿弗他溃疡的主要病因是什么？

复发性阿弗他溃疡的病因见表 40.3。尽管只有 20%的人患有复发性阿弗他溃疡，但是家族史阳性，50%的父亲和 60%的母亲会患病，而且与 A_2 型和 B_{12} 型 HLA 存在弱相关性。

铁、叶酸和维生素 B_{12} 的营养缺失可以单独发生或合并发生。这些营养缺乏多数是潜在的，但是外周血象正常。有必要检验分析个体铁蛋白、叶酸和维生素 B_{12} 的水平，并做全血计数分析（FBC）。

表 40.3 儿童复发性阿弗他溃疡的常见病因

宿主因素
·遗传
·营养
·全身性疾病
·免疫
环境因素
·外伤
·过敏
·感染
·压力

■ 哪些儿童全身性疾病与阿弗他溃疡普遍相关？

乳糜泻

克罗恩病

溃疡性结肠炎

在年长患者中常见，儿童较少见，阿弗他溃疡也可能与恶性贫血、HIV 感染和吸收障碍有关。

食物过敏原对儿童复发性阿弗他溃疡有一定作用。常见的与阿弗他溃疡相关的食物过敏原见表 40.4。患者在食用这些可疑食物后，一般在 12~24h 内会出现新的溃疡，可通过斑片试验较客观地确定食物是否为过敏原，临床建议避免接触食物过敏原。

关键点
复发性阿弗他溃疡的病因：
·宿主因素
·环境相关因素

表 40.4 复发性阿弗他溃疡常见的食物过敏原

·奶酪
·巧克力
·坚果
·西红柿
·柑橘类水果
·苯甲酸盐
·肉桂醛

复发性阿弗他溃疡的治疗可以分为预防性和有症状两类（表 40.5）。

表 40.5 复发性阿弗他溃疡治疗

预防性
·补血剂
·饮食规避
·四环素漱口
·全身性使用类固醇皮质激素
·秋水仙碱
·沙利度胺
有症状
·氯己定漱口
·苄达明漱口
·局部使用利多卡因喷雾
·局部使用利多卡因冰棒
·20%苯佐卡因局部用于溃疡处
·局部使用类固醇
·使用含氟羟氢化泼尼松的口腔膏剂
·倍氯米松气雾剂
·倍他米松液漱口

推荐阅读

Scully C, Porter SR. Recurrent aphthous stomatitis:current concepts of etiology, pathogenesis and mangement.J Oral Pathol Med, 1989, 18:21–27.

Scully C, Welbury R, Flaitz C, et al. A color atlas of orofacial health and disease in children and adolescents. 2nd ed. London: Martin Dunitz, 2002.

Wray D, Rees SR, Gibson J, et al. The role of allergy in roal mucosal diseases. QJ Med, 2000, 93:507–511.

为了便于复习，请参考思维导图 40。

思维导图 1A

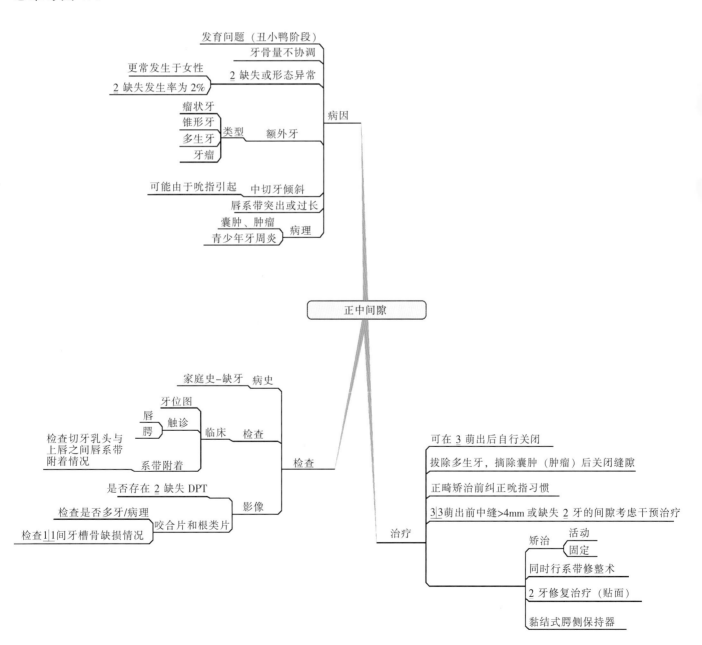

思维导图 1B

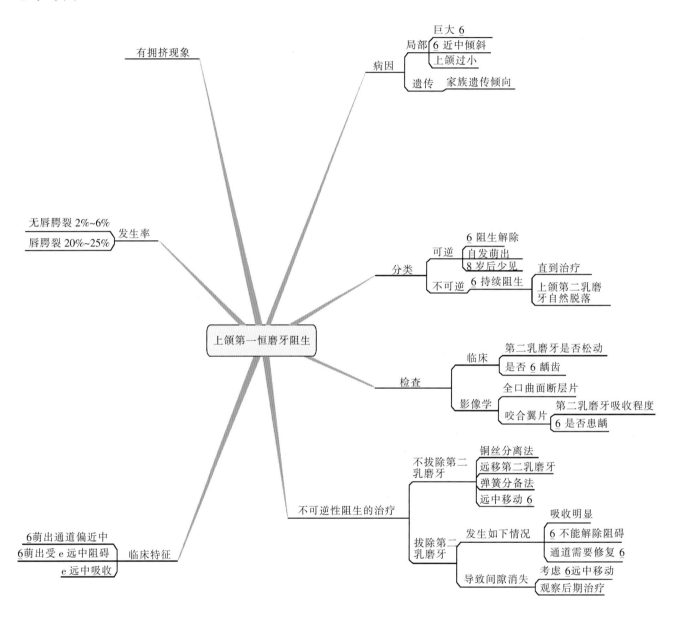

思维导图 2

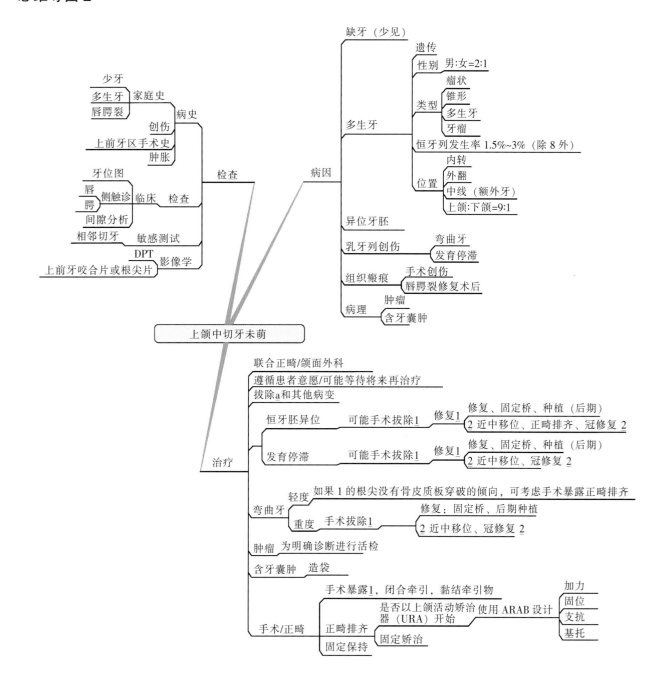

思维导图 3

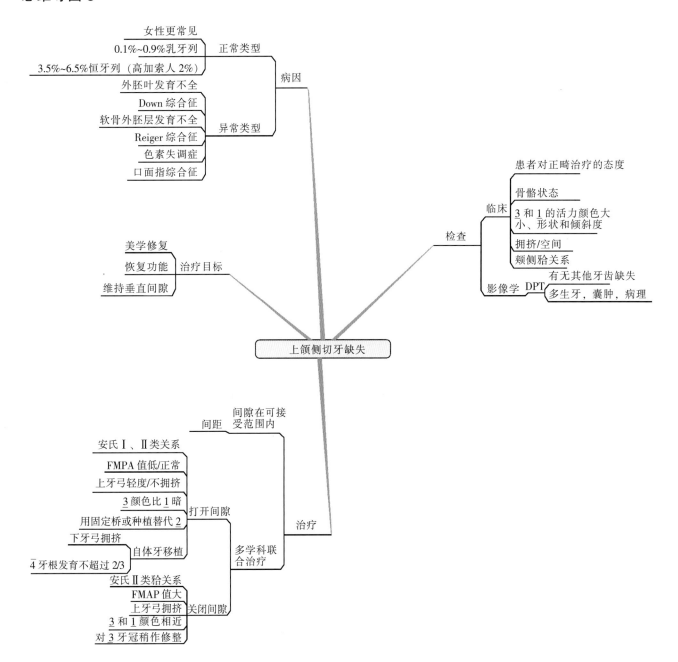

思维导图 4

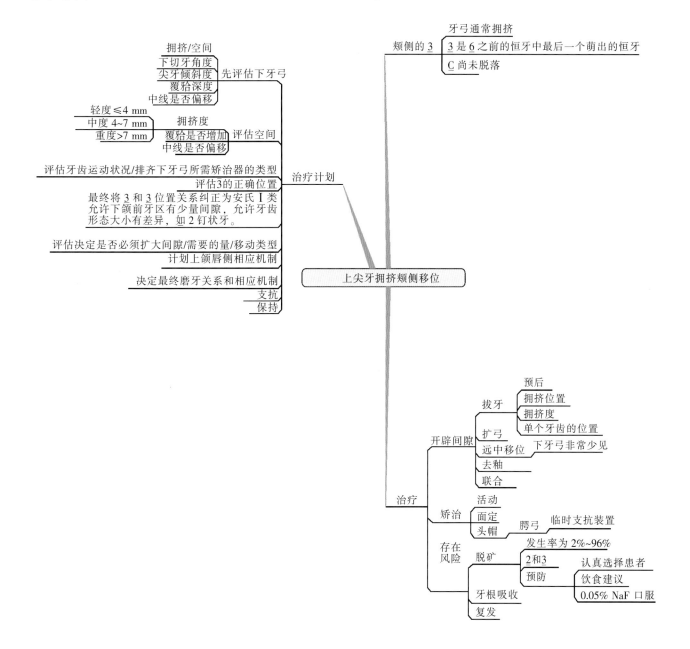

思维导图 5

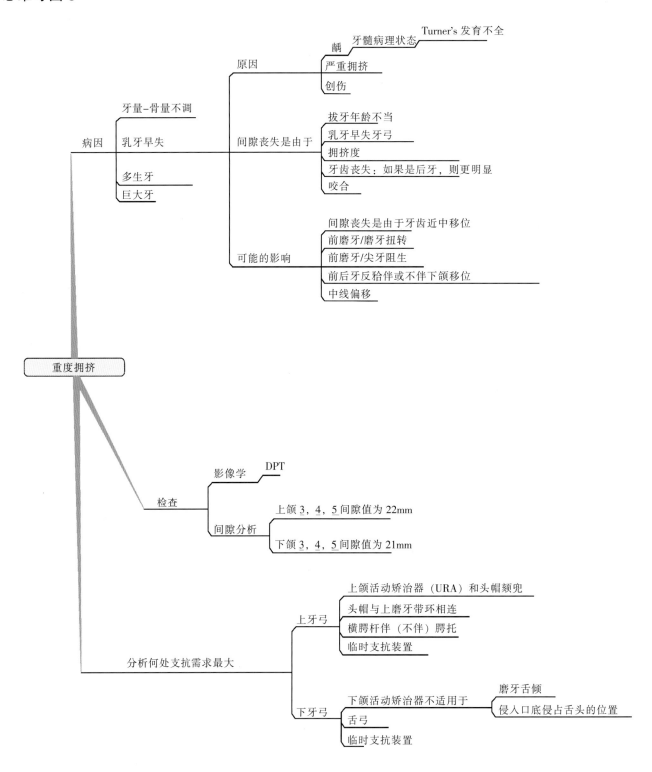

思维导图 6

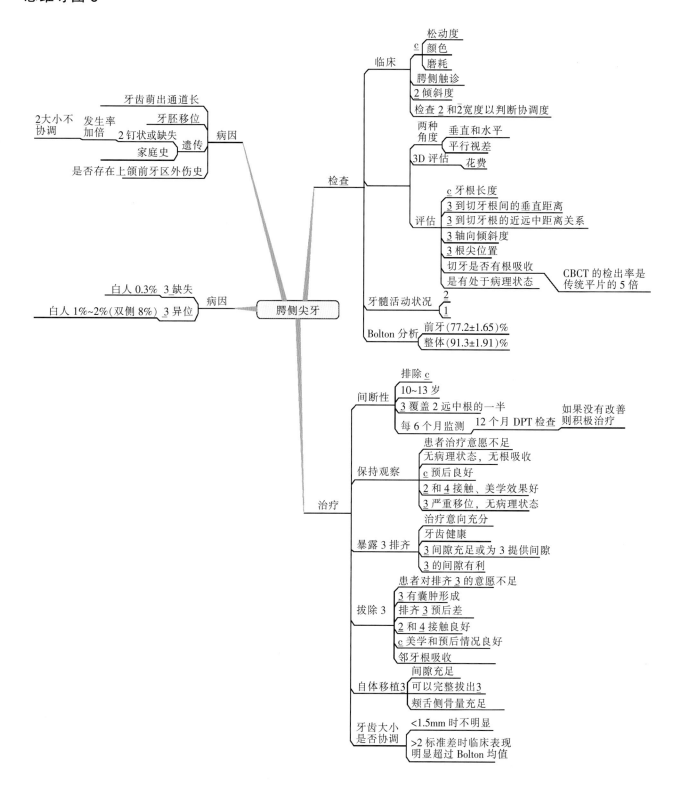

思维导图 7

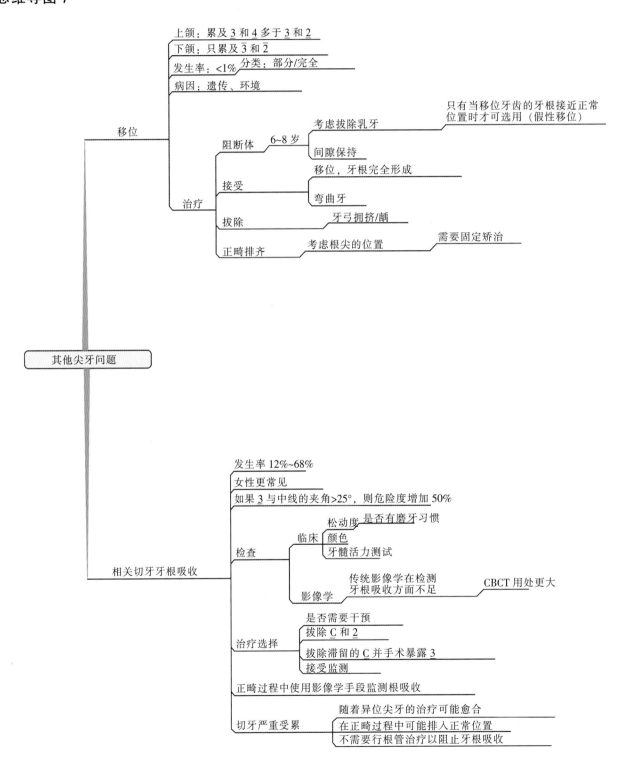

思维导图 8

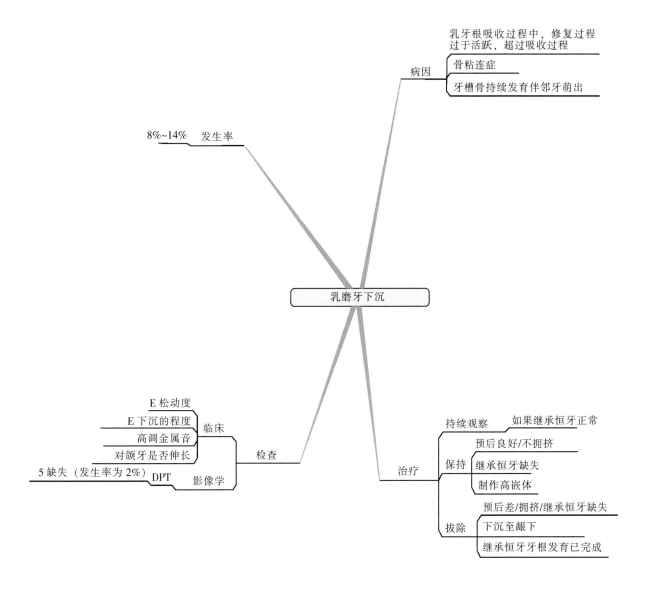

病因
乳牙根吸收过程中，修复过程过于活跃，超过吸收过程
骨粘连症
牙槽骨持续发育伴邻牙萌出

8%~14%　发生率

乳磨牙下沉

E 松动度
E 下沉的程度
高调金属音　临床
对颌牙是否伸长
5 缺失（发生率为 2%）DPT　影像学

检查

治疗

持续观察　如果继承恒牙正常
预后良好/不拥挤
保持　继承恒牙缺失
制作高嵌体
预后差/拥挤/继承恒牙缺失
拔除　下沉至龈下
继承恒牙牙根发育已完成

思维导图 9

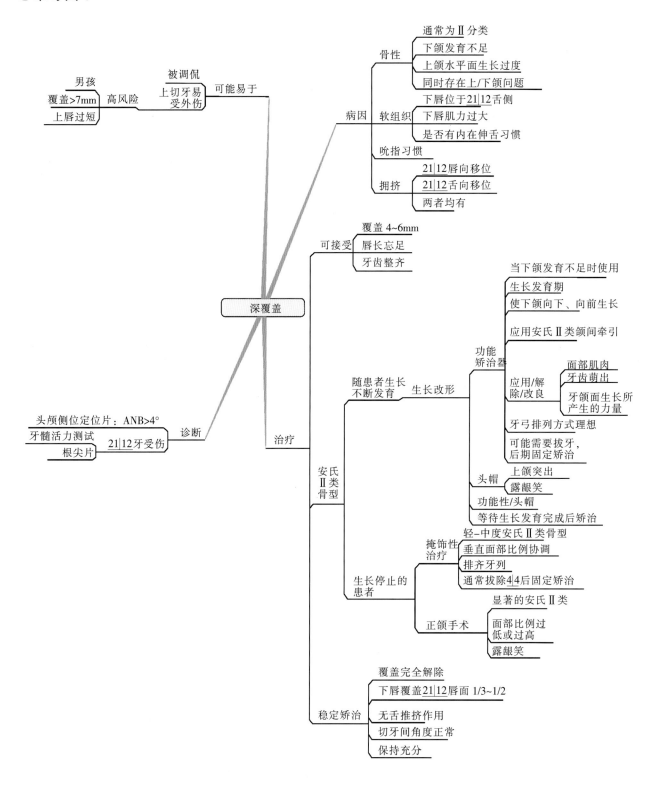

思维导图 10

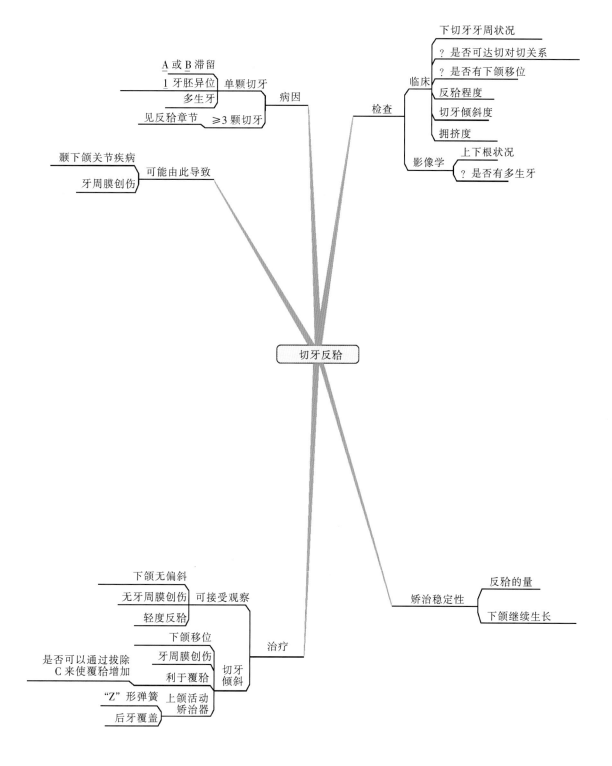

思维导图 11

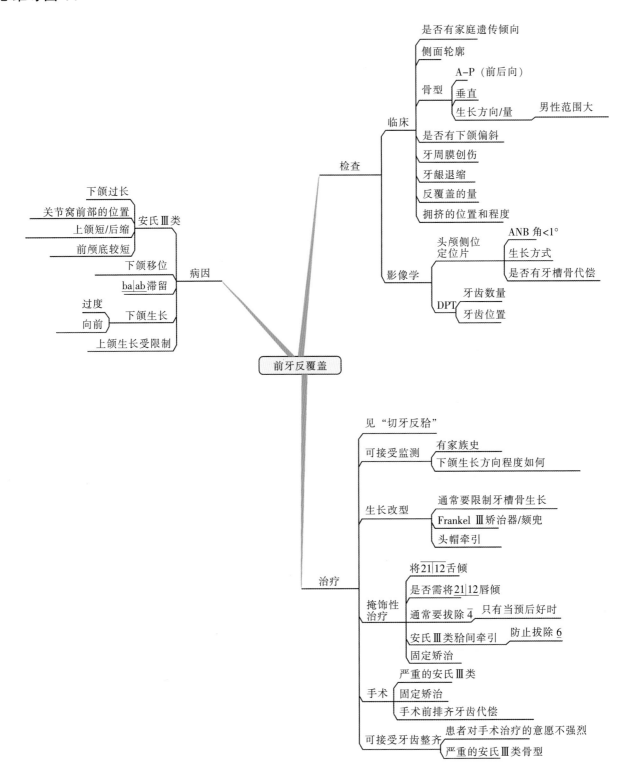

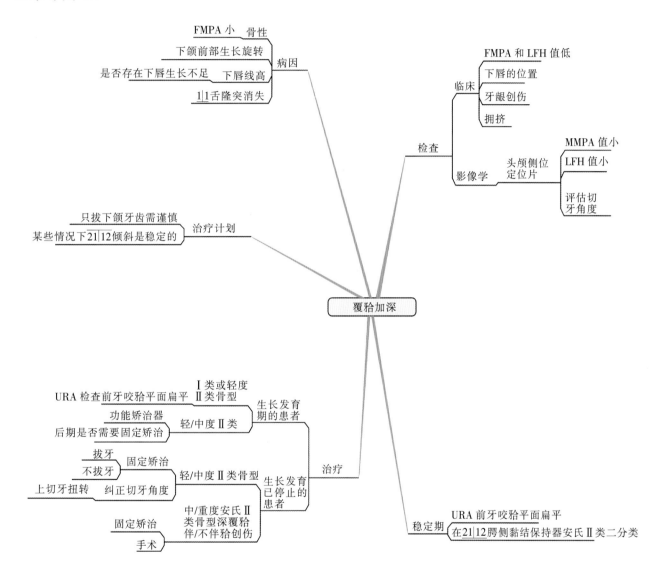

思维导图 12

FMPA 小 —— 骨性

下颌前部生长旋转

是否存在下唇生长不足 —— 下唇线高 —— 病因

1|1 舌隆突消失

FMPA 和 LFH 值低

下唇的位置

临床 —— 牙龈创伤

拥挤

检查

影像学 —— 头颅侧位定位片

MMPA 值小

LFH 值小

评估切牙角度

只拔下颌牙齿需谨慎

某些情况下 21|12 倾斜是稳定的 —— 治疗计划

覆𬌗加深

URA 检查前牙咬𬌗平面扁平 —— Ⅰ类或轻度 Ⅱ类骨型

功能矫治器

后期是否需要固定矫治 —— 轻/中度 Ⅱ类

生长发育期的患者

拔牙

不拔牙 —— 固定矫治

上切牙扭转 —— 纠正切牙角度 —— 轻/中度 Ⅱ类骨型

生长发育已停止的患者

固定矫治

手术 —— 中/重度安氏 Ⅱ类骨型深覆𬌗伴/不伴𬌗创伤

治疗

稳定期 —— URA 前牙咬𬌗平面扁平

在 21|12 腭侧黏结保持器安氏 Ⅱ类二分类

思维导图 13

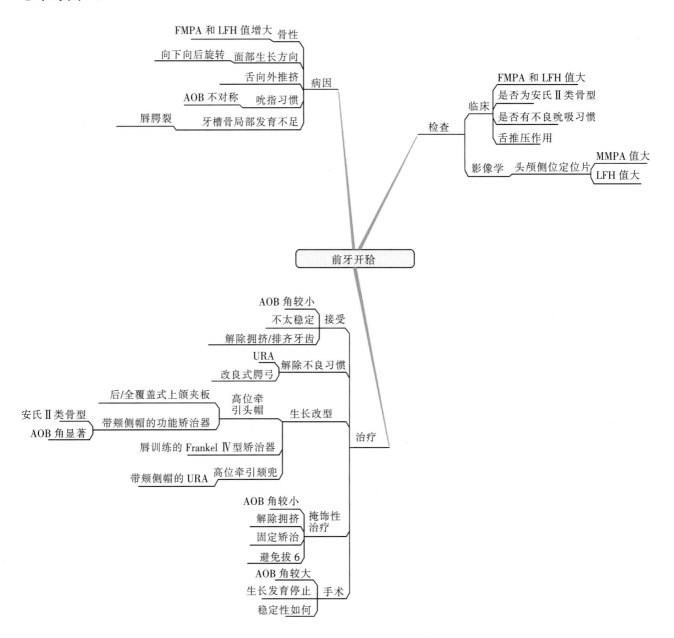

思维导图 14

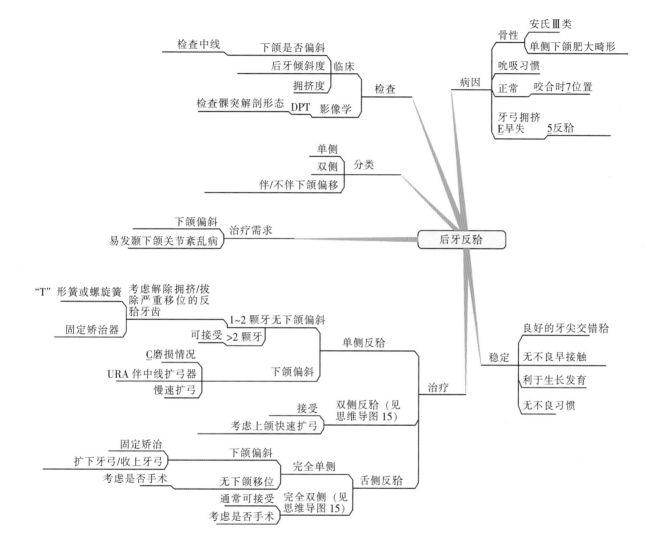

思维导图 15

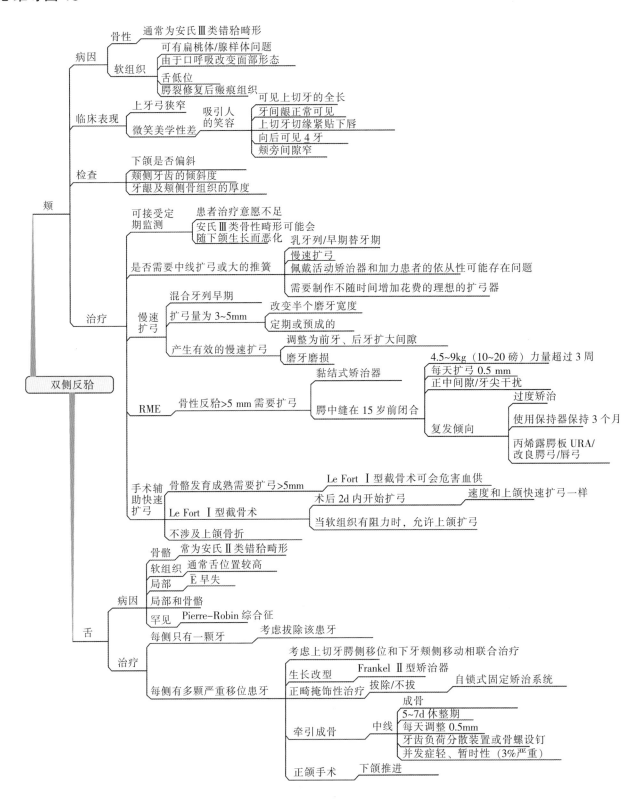

思维导图 16

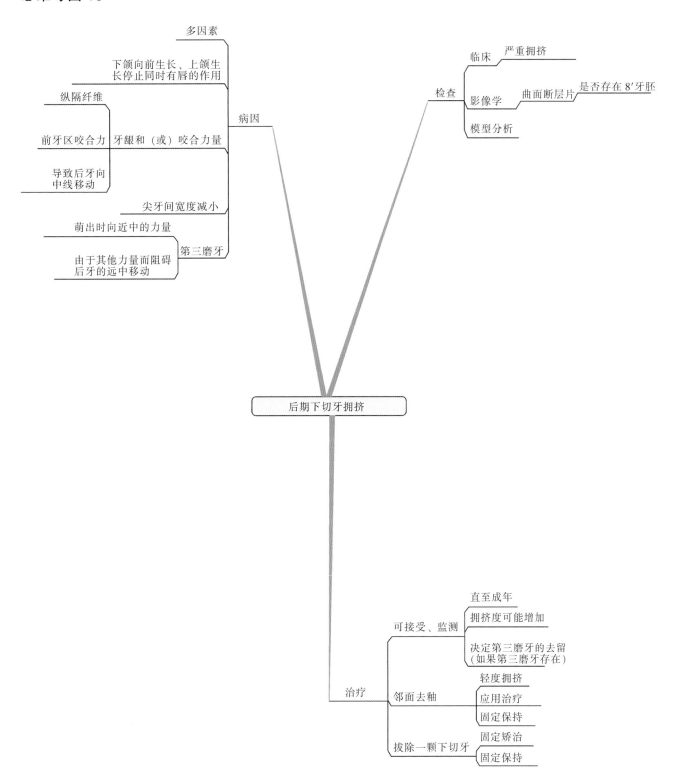

多因素

下颌向前生长、上颌生长停止同时有唇的作用

纵隔纤维

前牙区咬合力 —— 牙龈和（或）咬合力量

导致后牙向中线移动

尖牙间宽度减小

萌出时向近中的力量 —— 第三磨牙

由于其他力量而阻碍后牙的远中移动

病因

检查 —— 临床 —— 严重拥挤

影像学 —— 曲面断层片 —— 是否存在 8′牙胚

模型分析

后期下切牙拥挤

治疗

可接受、监测 —— 直至成年

拥挤度可能增加

决定第三磨牙的去留（如果第三磨牙存在）

邻面去釉 —— 轻度拥挤

应用治疗

固定保持

拔除一颗下切牙 —— 固定矫治

固定保持

思维导图 17

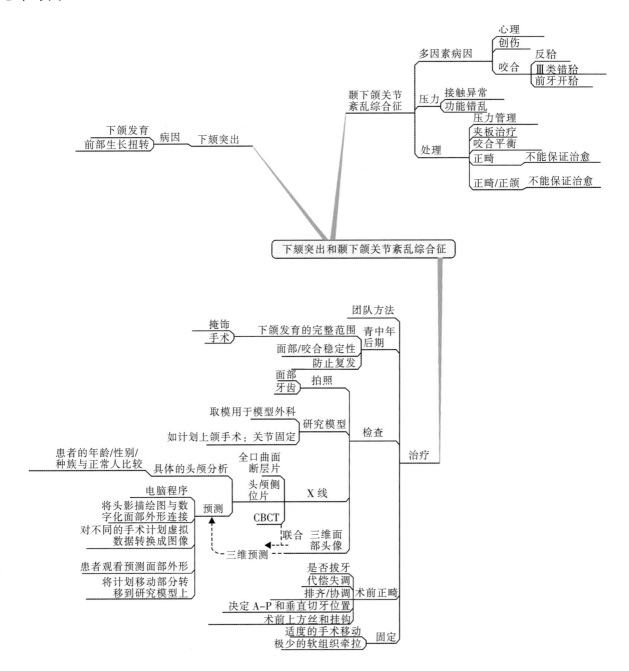

思维导图 18

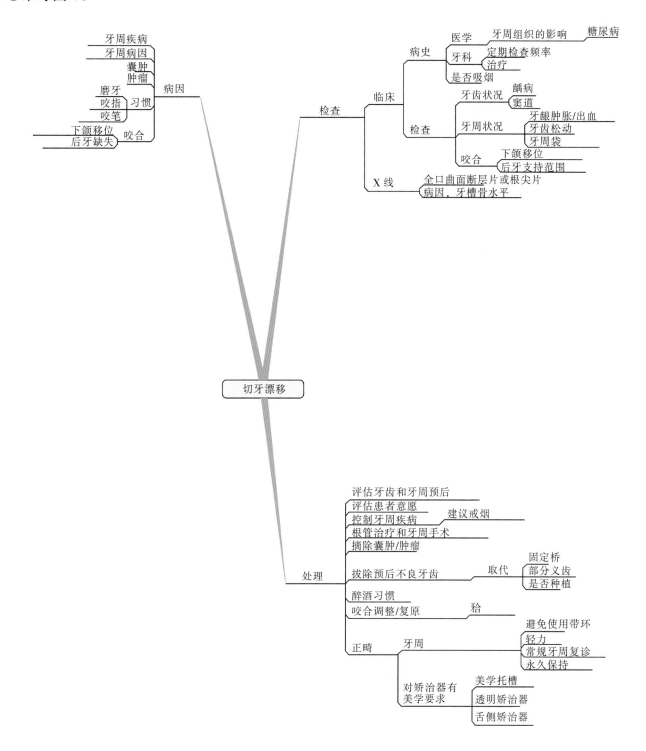

思维导图 19

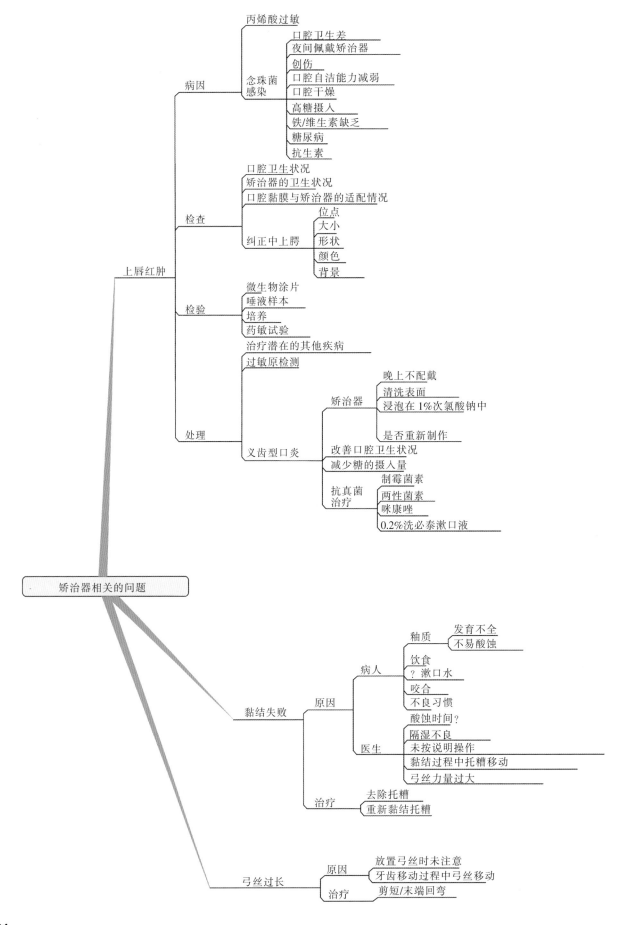

思维导图 19

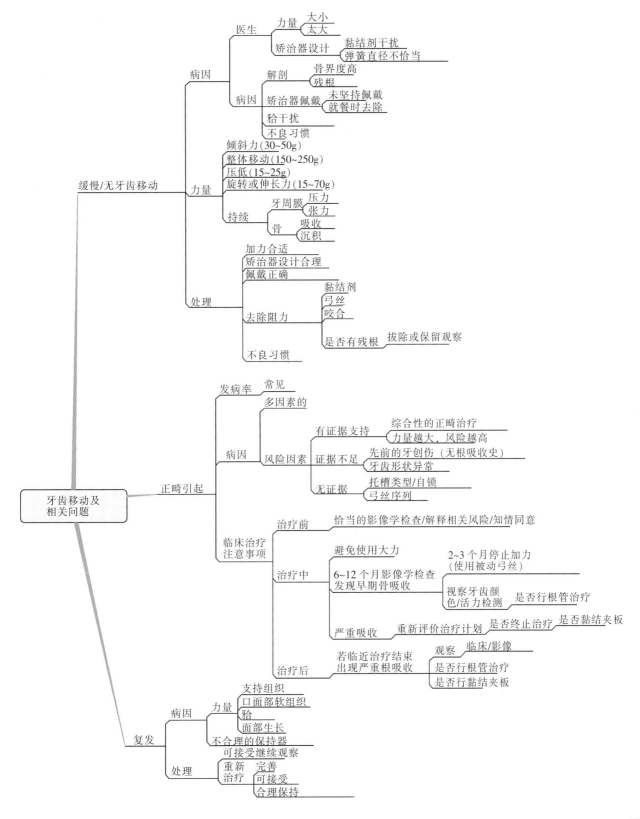

思维导图 21

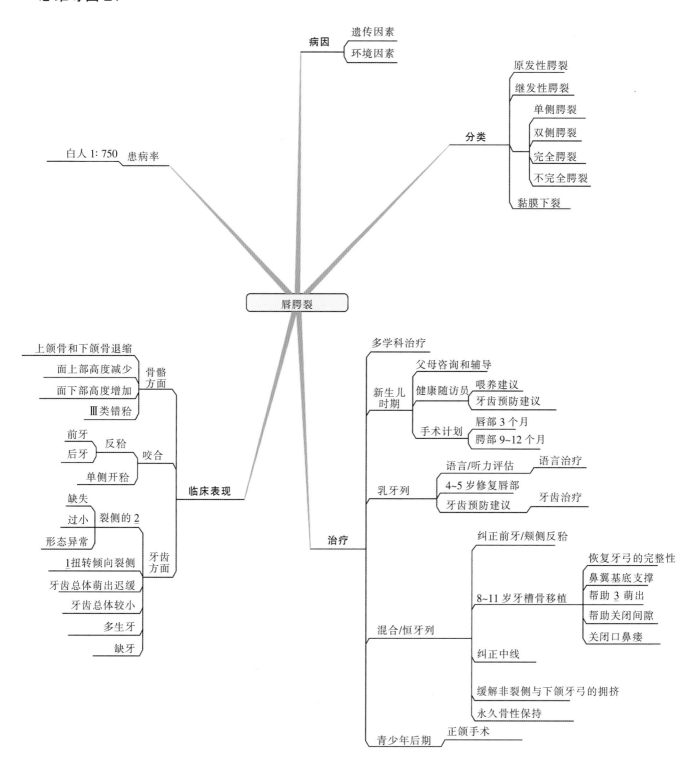

病因
├ 遗传因素
└ 环境因素

患病率 ─ 白人 1∶750

分类
├ 原发性腭裂
├ 继发性腭裂
├ 单侧腭裂
├ 双侧腭裂
├ 完全腭裂
├ 不完全腭裂
└ 黏膜下裂

唇腭裂

临床表现
├ 骨骼方面
│ ├ 上颌骨和下颌骨退缩
│ ├ 面上部高度减少
│ ├ 面下部高度增加
│ └ Ⅲ类错𬌗
├ 咬合
│ ├ 反𬌗（前牙、后牙）
│ └ 单侧开𬌗
└ 牙齿方面
　├ 裂侧的 2（缺失、过小、形态异常）
　├ 1扭转倾向裂侧
　├ 牙齿总体萌出迟缓
　├ 牙齿总体较小
　├ 多生牙
　└ 缺牙

治疗
├ 多学科治疗
├ 新生儿时期
│ ├ 父母咨询和辅导
│ ├ 健康随访员（喂养建议、牙齿预防建议）
│ └ 手术计划（唇部 3 个月、腭部 9~12 个月）
├ 乳牙列
│ ├ 语言/听力评估 ─ 语言治疗
│ ├ 4~5 岁修复唇部
│ └ 牙齿预防建议 ─ 牙齿治疗
├ 混合/恒牙列
│ ├ 纠正前牙/颊侧反𬌗
│ ├ 8~11 岁牙槽骨移植
│ │ ├ 恢复牙弓的完整性
│ │ ├ 鼻翼基底支撑
│ │ ├ 帮助 3 萌出
│ │ ├ 帮助关闭间隙
│ │ └ 关闭口鼻瘘
│ ├ 纠正中线
│ ├ 缓解非裂侧与下颌牙弓的拥挤
│ └ 永久骨性保持
└ 青少年后期 ─ 正颌手术

思维导图 22

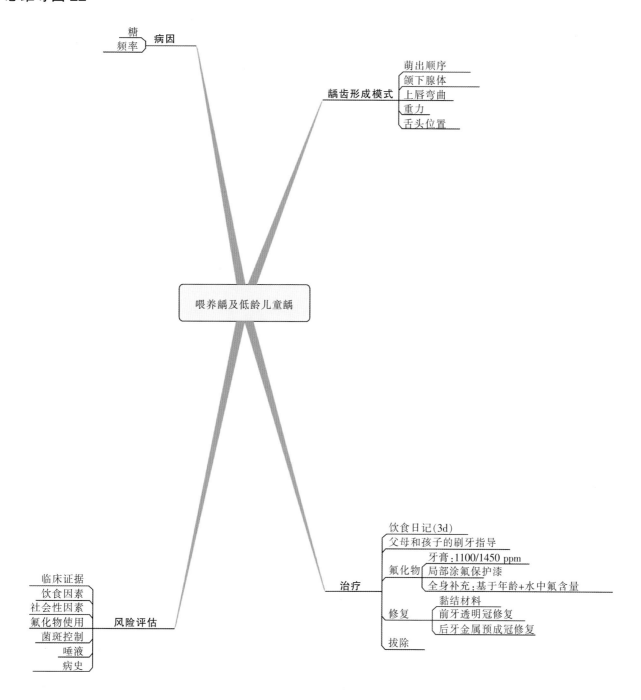

思维导图 23

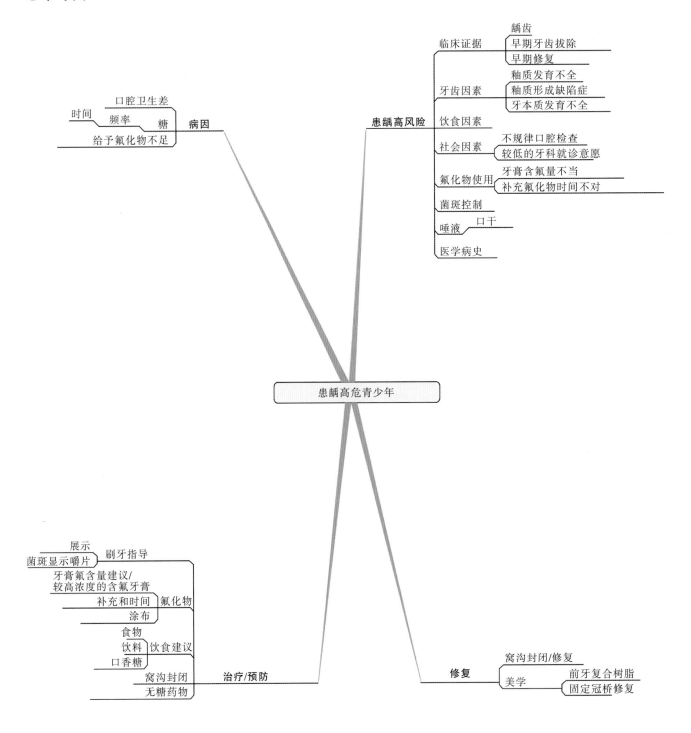

思维导图 24

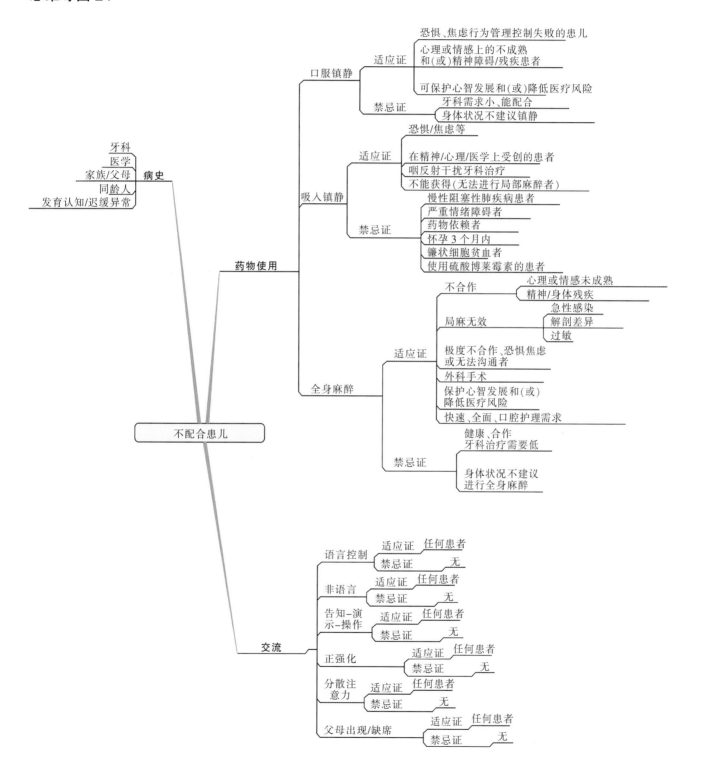

思维导图 25

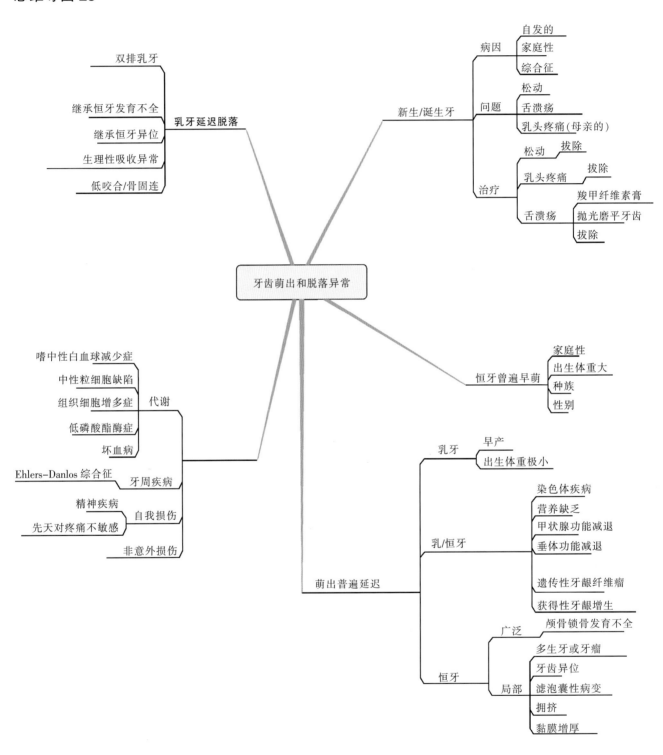

思维导图 26

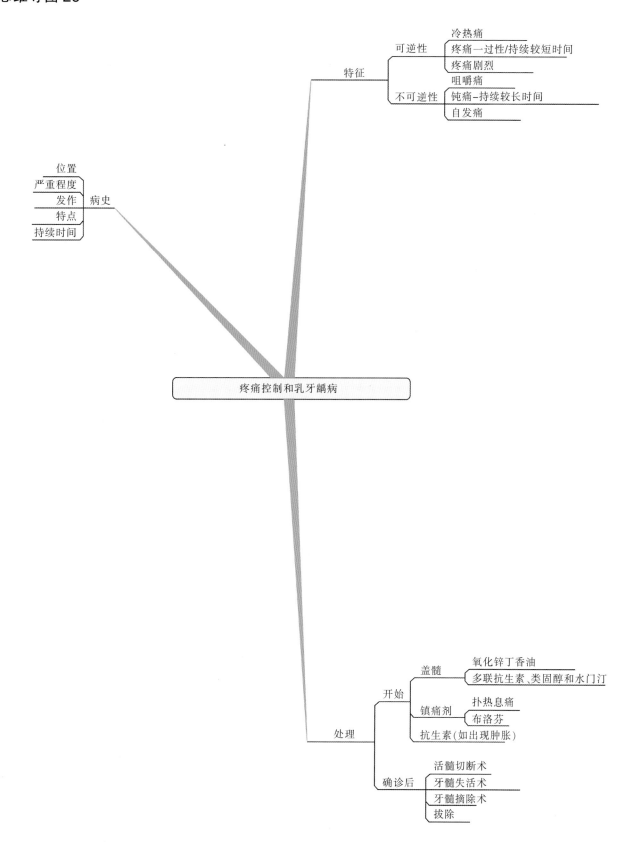

思维导图 27

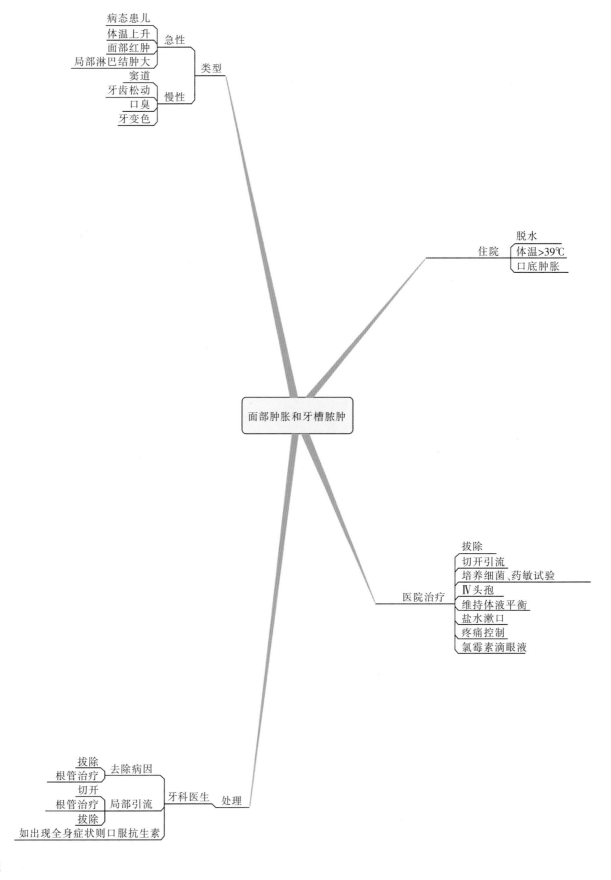

思维导图 28

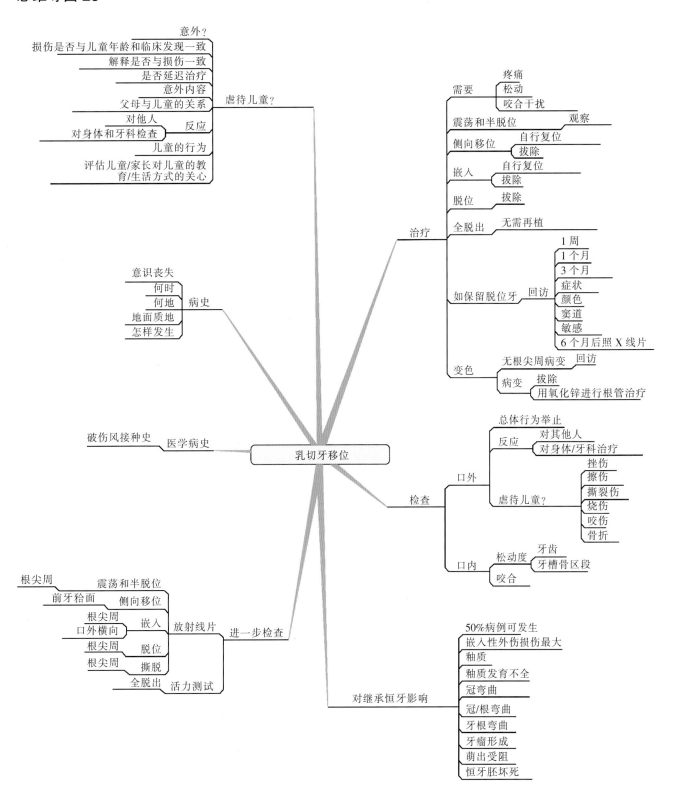

思维导图 29

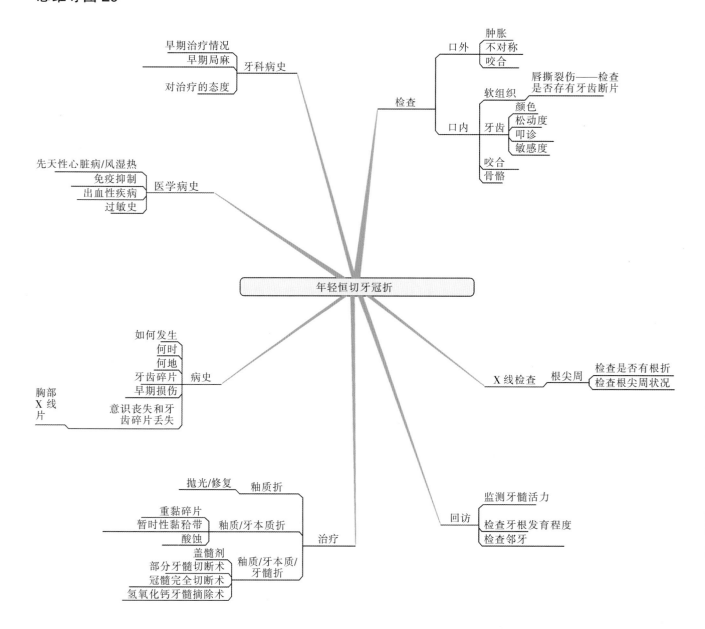

思维导图 30

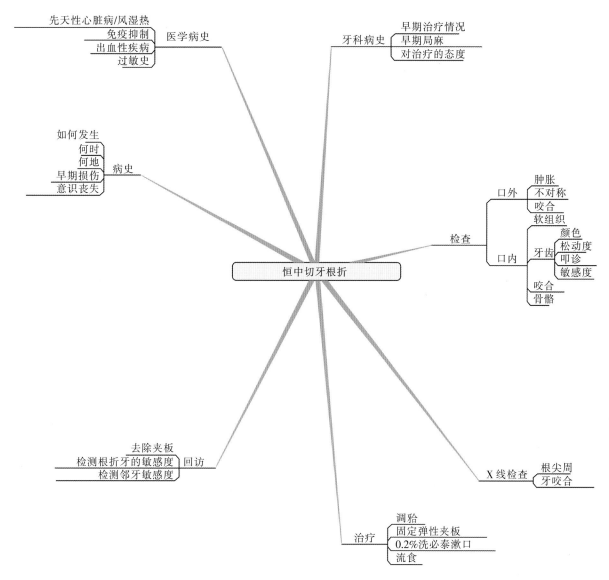

思维导图 30

思维导图 31

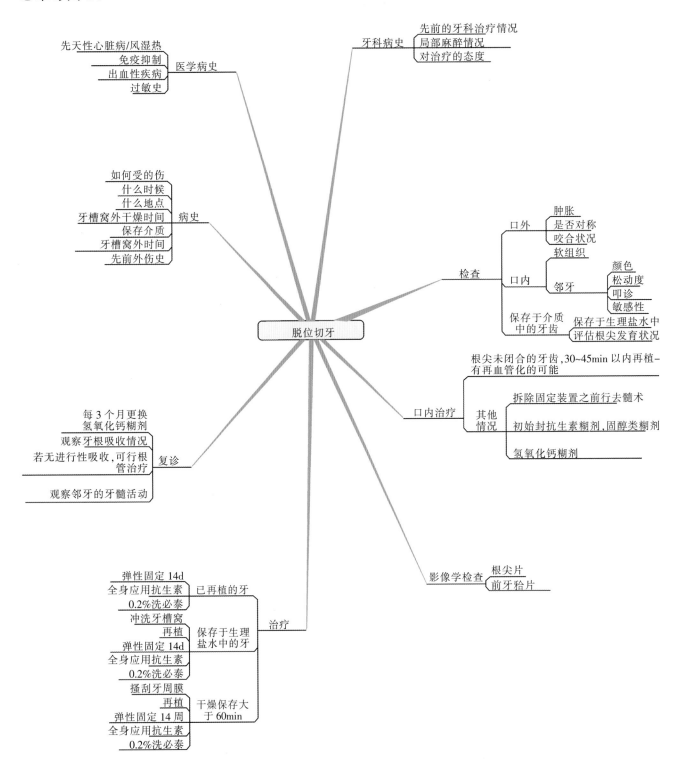

思维导图 32

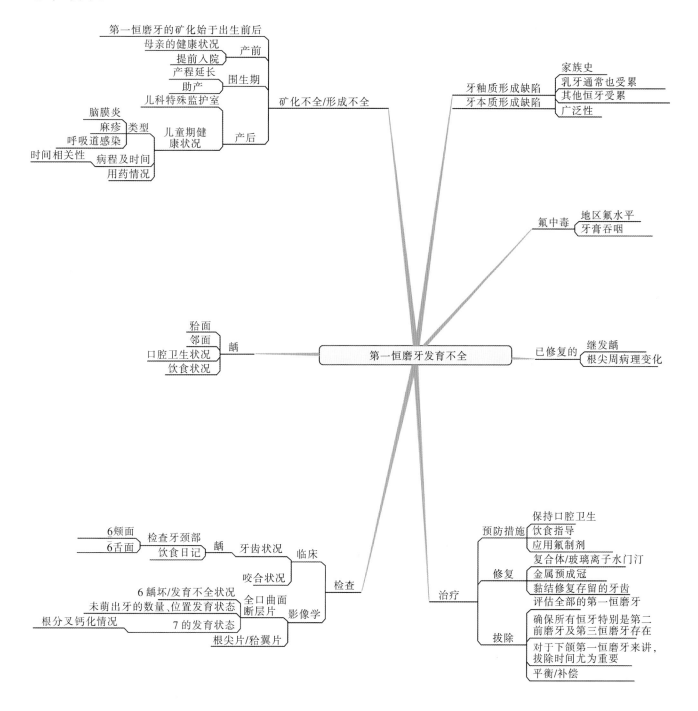

思维导图 33

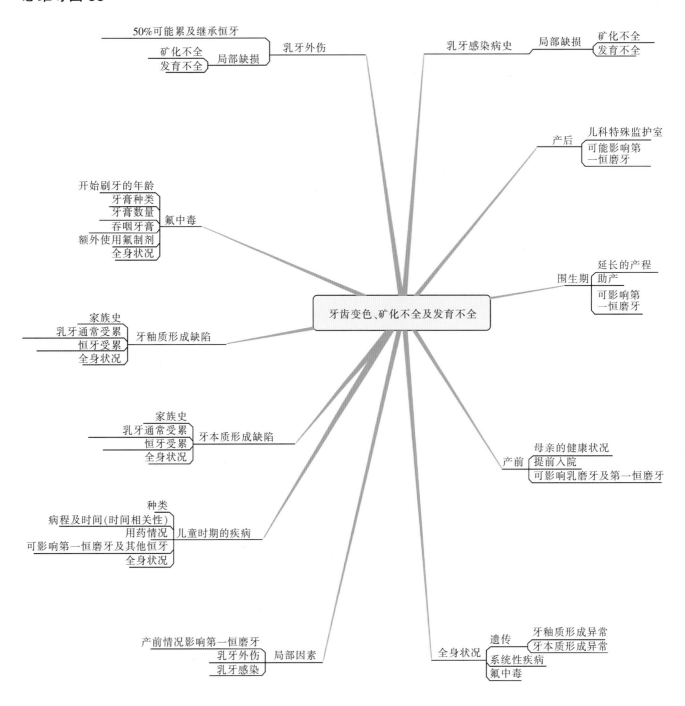

思维导图 34

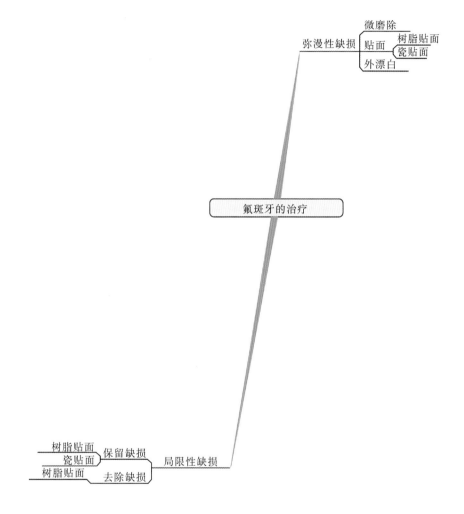

思维导图 35

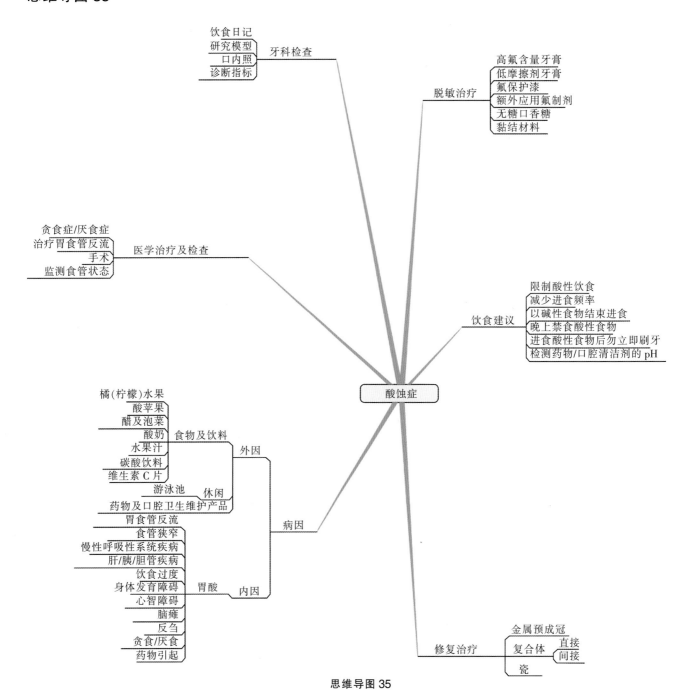

饮食日记
研究模型　　牙科检查
口内照
诊断指标

高氟含量牙膏
低摩擦剂牙膏
氟保护漆　　脱敏治疗
额外应用氟制剂
无糖口香糖
黏结材料

贪食症/厌食症
治疗胃食管反流　　医学治疗及检查
手术
监测食管状态

限制酸性饮食
减少进食频率
以碱性食物结束进食　　饮食建议
晚上禁食酸性食物
进食酸性食物后勿立即刷牙
检测药物/口腔清洁剂的 pH

橘(柠檬)水果
酸苹果
醋及泡菜
酸奶　　食物及饮料
水果汁
碳酸饮料
维生素 C 片　　　　外因
游泳池　　休闲
药物及口腔卫生维护产品

胃食管反流
食管狭窄
慢性呼吸性系统疾病
肝/胰/胆管疾病
饮食过度
身体发育障碍　　胃酸　　内因
心智障碍
脑瘫
反刍
贪食/厌食
药物引起

酸蚀症

病因

金属预成冠
直接
复合体　　修复治疗
间接
瓷

思维导图 35

思维导图 36

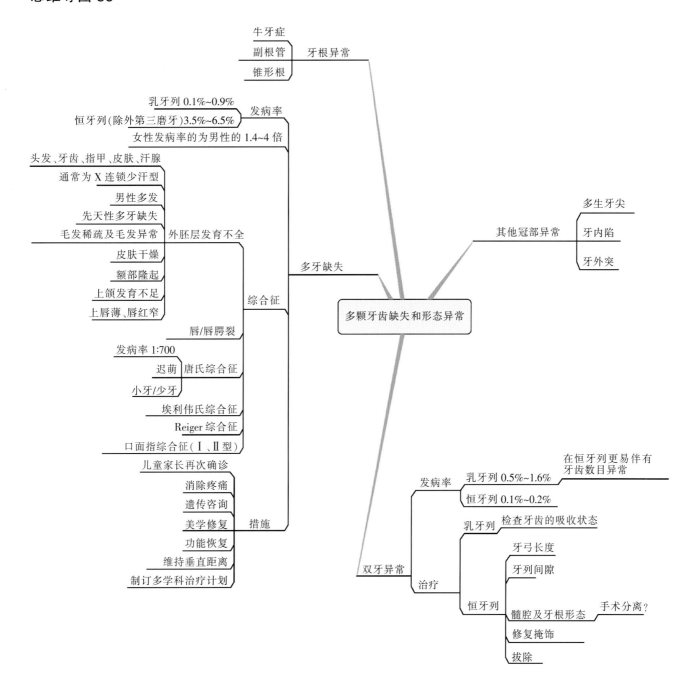

思维导图 37

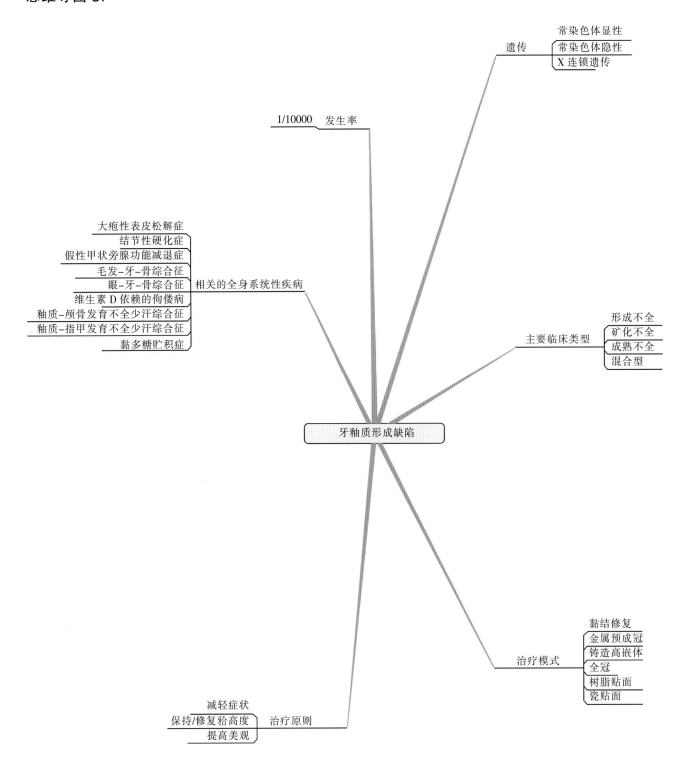

遗传
- 常染色体显性
- 常染色体隐性
- X 连锁遗传

1/10000 发生率

相关的全身系统性疾病
- 大疱性表皮松解症
- 结节性硬化症
- 假性甲状旁腺功能减退症
- 毛发–牙–骨综合征
- 眼–牙–骨综合征
- 维生素 D 依赖的佝偻病
- 釉质–颅骨发育不全少汗综合征
- 釉质–指甲发育不全少汗综合征
- 黏多糖贮积症

主要临床类型
- 形成不全
- 矿化不全
- 成熟不全
- 混合型

牙釉质形成缺陷

治疗模式
- 黏结修复
- 金属预成冠
- 铸造高嵌体
- 全冠
- 树脂贴面
- 瓷贴面

治疗原则
- 减轻症状
- 保持/修复殆高度
- 提高美观

思维导图 38

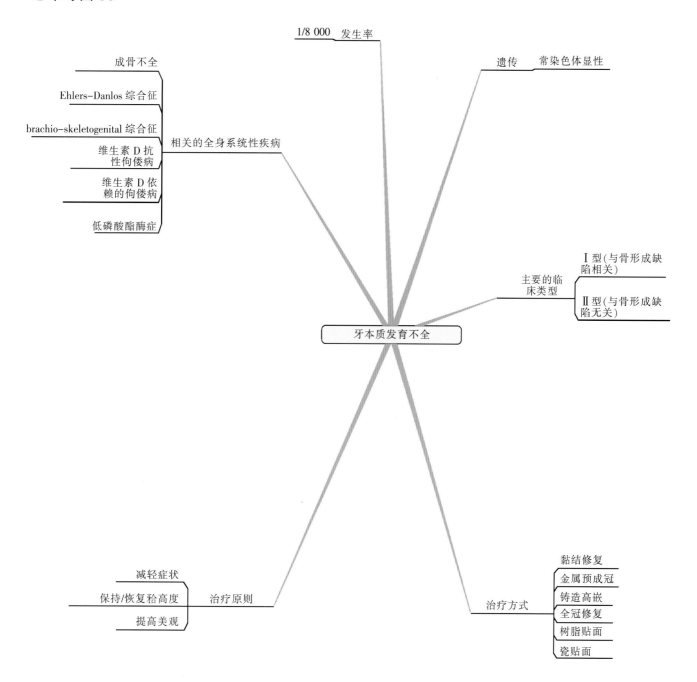

思维导图 39

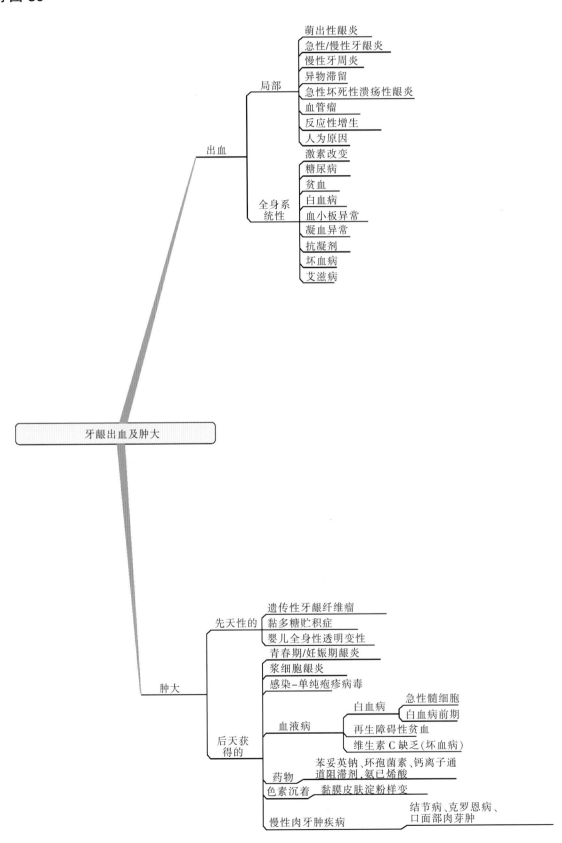

思维导图 40

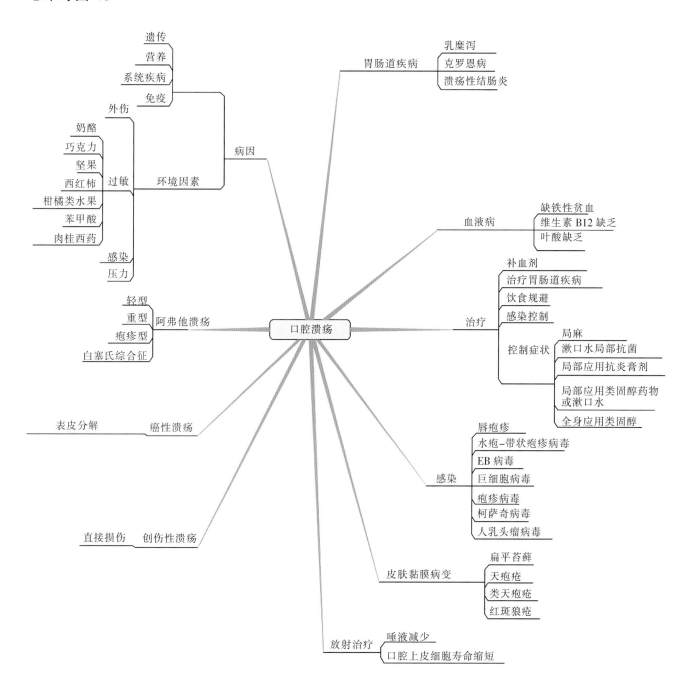

思维导图 40

正畸治疗需求指数：
牙齿健康状况分级

分级	特征
1：无	轻微错殆,包括移动距离<1mm
2：轻度	a.覆盖过深:3.5mm<覆盖≤6mm,唇部张力正常 b.反覆盖:0mm<反覆盖≤1mm c.前后牙反殆,突出的接触点和牙间交错点间的距离≤1mm d.牙齿移动:1mm<移动≤2mm e.前后牙开殆:1mm<开殆≤2mm f.覆殆过深:覆殆≥3.5mm,无牙龈接触 g.前后牙咬合无异常;包括半个单位的移位
3 中度	a.覆盖过深:3.5mm<覆盖≤6mm,唇部张力不足 b.反覆盖:1mm<反覆盖≤3.5mm c.前后牙殆,1mm<突出的接触点和牙间交错点间的距离≤2mm d.牙齿移动:2mm<移动≤4mm e.前后牙殆:2mm<开殆≤4mm f.覆殆过深或完全覆殆,无牙龈或上腭创伤
4 重度	a.覆盖过深:6mm<覆盖≤9mm; b.反覆盖:覆盖>3.5mm,没有咀嚼困难,说话困难; c.前后牙反殆,突出的接触点和牙间交错点间的距离>2mm; d.牙齿移动:移动>4mm e.前后牙开殆:开殆>4mm f.覆殆过深或完全覆殆,牙龈或上腭创伤 h.范围小的缺失牙,需要修复前正畸或关闭正畸间隙后义齿修复 i.后牙舌侧反殆,没有一侧或是两侧颊侧牙列功能性咬合接触 m.反覆盖:1mm<反覆盖<3.5mm,咀嚼困难,说话困难 t.部分牙齿萌出,倾斜或与邻牙相互影响 x.额外牙
5 极重度	a.覆盖过深:覆盖>9mm h.范围大的缺失牙(每个象限有超过一个牙的缺失),需要修复前正畸 i.阻生的牙齿(除外第三磨牙),引起拥挤、移位、多生牙、乳牙滞留和任何病理因素 m.反覆盖:反覆盖>3.5mm,咀嚼困难,说话困难 p.唇腭裂 s.未萌出的乳牙

引自 Heasman P. Master Dentistry, Restorative Dentistry, Paediatric Dentistry and Orthodontics. 2nd ed. Churchill Livingstone, Edinburgh, 2008, 2

头影测量分析

头影测量的用途和目的

用途：评估上下牙弓分别与上下颌、颅底在前后向和垂直向的关系。

目的：比较患者与常规人群的测量值，寻找差异。

头影测量的操作

确保牙齿咬合时而不是前伸时拍摄。

在暗室，描绘标记头影测量的每个点和平面见表 A2.1（图 A2.1），在最清晰的图像上描绘。除非直接观察到明显的标志，否则两侧标志点取平均值。量出距离和角度。

头影测量数据的解释

对于白人来说，比较个体与伊士曼校正的差异（表 A2.2）。

骨性关系

前后向：如果 SNA<或>81° 及前颅底平面或上颌平面在 8°±3° 内，矫正 ANB 如下：对于每个 SNA>81°，ANB 减去 0.5°，反之亦然。

垂直向：上下颌平面角和面部比例相协调。

牙　位

● 通过移动牙齿，预测覆盖减小的可能性（图

A2.2），或者覆盖减小 1mm 上中切牙角度减小 2.5°。如果最终角度与上颌平面不<95°，可以移动。

表 A2.1　常用的头影测量点和平面的定义

点和平面	定义
S	蝶鞍:蝶鞍中心点
N	鼻根点:鼻额缝的最前点(额骨和鼻骨相交高密度影)
P	耳点:外耳道的最上点(与髁突的上边缘在同一水平面)
O	眶点:眶下缘的最低点(取左右眼眶轨迹的平均值)
ANS	前鼻棘点
PNS	后鼻棘点(翼上颌裂指的地方)
A	上颌前面最凹点,位于中线 ANS 之下
B	下颌前面最凹点,位于中线颏点之上
Pog	颏点:下巴最突点
Me	颏下点:位于中线的下颌最下点
Go	下颌角点:下颌角的后下点(下颌升支平面和下颌平面交角之分角线与下颌角的交点)
Planes S-N line	蝶鞍点和鼻根点的连线
Frankfort plane	耳点和眶点连线
Maxillary plane	后鼻棘点和前鼻棘点的连线
Mandibular plane	下颌角点和颏下点的连线
Functional occlusal plane	第一磨牙与前磨牙(乳磨牙)咬合点的连线

引自 Heasman P. Master Dentistry, Restorative Dentistry, Paediatric Dentistry and Orthodontics 2nd ed. Churchill Livingstone, Edinburgh, 2008, 2

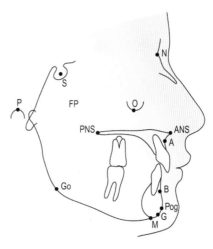

图 A2.1　标准的头影测量点

表 A2.2　白人的头影测量正常值

参数	数值
SNA	81°±3°
SNB	78°±3°
ANB	3°±2°
S–N/Max	8°±3°
下中切牙–上颌平面角	109°±6°
下中切牙–下颌平面角	93°±6°
上下中切牙角	135°±10°
上下颌平面角	27°±4°
面部比例	55°±2°

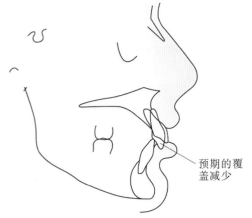

预期的覆盖减少

通过切牙过多倾斜移动来减少覆盖是不合适的（上切牙牙根会穿破骨板）

图 A2.2　预测牙齿移动

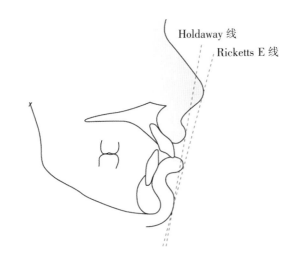

Holdaway 线

Ricketts E 线

图 A2.3　软组织线

下颌中切牙至下颌平面相关的是 ANB 和上下颌平面角。下中切牙与上下颌平面角之间的关系是相反的。

切牙关系：角度增加，覆𬌗更深。

上中切牙至 APo 的距离是美容标志线，用它作为治疗计划不明智。

软组织分析

Holdaway 线：下唇至此连线距离应该在±1mm 之间。

Ricketts's E 线：下唇至此连线距离应该在 0mm（±2mm），在上唇前侧稍靠后方。